中国肿瘤心理临床实践指南 2024

主　编　唐丽丽

编　者（按姓氏笔画排序）

于　壮	王　玉	王玉梅	王丕琳	王田田	王丽萍
王咏诗	王春雪	韦　薇	巴彩霞	石爱平	叶增杰
田素梅	冯　威	吕晓君	朱　蕾	朱利明	刘　芳
刘　艳	刘　峰	刘　彬	刘东颖	刘爱国	刘海燕
刘惠军	刘端祺	孙　红	苏中格	苏乌云	李　方
李　里	李小梅	李庆霞	李金江	李晓虹	李萍萍
李梓萌	吴　瑾	吴世凯	吴晓明	邱文生	何　毅
汪　成	汪　艳	沈　伟	沈　赞	沈波涌	宋丽华
宋丽莉	宋洪江	迟　婷	张叶宁	张翠英	陆永奎
陆宇晗	陈慧平	周亚娟	周晓艺	庞　英	胡建莉
姜　愚	姜秋颖	姚俊涛	桂　冰	贾慧敏	郭巧红
唐　末	唐丽丽	黄海力	曹　洋	崔久嵬	韩　丽
韩　巍	程怀东	强万敏	靳长风	鲍　超	

人民卫生出版社

·北京·

版权所有，侵权必究！

图书在版编目（CIP）数据

中国肿瘤心理临床实践指南.2024 / 唐丽丽主编.
北京：人民卫生出版社，2024.11. -- ISBN 978-7-117
-37253-4

Ⅰ. R730.59-62

中国国家版本馆 CIP 数据核字第 202460MC42 号

人卫智网　www.ipmph.com　医学教育、学术、考试、健康，
　　　　　　　　　　　　　　购书智慧智能综合服务平台
人卫官网　www.pmph.com　人卫官方资讯发布平台

中国肿瘤心理临床实践指南 2024
Zhongguo Zhongliu Xinli Linchuang Shijian Zhinan 2024

主　　编：唐丽丽
出版发行：人民卫生出版社（中继线 010-59780011）
地　　址：北京市朝阳区潘家园南里 19 号
邮　　编：100021
E - mail：pmph @ pmph.com
购书热线：010-59787592　010-59787584　010-65264830
印　　刷：三河市宏达印刷有限公司
经　　销：新华书店
开　　本：787 × 1092　1/32　印张：11
字　　数：238 千字
版　　次：2024 年 11 月第 1 版
印　　次：2024 年 12 月第 1 次印刷
标准书号：ISBN 978-7-117-37253-4
定　　价：49.00 元

打击盗版举报电话：010-59787491　E-mail：WQ @ pmph.com
质量问题联系电话：010-59787234　E-mail：zhiliang @ pmph.com
数字融合服务电话：4001118166　E-mail：zengzhi @ pmph.com

》》》》》》》

全球范围内对"将心理社会照护融入肿瘤临床常规诊疗"的呼声越来越高。尽管我国在该领域起步较晚，但该学科在国内也已进入规范化发展轨道。心理社会因素在肿瘤的发生、发展和诊疗中的重要性已得到广泛认可。整合肿瘤学的理念在多学科基础上深化了学科间的融合，心理社会肿瘤学成为整合肿瘤学不可分割的一部分。《健康中国行动——癌症防治行动实施方案（2023—2030年）》特别指出，为实现总体癌症5年生存率达到46.6%的目标，需加强诊疗规范化管理，做好患者康复指导、疼痛管理、长期护理和营养、心理支持。在政策的支持下，全国性肿瘤心理学学术平台逐步建立并发展壮大。在中国抗癌协会肿瘤心理学专业委员会（Chinese Psycho-Oncology Society, CPOS）的带领下，全国已成立12个省级肿瘤心理学专业委员会，会员遍布全国25个省级行政单位，共同推动国内心理社会肿瘤学的发展。自北京大学肿瘤医院成立第一个心理社会肿瘤学专业科室以来，重庆市、上海市、海南省等省市级肿瘤中心相继建立了独立的专业科室和团队。

2016年发布的《中国肿瘤心理治疗指南2016》标志着心理社会肿瘤学的发展进入了新阶段，正式启动了肿瘤临床心理社会照护的规范化管理。2020年，随着领域内多项新研究的涌现,我们对《中国肿瘤心理治疗指南 2016》进行了修订,并将其更名为《中国肿瘤心理临床实践指南2020》。2020 年后,中国学者的多项高质量临床研究发表在肿瘤学领域的重要学术期刊上,成为多项指南的参考标准。2021 年国内的一项研究显示,心理治疗联合营养治疗可以降低晚期食管胃癌患者 32% 的死亡风险,患者中位生存期显著延长 2.9 个月,研究结果发表在肿瘤学顶级期刊 *Journal of Clinical Oncology* 上,为《中国肿瘤心理临床实践指南 2020》的更新提供了重要研究证据。

一个又一个四年,我们怀着感恩的心情为关注肿瘤心理照护的读者呈现《中国肿瘤心理治疗指南》发布 8 年后的最新版本。为进一步提升肿瘤临床心理社会服务的质量,满足不断变化的临床需求,我们对《中国肿瘤心理临床实践指南 2020》进行了全面更新和修订。《中国肿瘤心理临床实践指南 2024》(简称"《指南》")主要纳入了 2020 年后国内外的重要文献,对研究成果进行了系统性回顾,确保《指南》反映该领域的最新进展。《指南》第三章说明了主要变化和新增内容;注重临床实用性,为一线医护人员提供了更加清晰、可操作的指导。此次更新汇集了心理学、肿瘤学、护理学等领域专家的智慧,体现了跨学科合作的重要性;采用了 GRADE 分级系统,更准确地反映出各项建议的科学依据强度。

感谢所有对本次《指南》再版给予支持和帮助的领导和同仁。正是有了团队的通力协作和多方的鼎力支持,才使本次《指南》的再版顺利完成。希望更新后的《指南》能够成为临床工作的"指南针",进一步提升肿瘤心理社会照护的水平和整合肿瘤照护的质量。

　　我们诚挚欢迎读者对本《指南》提出宝贵意见和建议，您的反馈将成为我们不断改进的动力。让我们携手共进，为推动中国心理社会肿瘤学的发展而共同努力！

唐丽丽

2024 年 9 月 12 日

目 录

第一章

>>>>>>

制定《指南》的宗旨

中国抗癌协会肿瘤心理学专业委员会（Chinese Psycho-Oncology Society，CPOS）于 2006 年在北京成立，作为一个年轻的多学科交叉学术组织，CPOS 致力于推动我国肿瘤心理治疗事业的发展，促进肿瘤心理学的临床研究，为肿瘤患者缓解因疾病及其治疗带来的任何心理痛苦及症状。"不以规矩，不能成方圆"，任何学科都需要按照循证医学原则，以当前最佳证据为依据，按照系统和规范的方法，在多学科专家团队、各级医院临床和护理人员的合作下达成共识并形成指南，我们就是本着这一原则进行本学科的指南编写，希望能为本专业及相关专业人员在特定工作中提供帮助、指导，并为相关卫生政策的制定者提供决策依据。

2016 年《中国肿瘤心理治疗指南 2016》首次出版，是我国心理社会肿瘤学领域的第一本治疗指南。2020 年，该指南首次再版，更名为《中国肿瘤心理临床实践指南 2020》，本次再版是该系列指南的第 2 次再版。《中国肿瘤心理临床实践指南 2024》（简称"《指南》"）中所指的肿瘤为病理确诊的恶性肿瘤。

第二章

《《《《《《 ——————————————

编写《指南》的方法学

一、《指南》的目标与范围

《指南》的目标是为服务于肿瘤患者的医务人员及相关工作人员提供针对肿瘤患者及家属的最佳心理社会肿瘤学的照料与服务。按照循证医学原则，以当前最佳证据为依据，为临床实践作出最合适的推荐。

《指南》应根据实际情况进行应用。

二、目标读者

《指南》适用于我国肿瘤临床的医护人员、精神科医生、心理学专家、缓和医疗及安宁疗护的医护人员、社会工作者、志愿者以及其他相关工作人员。

三、编写流程

（一）文献检索策略

指南与文献搜索使用单独或联合的检索词：cancer，neoplasm，symptom，distress，depression，mental health，anxiety，distress，anxiety or depressive disorders in oncology，screening，assessment，interventions，guidelines，recommendations，management of anxiety or depressive symptoms，pharmacological and non-pharmacological treatments，psychotherapy，psychosocial care，palliative care，hospice care；恶性肿瘤，肿瘤，症状，焦虑，抑郁，痛苦，精神问题，心理，筛查，评估，药物干预，非药物干预，心理治疗，缓和医疗，安宁疗护，指南，推荐。

系统检索近 10 年发表的文献、临床指南数据库、指南开发网站以及发表的文献用于明确临床实践指南、系统综述以及其他指导性文件，尤其需要检索 2020 年以后发表的最新文献。搜索数据库包括 PubMed、MEDLINE、EMBASE、CINAHL、Cochrane 图书馆数据库、中国期刊网、万方数据库、维普中文科技期刊数据库。

（二）证据级别与推荐意见标准

1.《指南》分级系统 参照 Grading of Recommendations、Assessment、Development and Evaluation（GRADE）系统，进行《指南》证据等级汇总并推荐。GRADE 系统将证据质量评估分为四个等级，如表 2-1 所示。

表 2-1 证据质量等级及推荐强度

	等级	定义	研究类型
证据等级	高质量	非常确信真实的效值接近估计效果	随机对照试验（rando-mized controlled trial，RCT） 质量升高二级的观察性研究
	中等质量	对估计效果有一定信心；真实效果可能接近估计效果，也存在两者大不相同的可能性	质量降低一级的 RCT 质量升高一级的观察性研究

续表

等级		定义	研究类型
	低质量	对估计效果信心有限：真正的效果可能与估计效果大不相同	质量降低二级的RCT观察性研究
	极低质量	估计效果的可信度很低：真实效果非常可能与估计效果大不相同	质量降低三级的RCT质量降低一级的观察性研究系列病例观察个案报道
推荐强度	强	获益明显优于风险和/或负担；或风险和/或负担明显优于获益	—
	弱	获益与风险和/或负担相当	—

2.《指南》分级系统解释，如表2-2所示。

表2-2 《指南》分级系统解释

推荐级别	获益与风险/负担	证据的方法学质量	解释	意义
强推荐高质量证据	获益明显优于风险和/或负担，或是相反	1. RCT，没有重要的缺陷 2. 观察性研究中压倒性的证据	强推荐；能用于大部分情况下的大部分患者	1. 对于患者，大部分需要推荐；如果干预没有提供，应该进行讨论 2. 对于临床医生，大部分患者应该接受推荐 3. 对于政策制定者，推荐可用于制定政策
强推荐中等质量证据	获益明显优于风险和/或负担，或是相反	1. RCT，存在重要的缺陷（结果不一致，方法学缺陷，间接或不准确）2. 观察性研究中十分强的证据		

续表

推荐级别	获益与风险/负担	证据的方法学质量	解释	意义
强推荐低质量证据	获益明显优于风险和/或负担,或是相反	观察性研究或系列病例报告	强推荐,但是当有高质量证据出现时可以改变	
弱推荐高质量证据	获益与风险和/或负担相当	1．RCT,没有重要的缺陷 2．观察性研究中压倒性的证据	弱推荐;最佳的措施是根据患者、环境以及社会价值不同而有变化	1．对于患者,大部分可能需要推荐,但有些不需要,决定应根据个体情况
弱推荐中等质量证据	获益与风险和/或负担相当	1．RCT,存在重要的缺陷(结果不一致,方法学缺陷,间接或不准确) 2．观察性研究中十分强的证据		2．对于临床医生,不同的患者适用于不同的选择,某一决定应该与患者的价值、优先与情况相一致
弱推荐低质量证据	对获益、风险与负担的评估不确定;获益与风险和/或负担可能相当	观察性研究或系列病例报告	非常弱的推荐;其他方法效应可能相同	3．对于政策制定者,政策制定需要讨论

推荐级别	获益与风险/负担	证据的方法学质量	解释	意义
不做推荐 极低质量证据	获益与风险和/或负担之间的平衡无法确定	证据矛盾，质量差，或缺乏	没有充分的证据推荐或反对	1．对于患者，决定不能来自科学研究的证据 2．对于临床医生，决定不能来自科学研究的证据 3．对于政策制定者，决定不能来自科学研究的证据

3．对于证据质量的解释

（1）高质量证据

1）来自一项或更多良好设计、良好执行的随机对照试验（RCT）得出一致的、直接的结果。

2）非常确信评估效应与真实效应是非常接近的。

3）进一步的研究几乎不会改变对此效应评估的可信度。

（2）中等质量证据

1）来自存在部分局限性的 RCT，局限性通常为对于治疗效力的评估偏倚、大量失访、缺乏盲法以及不能解释的异质性（尽管源自严格的 RCT），来自类似人群的间接证据，样本量非常小的 RCT。此外，证据来自设计良好的对照试验（没有随机），设计良好的队列或病例对照分析研究也属于中等质量证据。

2）对于效应的评估具有中度可信：真实效应可能与评估效应一致，但是也有存在差异的可能性。

3）进一步的研究可能对评估的可信度产生重要影响，并可能改变评估结果。

（3）低质量证据

1）来自观察性研究的证据是典型的低质量证据（这是由于其存在偏倚风险）。

2）对于效应的评估我们具有低可信：真实效应很有可能与评估效应不一致。

3）进一步的研究非常有可能改变我们对此的可信度，并很有可能改变评估。

（4）极低质量证据

1）质量降低的观察性研究、系列病例观察、个案报道属于极低质量证据。

2）对于效果的估计我们几乎没有信心，真实效果极有可能与估计效果大不相同。

3）进一步研究极有可能改变我们对上述结论的可信性并极有可能改变评估。

注：尽管我们将证据质量划分为高、中、低和极低四个等级，但是应该注意证据质量其实是一个连续谱，故在划分过程中难以避免存在一定程度的武断。

4．决定证据质量的因素　决定证据质量的因素为研究设计。

（1）减少证据质量的因素，如表2-3所示。

表2-3　减少证据质量的因素及结果

因素	结果
1. 研究的局限（偏倚风险）	下降1个或2个级别
2. 结果不一致	下降1个或2个级别
3. 证据的间接性	下降1个或2个级别
4. 不精确	下降1个或2个级别
5. 出版偏倚	下降1个或2个级别

（2）提高证据质量的因素，如表2-4所示。

表2-4　提高证据质量的因素及结果

因素	结果
1. 具有重大的意义	上调1个或2个级别
2. 剂量-效应梯度	上调1个级别
3. 残余混杂作用	上调1个级别

当影响证据质量的因素有叠加的时候，则需要判断哪一个更重要。GRADE系统并不是评估证据质量的定量系统。每一个上调或下调的因素反映的不是独立的分类，而是一个连续谱。例如，如果有3个因素存在不确定性：研究局限、不一致以及不准确，但是每个因素都没有严重到需要下调的程度，则可能认为需要下调，也可能认为不需要下调。当遇到这种边缘性状况时，应该详细说明问题，并标注问题所在。

5. 对于推荐的解释

（1）强推荐（strong recommendation）：确信一项干预的预期作用明显优于非预期作用（强推荐这项干预）或确信非预期作用明显优于预期作用（强推荐反对该干预）。

（2）弱推荐（weak recommendation）：预期作用可能优于非预期作用（弱推荐这项干预）或非预期作用明显优于预期作用（弱推荐反对该干预），但是这种不确定性是可以理解的。

6.决定推荐方向与强度的因素　如表2-5所示。

表2-5　决定推荐方向与强度的因素

因素	注释	强推荐的例子	弱推荐的例子
总体证据质量	证据质量越高，越可能被强推荐	许多高质量随机试验证明吸入性激素治疗哮喘的获益	仅有病例组报告表明气胸可使用胸膜固定术
预期结局与非预期结局之间的平衡	预期结局与非预期结局之间的差异越大，越可能是强推荐	小剂量阿司匹林减少心肌梗死的获益（预期结局），不良反应小、花费少（非预期结局）	华法林用于低风险房颤患者可减少卒中发生（预期结局），但是增加了出血风险（非预期结局）
价值与偏好的不确定或差异	价值与偏好的差异越大，或价值与偏好的不确定性越大，越可能是弱推荐	年轻淋巴瘤患者可以从化疗的延长生命作用与治疗不良反应中获益	老年淋巴瘤患者不能从化疗的延长生命作用与治疗不良反应中获益
资源的使用	一项干预的花费越高（消耗的资源越多），越不可能是强推荐	阿司匹林（花费低）预防TIA患者发生脑卒中	氯吡格雷（花费高）与联合使用双嘧达莫和阿司匹林预防TIA患者发生脑卒中

注：TIA，短暂性脑缺血发作（transient ischemic attack）。

7. 推荐的呈现 推荐用语应该使用主动语态而不是被动语态。对于强推荐：应该使用"我们推荐……""临床医生应该……""临床医生不应该……""做……""不做……"这些词语。对于弱推荐：使用"我们建议……""临床医生可能……""我们有条件的推荐……"这些词语。避免使用"临床上适当的时候"或"如必要的话"这些词语。或直接在推荐意见中标记质量等级和推荐强度。

四、《指南》的结构

《指南》的结构主要基于症状和患者，而不是根据恶性肿瘤种类分类，这是因为不同恶性肿瘤存在很多重叠，不利于应用本《指南》。恶性肿瘤特异性的问题会特别标注。

在大部分情况下，推荐适用于所有恶性肿瘤患者。

某些情况下，根据治疗阶段、恶性肿瘤种类、性别、年龄或社会环境的不同适用不同的推荐。

五、版权、免责声明和利益冲突声明

（一）版权

《指南》版权归属中国抗癌协会肿瘤心理学专业委员会（Chinese Psycho-Oncology Society，CPOS）所有。

（二）免责声明

《指南》反映了基于证据的干预方法，参考或应用本《指南》的临床医护人员或其他相关人员，应根据个人具体临床情况作出个体化的诊疗判断，以决定患者所需的照护方法。任何寻求使用这些指南的患者或非医护人员均应咨询专业人员。

《指南》不对涉及无限制性应用的任何偶然的、间接的、特殊的、惩罚性或作为结果的补偿费承担任何责任。

（三）利益冲突

参与《指南》编写工作的所有人员均签署利益冲突声明。所有《指南》撰写人员均无与《指南》推荐相关的利益冲突。

六、缩写词统一、常用名词定义

（一）缩写词

缩写词	英文全称	中文全称
ACP	advance care planning	预立照护计划
ACT	acceptance and commitment therapy	接纳-承诺疗法
ACS	American College of Surgeons	美国外科医生学会
ADC	antibody–drug conjugate	抗体偶联药物
ADT	androgen deprivation therapy	雄激素剥夺治疗
AH	artificial hydration	人工水化
AIS	Athens insomnia scale	阿森斯失眠量表
AML	acute myeloid leukemia	急性髓性白血病
AN	artificial nutrition	人工营养
ANV	anticipatory nausea and vomiting	预期性恶心呕吐
APA	American Psychiatric Association	美国精神病协会
ASCO	American society of clinical oncology	美国临床肿瘤学会
ASyMS	advanced symptom management system	进展期症状管理系统
AYA	adolescent and young adult	青少年及年轻成年人

缩写词	英文全称	中文全称
BDI	Beck depression inventory	贝克抑郁自评量表
BFI	the brief fatigue inventory	简短疲乏量表
BGQ	brief grief questionnaire	简明哀伤问卷
BIPQ	brief illness perception questionnaire	简明疾病感知量表
BPI	brief pain inventory	简明疼痛评估量表
BSI-18	brief symptom inventory-18	简明症状问卷
BWL	bright white light	明亮白光照明
CACS	cancer anorexia cachexia syndrome	癌性厌食 - 恶病质综合征
CALM	managing cancer and living meaningfully	癌症管理与生命意义疗法
CAM	confusion assessment method	谵妄评定方法
CAPO	Canadian Association of Psychosocial Oncology	加拿大心理社会肿瘤学会
CaSPUN	cancer survivors partners unmet needs	癌症幸存者配偶未满足需求量表
CAT	cognitive analytic therapy	认知分析疗法
CaTCoN	cancer caregiving tasks consequences and needs questionnaire	癌症照护任务后果和需求问卷
CBGT	cognitive–behavioral grief therapy	团体认知行为哀伤治疗
CBI	copenhagen burnout inventory	哥本哈根职业倦怠量表
CBT	cognitive behavioral therapy	认知行为治疗
CBT-I	cognitive behavioral therapy for insomnia	失眠认知行为治疗

续表

缩写词	英文全称	中文全称
CCI	coping and communication-enhancing intervention	应对和沟通强化干预
CGT	cytogenetic testing	细胞遗传学测试
CINV	chemotherapy-induced nausea and vomiting	化疗引起的恶心呕吐
CIS	checklist individual strength	个人疲乏强度问卷
CoC	Commission on Cancer	肿瘤专业委员会
CONSORT-CHM	the consolidated standards of reporting trials statement extensions for Chinese herbal medicine formulas	中药方剂随机对照试验报告标准
CPOS	Chinese Psychosocial Oncology Society	中国抗癌协会肿瘤心理学专业委员会
CPS	clinical prediction of survival	临床生存预测
CRF	cancer related fatigue	癌症相关性疲劳
CSM	common sense model	常识模型
DART	distress assessment and response tool	痛苦筛查及应答工具
dCBT-I	digital cognitive behavior therapy	失眠认知行为数字疗法
DFS	disease-free survival	无病生存期
DMC	delirium motoric checklist	谵妄运动亚型检查表
DRL	dim red light	暗红光照明
DRS	delirium rating scale	谵妄评定量表
DS	demoralization scale	失志量表
DT	distress thermometer	痛苦温度计
ECOG	Eastern Cooperative Oncology Group	美国东部肿瘤协作组

缩写词	英文全称	中文全称
ENABLE	educate，nurture，advise，before life ends	生命结束之前的教育、培养、建议
EORTC QLQ-C15-PAL	European Organization for Research and Treatment of Cancer Quality of Life 15-item Questionnaire for Palliative Care	欧洲癌症研究治疗组织生活质量评定量表 -15 条目缓和医疗问卷
EORTC QLQ-C30	European Organization for Research and Treatment Quality of Life 30-item Questionnaire	欧洲癌症研究治疗组织生活质量评定量表
EWI	expressive writing intervention	表达性写作干预
ePRO	electronic patient reported outcome	电子化 PRO
ESAS	Edmonton symptom assessment system	埃德蒙顿症状评估系统
ESMO	European Society for Medical Oncology	欧洲临床肿瘤学会
ESS	Epworth sleepiness scale	Epworth 嗜睡量表
EWI	expressive writing intervention	表达性写作干预
FACIT	the functional assessment of chronic illness therapy	慢性疾病治疗功能状态评估
FACT-F	function assessment of cancer therapy-fatigue	恶性肿瘤治疗功能评估疲乏量表
FCR	fear of cancer recurrence	癌症复发恐惧
FDA	Food and Drug Administration	食品药品监督管理局
FFGT	family focused grief therapy	以家庭为中心的哀伤疗法
FoP	fear of progression	对于病情进展的恐惧

缩写词	英文全称	中文全称
FPS-R	the faces pain rating scale-revised	面部表情评分法 - 改良版
FS-A	fatigue scale-adolescent	青少年疲乏量表
FS-C	fatigue scale-child	儿童疲乏量表
GAD-7	general anxiety disorder-7	广泛性焦虑障碍量表
HADS	hospital anxiety and depression scale	医院焦虑抑郁量表
HAMA	Hamilton anxiety scale	汉密尔顿焦虑量表
HCNS	the health care needs survey	健康护理需求调查
HCT	hematopoietic stem cell transplantation	造血干细胞移植
HFBBS-Men	hot flash beliefs and behavior scale for men	男性潮热信念行为量表
HFRDIS	hot flash related daily interference scale	潮热相关每日干扰量表
HIM	holistic integrative management	整体整合医学
HL	hodgkin lymphom	霍奇金淋巴瘤
HR-QoL	health-related quality of life	健康相关的生活质量
ICD-10	international classification of diseases-10	国际疾病分类（第 10 版）
ICG	inventory of complicated grief	复杂性哀伤量表
iNHL	indolent non-Hodgkin lymphoma	惰性非霍奇金淋巴瘤
IOM	institute of medicine	美国医学研究所
ISI	insomnia severity index	失眠严重程度指数量表
KPS	Karnofsky performance status	Karnofsky 功能状态评分

缩写词	英文全称	中文全称
LST	life supporting treatment	维持生命的治疗
MBCR	mindfulness-based cancer recovery	正念癌症康复
MBCT	mindfulness-based cognitive therapy	正念认知治疗
MBI	Maslach burnout inventory	Maslach 职业倦怠量表
MBLRP	a map-based life review program	基于思维导图生命回顾
MBSR	mindfulness-based stress reduction	正念减压治疗
MCGP	meaning-centered group psychotherapy	意义中心团体心理治疗
MCP	meaning-centered psychotherapy	意义中心心理治疗
MDASI	M.D. Anderson symptom inventory	M.D. Anderson 症状量表
MDT	multidisciplinary team	多学科团队
MINI	mini-international neuropsychiatric interview	简明国际神经精神访谈
MMSE	mini-mental state examination	简明精神状态检查量表
MNA-SF	mini-nutritional assessment short-form	老年患者可首选用简版微型营养评估
MSAS	memorial symptom assessment scale	纪念斯隆凯瑟琳癌症中心症状评估量表
MSKCC	Memorial Sloan-Kettering Cancer Center	纪念斯隆凯瑟琳癌症中心
MST	malnutrition screening tool	营养不良筛查工具
MUST	malnutrition universal screening tool	营养不良通用筛查工具

缩写词	英文全称	中文全称
NAFC-C	needs assessment of family caregivers-cancer scale	肿瘤患者家庭照护者需求量表
NCCN	National Comprehensive Cancer Network	美国国立综合癌症网络
NCORP	NCI community oncology research program	NCI 社区肿瘤学研究项目
NGASR	nurses' global assessment of suicide risk	护士用自杀风险评估量表
NHL	non-Hodgkin lymphoma	非霍奇金淋巴瘤
NR	narrative review	叙述性综述
NRS	numerical rating scale	数字评分法
NRS 2002	nutrition risk screening 2002	营养风险筛查 2002
Nu-DESC	nursing delirium screening scale	护理谵妄筛查量表
OS	overall survival	总生存期
PaP Score	palliative prognostic score	姑息预后评分
PHQ-4	the patient health questionnaire-4	4 条目患者健康问卷
PHQ-9	the patients health questionnaire-9	9 条目患者健康问卷
PL	problem list	NCCN 推荐问题列表
PNPC	problems and needs in palliative care questionnaire	缓和医疗问题与需求问卷
PPS	palliative performance scale	姑息功能量表
PQLI	palliative care quality of life instrument	缓和医疗生活质量工具
PREMs	patient-reported experience measures	患者报告体验测量

缩写词	英文全称	中文全称
PROMs	patient-reported outcome measures	患者报告结局测量
PROs	patient reported outcomes	患者报告结局
PS	palliative sedation	姑息性镇静
PSDEEI	psychoeducational and emotional expression intervention	心理教育和情绪表达干预
PSG	polysomnogram	多导睡眠图监测
PSQI	Pittsburgh sleep quality index	匹兹堡睡眠质量指数
QALYs	Quality-adjusted life years	质量调整生命年
QPLs	question prompt lists	问题提示列表
RCT	randomised control trails	随机对照研究
rTMS	repetitive transcranial magnetic stimulation	重复经颅磁刺激
SAS	self-rating anxiety scale	焦虑自评量表
SC	supportive counseling	支持性咨询
SCNS-P&C	the supportive care needs survey-partners and caregivers	癌症患者照顾者支持性照护需求量表
SCNS-SF34	the supportive care needs survey-short form	支持治疗需求调查问卷简版
SDM	shared decision making	共同决策
SDS	symptom distress scale	症状痛苦量表
SEGT	supportive-expressive group psychotherapy	支持-表达性团体心理干预
SF-36	short form health survey	生活质量测定量表简表
SMD	standardized mean difference	标准化均数差
SNRIs	selective serotonin norepinephrine reuptake inhibitors	选择性5-羟色胺去甲肾上腺素再摄取抑制剂

缩写词	英文全称	中文全称
SPUNS	cancer support person's unmet needs survey	癌症患者支持者未满足需求调查表
SQiD	single question in delirium	谵妄单条目筛查工具
SR	scoping review	范围综述
SREF	self-regulatory executive function	自我调节执行功能模型
SSRIs	selective serotonin reuptake inhibitors	选择性5-羟色胺再摄取抑制剂
TACE	transcatheter arterial chemo-embolization	肝动脉化疗栓塞
TCM	traditional Chinese medicine	中医
t-HELP	tailored，family-involved hospital elder life program	个体化、家庭参与的住院生活计划
VAS	visual analogue scale/score	视觉模拟评分法
VR	virtual reality	虚拟现实
WHO	World Health Organization	世界卫生组织
WHOQOL-BREF	The World Health Organization quality of Life-BREF	世界卫生组织生存质量测定简表

（二）常用名词定义

1. CALM　是一种新的个体心理治疗方法，通过半结构化设置为进展期恶性肿瘤患者提供简短的个体心理干预，其主要目的是帮助晚期恶性肿瘤患者管理疾病并寻找生命的意义。

2. SHARE模型　是一种沟通模型，包括五部分内容：supportive environment（支持的环境）；how to deliver the bad news（如何传递坏消息）；additional information（提供附加

信息）；reassurance and Emotional support（提供保证及情绪支持）。

3. SPIKE 模型　是一种沟通模型，包括六个主要部分：setting（设置沟通环境）；perception（评估患者认知）；information（信息需求）；knowledge（给予知识和信息）；empathy（共情）；summary（总结）。

4. 癌症相关性疲乏（CRF）　是一种痛苦而持续的主观感受，为肿瘤本身或抗肿瘤治疗所致的躯体、情感和 / 或认知上的疲乏或耗竭感，与近期的活动量不符，并影响患者的日常功能。

5. 癌性厌食 - 恶病质综合征（CACS）　厌食和恶病质常同时出现，临床上也统称为癌症厌食恶病质综合征。CACS 具有病因病理机制复杂、发病率高、危害大的特点，以肿瘤患者食物摄入减少、异常高代谢导致的负氮平衡及负能量平衡为病理生理特征。

6. 安宁疗护（hospice care）　如果患者预期生存期在 6 个月以内，缓和医疗（见缓和医疗定义）又称"安宁疗护"。

7. 表达性写作干预（EWI）　是让参与者将与自己有关的最深的创伤想法和感受写下来，尤其是那些之前从未对别人谈起的想法和感受。

8. 病耻感（stigma）　即一种负性经历的标记，其中包括羞耻感、被指责、在家庭中充当替罪羊、被孤立、被社会排斥、被人刻板化或被歧视等内容。

9. 潮热（hot flashes）　也称"血管舒缩性潮红"，是面部和上半身反复出现的发热感觉，随后可能出现寒战。

10. 多学科团队（MDT）　是以患者为中心，在综合各学科意见的基础上，为患者制订最佳个体化治疗方案的模式。

11．恶病质（cachexia）　是指进行性发展的骨骼肌量减少（伴有或不伴脂肪量减少），常规营养支持治疗无法完全逆转，最终导致各器官进行性功能障碍的一种多因素作用的综合征。

12．复杂性哀伤（complicated grief）　出现在重要他人死亡后的一系列以分离性悲痛为主且社会功能受损的居丧反应。

13．共同决策（SDM）　是指医护人员要善于识别并满足患者的需要，尊重其选择偏好，患者也要勇于清晰表达愿望，医患双方共同寻求治疗共识。

14．姑息性镇静（PS）　被认为是缓解患者顽固性症状的最后治疗手段。姑息性镇静不同于安乐死和辅助自杀，其目的为缓解患者的痛苦，而不是结束生命。

15．呼吸困难（dyspnea）　主观感受到呼吸不畅，常表现为不同性质和不同程度的缺氧、胸闷及呼吸费力。

16．缓和医疗（palliative care）　又称"姑息治疗"，一种以患者／家庭／照护者为中心的健康照护，重点是对引起患者痛苦的症状给予最佳管理，同时根据患者／家庭／照护者的需求、价值观、信仰、文化背景融入心理社会照护和灵性照护。

17 患者报告结局（PROs）　直接来自患者对自身健康状况、功能状态以及治疗感受的报告，不包括医护人员及其他任何人员的解释。

18．教育性干预（educational intervention）　是指通过健康教育提供信息来进行干预的方法，教育内容包括疾病及治疗相关信息、行为训练、应对策略及沟通技巧以及可以利用的资源等。

19. 接纳-承诺疗法是（ACT） 是一种基于现代行为心理学的心理干预方法，应用正念、接纳、承诺和行为改变来创造心理弹性，能够接纳自己的认知，活在当下，选择适宜的价值观并付诸行动。

20. 经济毒性（financial toxicity） 指在治疗恶性肿瘤过程中所花费的高昂费用给患者及其家属带来的巨大经济压力甚至破产，主要包括患者客观的经济负担和主观的贫困感受。

21. 癌症复发恐惧（FCR） 是指害怕、担心或关注恶性肿瘤可能在身体的同一部位或另一部位复发或进展。

22. 临终喉鸣（death rattle） 生命末期患者常因无力清除咽喉和上气道积聚的分泌物，导致临终喉鸣。

23. 认知分析治疗（CAT） 是最近发展起来的一种综合性心理治疗模型，主要关注关系的发展与心理痛苦。

24. 认知行为治疗（CBT） 是通过帮助来访者识别他们自己的歪曲信念和负性自动思维，并用他们自己或他人的实际行为来挑战这些歪曲信念和负性自动思维，以改善情绪并减少抑郁症状的心理治疗方法。

25. 身体意象或体象（body image） 是自我概念的一部分，指的是对自身身体、外表和功能的感知和评估。

26. 失眠（insomnia） 是指尽管患者有足够的睡眠机会和睡眠环境，但仍难以开始或维持睡眠，对睡眠时间和/或质量感到不满足，影响日间社会功能的一种主观体验。

27. 疼痛（pain） 是一种与实际或潜在的组织损伤相关联的包括了感觉、情绪、认知和社会成分的痛苦体验。

28. 痛苦（distress） 是一种心理（认知、行为、情感），社会、灵性、和/或身体方面的多因素不愉快体验，可能会影响患者有效应对癌症、躯体症状和临床治疗的能力。痛苦是一个连续过程，从最常见的脆弱、悲伤和恐惧，到可能引起障碍的抑郁、焦虑、惊恐、社会隔离感、存在及灵性危机。

29. 叙事疗法（narrative therapy）　是在叙事理论的基础上形成的，叙事疗法关注来访者带到治疗过程中的故事、观点和词汇以及这些故事、词汇和观点对患者本人及周围人的影响。

30. 延迟性哀伤 / 延长哀伤障碍（prolonged grief disorder）　是指长期强烈渴望再次见到逝去的亲人，或者只专注于逝去的亲人以至于对周遭世界视若无睹，伴随持续超过半年的严重的情绪困扰（如自责、否认、愤怒、难以接受死亡、感觉失去了自己的一部分）和显著的功能受损。

31. 厌食（anorexia）　是指因食欲下降或消失，导致进食量下降和体重降低。

32. 意义中心团体（MCGP）　本质上还是一种教育性团体，通过让患者学习 Frankl 关于意义的概念，并将意义来源转化为自己应对晚期肿瘤时的一种资源，其目的是改善患者的灵性幸福和意义感，并减少焦虑和对死亡的渴求。

33. 预立照护计划（ACP）　是支持任何年龄或健康阶段的成年人，分享个人价值观、生活目标和未来医疗照护偏好的过程。

34. 谵妄（delirium）　是一种短暂的、通常可以恢复的、以认知功能损害和意识水平下降为特征的脑器质性综合征，通常急性发作，多在晚间加重，持续时间为数小时到数日不等。

35．战胜恐惧疗法（conquer fear） 是一种基于常识模型，接纳承诺疗法和自我调节执行功能模型的一种短程个体心理治疗。治疗目的不是完全消除对于复发的担心，而是帮助高恐惧复发转移的患者减少对这一问题的重视和关注，为未来制定目标，为他们的生活赋予目的、意义和方向。

36．正念（mindfulness） 是指自我调整注意力到即刻的体验中，更好地觉察当下的精神活动，并对当下的体验保持好奇心并怀有开放和接纳的态度。

37．支持性心理干预（supportive psychotherapy） 是一种间断的或持续进行的治疗性干预，旨在帮助患者处理痛苦情绪，强化自身已存在的优势，促进对疾病的适应性应对。

38．志气缺失综合征（demoralization syndrome） 是一种负性心理状态，包括持久的不能胜任感、无助、无望、无意义感和低自尊，核心症状是主观无法胜任，即患者有被困感和无助感，主要表现是无意义感。

39．自我概念（self concept） 人对自身存在的体验，包括现实自我、社会自我和理想自我。

40．尊严疗法（dignity therapy） 是对生存期已很短暂的患者所面临的现实困难和心理社会痛苦施予的帮助，其独特性在于鼓励患者追忆生命中重要的、难忘的事件，并以此提高他们的生活质量。

第三章

<<<<<<

《中国肿瘤心理临床实践指南2024》与《中国肿瘤心理临床实践指南2020》相比更新的内容

《中国肿瘤心理治疗指南2016》于2016年首次出版发布，2020年对该指南进行了更新，再版发布了《中国肿瘤心理临床实践指南2020》。时隔4年，国内外心理社会肿瘤学领域发表了更多、更高质量的研究，为《中国肿瘤心理临床实践指南2020》的修订提供了更多、更好的证据，并更加适合本土的临床实践需要。为了给肿瘤患者及家属提供更优的心理社会肿瘤学照护，为肿瘤科临床医护人员、精神科医护人员、心理学家、缓和医疗领域医护人员等提供更好的证据依据，《中国肿瘤心理临床实践指南2024》较前版又进行了一定程度的更新。主要更新内容如下。

一、第二章　编写《指南》的方法学

本章主要列出了《指南》编写的目标与范畴，编写流程（包括文献检索、证据级别与推荐意见标准）、《指南》的结构、缩写词与常用名词定义等，基本上参照了《中国肿瘤心理临床实践指南2020》的内容。质量等级由原来的三级更新为四级，增加了极低质量证据分类；同时更新了部分常

用名词定义。

二、第四章　恶性肿瘤带来的心理社会挑战以及应对策略

本章在"第一节　患者面临的挑战"中重新按照躯体、心理、社会和灵性问题的顺序进行了内容调整，在"心理痛苦"部分增加了新的研究证据；在"精神问题"部分增加了焦虑、抑郁、谵妄与生存期关系的内容；在"社会问题"部分增加了经济毒性的介绍以及经济负担与死亡风险关系的内容。在"第四节　心理社会肿瘤学工作者面临的挑战"中，对研究、人员培训、社会心理服务都进行了内容更新。在"第五节　应对策略"中，增加了成立心理社会肿瘤学专科联盟的内容，新的小标题"健全社会心理服务体系""传播全人照护的理念""构建心理社会肿瘤学教育培训体系""促进心理社会肿瘤学研究"替换了原来的标题"建立心理社会服务模型""多学科团队的合作""教育及培训""促进开展研究"，内容也进行了相应的更新。

三、第五章　肿瘤临床医护人员应该关注的患者在不同疾病阶段出现的特定问题

本章以表格的形式直观地列出了肿瘤临床医护人员应该关注的、患者在不同疾病阶段（诊断初期、积极治疗期、积极治疗结束后、疾病进展期、生命终末期和居丧期）出现的特定问题和推荐为患者提供的心理社会肿瘤学服务。在诊断初期，心理支持内容中增加了团体形式；在积极治疗期，增加了术后心理痛苦及家庭照护者的心理痛苦内容，放疗相关的心理社会困扰中增加了对幽闭恐惧症的处理建

议,也增加了其他治疗相关的心理社会困扰,如内分泌治疗、靶向治疗或免疫治疗可能会带来的心理社会问题;疾病进展期,"心理支持"部分增加了协助开展家庭会议,处理相关心理社会困扰或议题;居丧期,增加了对特殊居丧群体的关注建议。

四、第六章　医患沟通及告知坏信息

"医患沟通"的背景部分,补充了医患沟通的定义;证据部分,增加了数字共情的概念,增加了不同提问方式的证据,包含《指南》及随机对照研究,增加了沟通得最有效和最常用的工具问题提示列表,介绍医患共同决策及相关证据。"告知坏消息"的背景部分,强调了沟通要注意文化敏感性;证据部分,增加了有关告知方式的系统性综述证据,增加了关于告知预后的随机对照研究的相关证据,增加了医患沟通模型在培训中的作用的随机对照研究证据。

五、第七章　肿瘤患者的痛苦筛查、评估及应答

本章由原来的两部分内容整合为一部分——肿瘤患者的痛苦筛查、评估及应答。删掉了转诊内容,统一在临床应答中体现证据及推荐建议。背景部分,更新了 2020 年以后发表的痛苦筛查相关的文献;对痛苦的不同维度的表现进行了解释说明;证据部分,补充了 2020 年以后发表的相关文献,增加了心理痛苦对肿瘤患者生存带来负面影响的数据,以及通过电子化 PRO 管理肿瘤患者生存和生活质量带来积极影响并减少医疗支出等方面的研究证据,补充了筛查遇到挑战的相关研究结果。筛查流程,补充了 2020 年以后发表的相关文献,筛查工具中增加一个评估量表:4 条

目患者健康问卷,适用于老年患者以及安宁疗护阶段的评估,删掉了社会困难问卷,因目前尚无中文版校订文献;临床应答,补充了 2020 年以后发表的相关文献。

六、第八章 肿瘤相关症状的精神科管理

本章将肿瘤患者常见的心理症状及躯体症状从背景、证据及推荐意见分别进行了介绍。主要包括的心理症状如下:焦虑、抑郁、谵妄、自杀;躯体症状如下:失眠、癌痛、癌症相关性疲乏、预期性恶心呕吐、厌食及恶病质、潮热。

1. 焦虑障碍 背景部分,更新了不同癌种、不同年龄的肿瘤患者焦虑发生率;干预部分,补充了有关心理社会干预、心理教育、电子化认知行为压力管理、正念疗法、运动疗法、虚拟现实干预、芳香疗法改善焦虑的研究证据,证据选择多集中于级别更高的 Meta 分析及多项随机对照研究;修改了常用药物表格。根据研究证据修改了推荐意见,增加了正念疗法及补充替代疗法的内容。

2. 抑郁障碍 背景部分,更新了定义,对措辞进行了修正;证据部分,更新了患病率等最新的流行病学资料;药物干预部分,更新了新的文献证据,核对了各抗抑郁药的剂量范围以及米氮平的特殊获益推荐,增加了选择性 5- 羟色胺再摄取抑制剂(SSRIs)在乳腺癌患者中慎用的建议;非药物干预部分,更新了心理治疗的最新文献证据,增加了物理治疗、运动疗法的相关内容。

3. 谵妄 评估工具部分,新增了谵妄运动亚型检查表(DMC),用于识别激越型谵妄和淡漠型谵妄亚型,并添加了简明精神状态检查量表(MMSE)用于检测认知损害;非药物干预部分,新增了一项新的非药物干预预防术后谵妄

发生率的随机对照研究，一项研究探讨光照治疗改善谵妄程度，以及一项个体化、家庭参与的住院生活计划干预研究；药物预防谵妄部分，新增了一项在肿瘤临床中开展的中药预防谵妄的研究；药物治疗谵妄部分，新增了一项比较三种治疗策略处理终末期肿瘤患者谵妄激越症状的研究，一项探讨处于缓和医疗中的患者抗精神病药物治疗与谵妄恶化、锥体外系不良反应增加和死亡率增加的研究，以及增加了其他药物（非抗精神病药物）治疗谵妄的研究。

4. 自杀 背景部分，增加了肿瘤患者自杀死亡率的内容；评估工具部分，增加了失志量表；评估内容部分，增加了评估自杀意念以及有关失志或志气缺失综合征的内容；干预部分和推荐意见部分，增加了辨证行为治疗和正念认知治疗的内容。

5. 失眠 背景部分，更新了肿瘤患者失眠的发生率，增加了长期失眠给肿瘤患者带来的身心症状以及对生活质量和死亡率的影响，增加了睡眠障碍与患癌风险增加的研究数据，强调了有必要将睡眠障碍作为评估癌症易感性的独立风险因素；证据部分，补充了可能导致肿瘤患者失眠的病因；评估工具中增加了阿森斯失眠量表，可以评估失眠症状及睡眠质量与生命质量之间的关联；非药物干预中，更新了失眠认知行为治疗改善肿瘤患者失眠的研究证据，增加了针灸改善肿瘤患者失眠的有效性和安全性，增加了运动和身心锻炼改善肿瘤患者睡眠质量的研究证据；药物干预中，补充了不同药物改善癌症相关失眠的优劣性；证据选择集中于级别更高的系统综述和 Meta 分析，并根据新的研究证据来更新了推荐意见。

6. 癌痛 标题由上一版的"疼痛"改为"癌痛"。背景部分,对癌痛的发生率进行了更新,梳理和补充了癌痛引发的心理反应;评估部分,补充了癌痛评估原则,建议对其心理社会应激程度进行评估;干预部分,补充了新的研究证据,增加了癌痛自我管理改善肿瘤患者生活质量的 Meta 分析研究证据,补充了阿片类药物的不良反应、药物干预的 Meta 分析及随机对照研究证据。根据研究证据更新了推荐意见。

7. 癌症相关性疲乏 将癌症相关性疲乏(CRF)的发生情况作为独立部分呈现,以更清晰地展现不同亚组和治疗状况下 CRF 的发生情况;删除"病因及病理生理部分";评估部分,将上一版指南强调的"CRF 评估的作用和影响"更新为各种 CRF 评估工具在临床不同情况下的应用证据,以更有效地指导在不同的临床场景下选择更合适的评估工具;干预部分,根据不同的干预方式和临床场景,细化不同的证据,为临床干预提供更清晰的指导,证据选择也集中于级别更高的系统综述和 Meta 分析。

8. 预期性恶心呕吐 背景部分,对预期性恶心呕吐(ANV)定义和特点的描述有所更新,突出了 ANV 的"心理性";病因部分,增加了一项新的研究,探索了 ANV 所激活的脑区,为明确 ANV 的发生机制提供了新的研究证据;评估部分,增加了使用简明疾病感知量表评估 ANV 发生风险的新研究证据;干预部分,增加了放松训练、音乐干预和口腔冰冻干预的研究证据。根据新的研究证据修改了 ANV 评估和使用行为治疗对 ANV 进行干预的推荐意见,并增加了音乐治疗和口腔冰冻治疗的干预推荐意见。

9. 厌食及恶病质 背景部分,新增加了厌食和恶病质对患者心理社会健康的影响;评估工具部分,增加了定期进行营养不良风险标准化筛查的内容；干预部分，增加了多学科多模式干预的内容，更新了近期发表的文献；非药物治疗部分，增加了运动的内容；推荐意见中增加了关于营养不良风险标准化筛查和运动的推荐意见。

10. 潮热　本节为新增内容，背景部分介绍了潮热的定义、临床表现及对肿瘤患者睡眠质量、情绪和生活质量等方面的影响；证据部分从潮热的病因、评估、干预三个方面进行了研究证据的归纳，包括潮热的发生率、生理机制的研究、评估工具的选择，以及药物干预如选择性 5- 羟色胺再摄取抑制剂（SSRIs）、选择性 5- 羟色胺去甲肾上腺素再摄取抑制剂（SNRIs）、抗惊厥药和非药物干预如认知行为治疗、催眠疗法、瑜伽和放松训练、针灸、联合干预方案改善肿瘤患者潮热的研究证据；根据以上研究证据提出了10 条推荐意见。

七、第九章　晚期肿瘤患者的缓和医疗和安宁疗护

1. 缓和医疗概述及其意义　背景部分，补充说明了目前该部分中文医学专业词汇的官方修订：正名缓和医疗（palliative care），又称"姑息治疗"；正名安宁疗护（hospice care），又称"临终关怀"；证据部分，更新了 2020 年以后发表的关于缓和医疗干预可以延长患者生存期、提高生活质量、减少医疗成本等相关的文献；对缓和医疗的照护实施模式进行了补充说明；根据新的研究证据更新了推荐意见。

2. 姑息性抗肿瘤治疗及症状管理　在姑息性抗肿瘤治疗部分，增加了最新的文献证据；在常见症状管理部分，删掉了前面章节已经介绍过的疼痛、厌食、恶心呕吐、失眠症状，删除了涉及心理社会干预较少的便秘、腹泻、肠梗阻

的内容，在保留的呼吸困难症状中，增加了 3 篇最新的文献证据。

3. 生命末期照护　在生命末期症状处理与姑息性镇静中对各个症状进行了证据更新。谵妄部分，新增不同国家在不同场景，包括安宁疗护病房、ICU 和肿瘤医院，针对谵妄患者使用氟哌啶醇的相关证据；临终喉鸣部分，新增一项关于使用丁溴东莨菪碱缓解临终喉鸣的随机对照研究；姑息性镇静部分改为"顽固性症状与姑息性镇静"，新增"阿片类药物和氟哌啶醇存在争议，不推荐"，另新增右美托咪定改善谵妄的相关证据，包括一项在 ICU 的随机对照研究和一项劳拉西泮对比右美托咪定的随机对照研究；对于疲乏、呼吸困难和疼痛，本节缩减篇幅，详见"第八章　第七节　癌症相关性疲乏""第九章　第二节　姑息性抗肿瘤治疗及症状管理""第八章　第六节　癌痛"。根据以上研究证据修改了 4 条推荐意见。

4. 居丧哀伤和居丧关怀　背景部分，在复杂性哀伤的高危因素部分增加了家庭功能下降，增加居丧期自杀意念的发生率和风险因素，并明确了居丧期可能带来心理痛苦的应激性生活事件；证据部分，增加了评估复杂性哀伤的两个常用量表——简明哀伤问卷（BGQ）和复杂性哀伤量表（ICG）的比较研究，患者去世时家属是否在场与抑郁和复杂悲伤的发生相关性的研究，增加了一项高质量的大样本随机对照研究，比较了团体认知行为哀伤治疗（CBGT）与心理教育和情绪表达干预（PSDEEI）对于患有复杂性哀伤的肿瘤患者家属的干预效果，增加了一项小样本的混合方法学研究，对意义中心心理治疗（MCP）进行了跨文化调适并验证了该疗法对丧亲人群的干预效果；根据新的研究证据更新了 4 条推荐意见。

八、第十章　肿瘤患者心理干预

1. 临床工作人员能做的心理干预　在背景部分"支持性干预"中，增加了一项团体支持性心理治疗的高质量研究证据；干预部分，增加了对家属／照护者（caregiver）的支持性心理干预相关证据；新增两个 Meta 分析（meta-analysis）和两个系统综述（systematic review）证实针对照护者的干预对患者的生活质量、婚姻功能、抑郁和焦虑均有改善作用，对夫妻心理干预效果不比个体心理干预差；新增两项系统综述支持性心理干预对照护者同样有益，可以缓解照护者的心理痛苦，提高生活质量、自我效能及照护能力；线上支持性干预治疗部分新增一项循证医学综合评定（cochrane review），一项随机对照研究和一项系统综述。根据以上研究证据修改了 4 条推荐意见。

2. 专业的心理干预　背景部分，表 10-1 恶性肿瘤患者常用心理干预方法的"夫妻／家庭干预"部分，增加了聚焦家庭的哀伤治疗（FFGT）；"认知行为治疗"部分增加了两项高质量的 Meta 分析研究证据；"正念疗法"部分也增加了两项高质量的研究证据，其中一项是 Meta 分析，一项是系统综述；"接纳承诺疗法"部分增加了两项 Meta 分析研究证据；"战胜恐惧疗法"部分增加了两项线上自助治疗的可行性研究；"叙事疗法"部分增加了一项国内的随机对照研究证据和一个个案报道；"尊严疗法"部分增加了一项 Meta 分析；"写作情感宣泄疗法"部分增加了 4 项研究证据，其中三项为随机对照研究，一项为 Meta 分析；"支持—表达团体心理治疗"部分增加了一项单臂临床试验的研究证据；"意义中心疗法"部分增加了一项长期随访研究和一项文化调适研究；将《中国肿瘤心理临床实践指南 2020》中的"夫妻团体治疗"改成了"针对早期乳腺癌患者及配偶的团体治疗"；在"晚期恶性肿瘤患者服务治疗"部分增加了一项系统综述；在"性功能障碍的干预"部分增加了一项小样本随机对照研究；在"治疗性生命回顾"部分增加了国内的一项小样本随机对照研究；根据以上研究证据修改了 9 条推荐意见。

九、第十一章　不同肿瘤类型患者的特定心理社会问题

本章主要介绍了乳腺癌、食管癌及胃肠道肿瘤、肺癌、肝胆胰恶性肿瘤以及淋巴瘤患者特定的心理社会问题。

1. 乳腺癌　背景部分，更新了乳腺癌发病率、乳腺癌患者中抑郁焦虑患病率等最新流行病学数据；证据部分，更新了支持"年轻乳腺癌幸存者体象问题与情绪问题、亲密关系乃至生活质量及个人福祉显著相关"这一重要问题的文献证据，以及心理治疗能够有效缓解复发恐惧的随机对照研究证据。

2. 食管癌及胃肠道肿瘤　背景部分，更新了结直肠癌、胃癌和食管癌的发病率；证据部分，增加了心理痛苦与食管癌发病和预后之间存在关联的研究证据，增加了胃癌患者抑郁发生率及影响因素，增加了接受化疗的中老年胃癌患者心理痛苦影响因素和抑郁促进胃癌疾病进展的研究证据，增加了结直肠癌患者心理痛苦的症状变化轨迹以及影响因素的研究证据。

3. 肺癌　背景部分，更新了我国肺癌发病人数和因肺

癌死亡人数相关数据；证据部分，增加了接受靶向治疗、免疫治疗的肺癌患者特定心理痛苦和肺结节人群的心理社会问题，更新了提高肺癌患者生活质量、改善情感痛苦、减少病耻感及其危害的非药物干预研究证据，以及肺癌患者病耻感的危害，增加了关于肺癌患者早期缓和医疗转诊相关的内容和正念干预与病耻感关系的证据，并更新了部分参考文献。

4. 肝胆胰恶性肿瘤　背景部分，更新了肝胆胰恶性肿瘤的发病率；证据部分，进一步明确阐述了胰腺癌疼痛的可能原因，增加了若干关于肝胆胰恶性肿瘤患者焦虑、抑郁发生率的研究证据，包括横断面研究、回顾性研究和队列研究，增加了一项探索胰腺癌患者恐惧疾病复发 / 进展对生存期和生活质量影响的真实世界研究，增加了国内 1 项对肝动脉化疗栓塞后患者症状的网络分析研究，增加了对该人群缓和医疗和整合医疗干预的研究证据，包括 1 项随机对照研究和 1 篇综述。根据以上研究证据更新了 5 条推荐意见。

5. 淋巴瘤　背景部分，更新了我国淋巴瘤发病率和死亡率的最新数据以及淋巴瘤对年轻肿瘤患者社会功能、角色功能、人际关系的影响以及心理和经济负担；证据部分，增加了淋巴瘤幸存者对复发恐惧的心理问题的研究证据，更新了淋巴瘤患者心理痛苦、生活质量下降、慢性疲乏、负性情绪以及青少年及年轻成年人面临的特殊心理问题的新的研究证据；根据以上研究证据修改了推荐意见。

6. 妇科恶性肿瘤　本节为新增内容，背景部分描述了妇科恶性肿瘤患者心理痛苦发生率及常见心理问题；证据部分从"亲密关系与性生活""生育问题""体象问题和女性身份认同感受损""针对妇科恶性肿瘤患者的心理干预"四个部分进行了研究证据的归纳,包括性心理问题在该人群的发生率、影响因素研究,以及对该人群进行干预的随机对照研究及系统综述;根据以上研究证据提出了 5 条推荐意见。

7. 恶性黑色素瘤　本节为新增内容,背景部分描述了恶性黑色素瘤患者面临的心理社会问题;证据部分从"恶性黑色素瘤患者心理痛苦""体象痛苦"和"恶性黑色素瘤患者心理社会干预"三个部分进行总结,包括抑郁、焦虑的患病率与影响因素,与手术瘢痕相关的体象痛苦,针对这些问题,推荐对心理痛苦进行筛查、管理持续焦虑和抑郁的幸存者、使用患者报告系统、对手术瘢痕患者进行评估和支持,以及每月进行全身皮肤自检等干预措施。

十、第十二章　家庭照护者的心理社会需求及干预

章名由"照护者的心理干预"更新为"家庭照护者的心理社会需求及干预";证据部分扩展为以下三个部分。

1. 家庭照护者的照护负担及影响　总结了家庭照护者在患者照护过程中承受的身心压力和照护负担,危险因素包括性别、教育水平、同住情况、照护时间等。依恋关系、沟通方式、医生行为等因素也影响着照护者和患者的心理健康。

2. 家庭照护者需求评估　总结了用于评估癌症幸存者照护者需求的工具,涵盖了家庭关系、信息、情感支持、夫妻问题、工作和经济、照护者需求、照护者痛苦水平等评估工具。

3.家庭照护者的心理社会支持　　更新了相关证据，选择证据级别更高的系统综述和 Meta 分析。

十一、第十三章　医护人员职业倦怠的预防及干预

本节为新增内容，背景部分描述了职业倦怠的定义、不良后果；证据部分从"肿瘤科医护人员职业倦怠发生情况""风险因素""评估""管理"四个部分进行总结，包括女性、年龄较小、低年资医生和特定人格特征、高工作负荷、缺乏支持和道德挑战等风险因素，推荐使用"Maslach 职业倦怠量表"和"梅奥诊所医生健康指数"等评估工具，推荐了意识提升、心理支持、培训和机构文化改善等干预策略。

第四章

恶性肿瘤带来的心理社会挑战 以及应对策略

在我国，恶性肿瘤已经成为严重危害人民生命健康的疾病，发病率和死亡率呈逐年上升趋势。世界卫生组织最新发布的统计数据显示，2020年我国恶性肿瘤新发病例数457万例，占全球23.7%；死亡人数300万例，约占全球30%，我国的恶性肿瘤新发病例和死亡人数位列全球第一。恶性肿瘤已成为我国农村居民第2位死因、城市居民的首要死因。恶性肿瘤疾病负担及疾病经济负担总体上呈上升趋势，给患者家庭和社会造成了极大的痛苦及沉重的负担，也为患者、照护者、肿瘤临床医护人员及心理社会肿瘤学工作者带来很多心理社会方面的挑战。

第一节 患者面临的挑战

肿瘤患者要面临的心理社会挑战，涉及躯体、心理、社会和灵性的问题。一些挑战是所有恶性肿瘤类型的患者都要经历的，有些挑战只局限于某些特定部位的恶性肿瘤。恶性肿瘤患者的心理社会问题和需求并不是一成不变的，会随着时间而改变。疾病的不同阶段、不同类型的患者可能会出现特定的心理问题，需要心理干预，肿瘤临床医护人员应该积极关注（详见第五章、第十章和第十一章）。

一、躯体问题

肿瘤患者常因疾病本身或治疗出现大量的躯体症状，如疼痛、疲乏、失眠、恶心、呕吐、厌食、潮热、淋巴水肿、畸形、便秘、肠梗阻、吞咽困难、呼吸症状、食欲丧失、营养不足和生育等问题，影响患者的生活质量，增加患者出现严重焦虑和抑郁的风险（详见第八章）。例如，研究发现有疼痛的肿瘤患者容易出现焦虑抑郁，在癌痛患者中焦虑和抑郁的发生率分别为 41.46% 和 48.78%。疼痛也是恶性肿瘤患者自杀的危险因素，尤其是控制欠佳的疼痛，癌痛患者发生自杀的风险是没有癌痛患者的 1.8 倍。

二、心理问题

（一）情绪问题

肿瘤患者会经历很多情绪问题。例如，头颈癌患者的面部畸形会给患者的情绪产生较大的负面影响。对恶性肿瘤及其治疗感到恐惧是患者延迟就医的主要因素之一，如果出现了就医延迟，自罪感和愤怒的情绪可能影响患者接受治疗。在恶性肿瘤诊断和治疗的过程中，每个人的情绪反应会不同，痛苦水平会随着时间而改变。对于可治愈的恶性肿瘤患者，在一定程度上都存在对肿瘤复发的恐惧。恐惧癌症复发（FCR）是指害怕、担心或关注肿瘤可能在身体的同一部位或另一部位复发或进展。这种恐惧的情绪常持续存在，令患者感到痛苦，降低患者的生活质量。一些患者在罹患恶性肿瘤后常常受到他人指责或自责，由此产生病耻感，感到羞愧或内疚，尤其在肺癌患者中更突出，肺癌患者被打上与吸烟有关的负面社会标签，承受更高的痛苦，影响了患者的预防、筛查、诊断、治疗和长期生存。

（二）心理痛苦

肿瘤患者出现心理痛苦很常见，在一些存在高危因素的患者中更常见。心理痛苦会导致患者的生活质量更差，治疗依从性变差，预后更差（详见第七章）。研究发现，心理痛苦产生的慢性心理应激，可能会促使肺癌患者对靶向治疗药物酪氨酸激酶抑制剂产生耐药性。慢性心理应激通过激活神经内分泌系统（下丘脑 - 垂体 - 肾上腺轴）和交感神经系统产生应激激素（糖皮质激素和儿茶酚胺），促进肿瘤发展。慢性应激也会导致肿瘤微环境的变化，包括免疫细胞比例下降和功能障碍，促癌细胞比例增加，细胞因子浓度增加，损害抗癌的免疫功能，增加恶性肿瘤死亡风险。

国外研究表明，25%～45% 的门诊肿瘤患者有显著的心理痛苦，只有不到 10% 的患者被转诊到精神心理科而得到相应的服务，仍然存在肿瘤患者心理痛苦识别不足和治疗不足的现象，但是因感受到病耻感而产生心理痛苦的患者几乎 50% 拒绝心理社会服务。美国医学研究所（IOM）在 2007 年发表的《恶性肿瘤全人照顾：满足患者的心理社会需求》报告中指出，患者的心理社会维度，包括合理的评估和干预均应纳入所有恶性肿瘤患者的常规治疗中。

（三）精神问题

肿瘤患者常见的精神障碍包括焦虑障碍（anxiety disorders）、抑郁障碍（depressive disorders）和谵妄（delirium），患病率的范围在 10%～30%，终末期或某些特殊肿瘤类型的患者抑郁患病率更高，终末期患者谵妄占比高达 80%～85%。焦虑导致患者医疗决策效率降低，躯体症状被夸大，治疗受干扰。抑郁使患者住院时间延长，治疗依从性变差。谵妄的患者住院时间长，医疗费用更高，并给家属造成沉重的护理负担和心理压力。焦虑、抑郁和谵妄不仅会降低患者的生活质量，也会影响患者的生存期，增加死亡风险。研究发现，基线有抑郁的新诊断转移性非小细胞肺癌患者的中位生存期更短，有重度抑郁的肺癌患者的中位生存期是 5.4 个月，没有重度抑郁的患者的中位生存期是10 个月。另一项研究发现，在 1 年内抑郁水平降低的转移性乳腺癌患者中位生存期为 53.6 个月，而抑郁水平增加的患者中位生存期为 25.1 个月。有焦虑和抑郁症状或者有焦虑和抑郁障碍的恶性肿瘤患者，生存期更短，会导致因恶性肿瘤死亡的风险增加 27%，尤其导致膀胱癌、乳腺癌、结直肠癌、血液系统肿瘤、肾癌、肺癌和前列腺癌患者的死亡风险增加。

（四）其他心理问题

其他心理问题包括身体意象、性心理问题等。恶性肿瘤的诊断及治疗对自我概念（self concept）有很大的影响，自我概念是人对自身存在的体验。恶性肿瘤会影响患者的现实自我、社会自我和理想自我。身体意象或体象（body image）是自我概念的一部分，指的是对自身身体、外表和功能的感知和评估。

乳腺癌、前列腺癌、妇科恶性肿瘤、头颈部癌、喉癌和皮肤癌患者常关注体象问题。例如，接受保留乳房手术的乳腺癌患者在整体适应方面好于根治术患者，愿意选择保留乳房手术的人更关心体象受损，更加依赖乳房来建立自尊，认为自己很难适应乳房的缺失，她们不仅要面对身体部位的缺失，还常常面临复杂的体象问题。

性心理问题包括体象、自我尊重、心境、支持、情感连接和亲密感。体象在性心理问题中有重要的作用,一些并没有影响性器官的恶性肿瘤类型,如头颈部癌、喉癌、肺癌和霍奇金病的患者也会出现性心理问题。所以不论恶性肿瘤类型,都应关注患者的性心理问题。焦虑、抑郁、人际关系改变,对躯体健康的担忧以及治疗带来的身体变化都会影响性心理健康。

三、社会问题

肿瘤及其治疗会让患者的人际关系变得更复杂,患者会面临很多的社会问题。如果患者在患病前就有婚姻或家庭等人际关系问题,这些问题可能会影响患者对患病后生活的适应能力。患者患病后可能会面临误解和歧视,影响社交体验,导致患者难以融入社会。患者也可能因为疾病和治疗带来的身心变化,影响社交活动,出现社交退缩,甚至产生社交恐惧,导致无法回归正常生活。

肿瘤诊疗过程中,患者会面对很多实际问题,包括经济负担、医疗保险、信息咨询、交通、住宿、照顾孩子 / 老人、工作、家务等。对这些问题的担忧以及如何获得相关的信息会影响患者的治疗和健康。有研究发现,来自农村的恶性肿瘤患者结局更差,因为外出就医会带来很多实际问题和经济问题,也会引发患者对家庭和工作的担忧,造成患者的思想负担和情绪问题。国家癌症中心 2019 年发布的《2015 年中国恶性肿瘤流行情况分析》显示,随着恶性肿瘤发病数持续上升,我国每年所需的相关医疗花费超过 2 200 亿元。许多恶性肿瘤患者因生病丧失劳动能力而面临严重的经济负担,也有相当大比例的恶性肿瘤患者受到与治疗相关的经济负担的影响。

美国杜克大学研究所的 Yousuf Zafar 依据其研究结果首次提出"经济毒性（financial toxicity）"这一新名词，指在治疗恶性肿瘤过程中所花费的高昂费用给患者及其家属带来的巨大经济压力甚至破产，主要包括患者客观的经济负担和主观的贫困感受，经济毒性会影响患者的生活质量和治疗效果，或由于无法承担费用而放弃治疗。经济毒性已被列为恶性肿瘤治疗的潜在不良反应之一。在恶性肿瘤治疗过程中，仅仅关注药物相关的不良反应是不够的，经济毒性给患者的生活造成巨大的困扰，严重者可能会加速患者的死亡。

Yousuf Zafar 认为，至少有 3 个因素可以解释经济负担与死亡风险更高之间的关系：①患者主观幸福感较差：患者为了支付高昂的治疗费用，不得不减少休闲时间和生活开支，增加工作时间，从而导致主观幸福感较差。②与健康相关的生活质量受损：经济毒性也会影响患者的心理状态，因癌症治疗导致经济困难的患者，容易引起担忧、紧张、焦虑等不良的情绪，甚至对治疗失去信心，由于治疗而导致有经济问题的患者，大多数身体情况较差，心理状态不好以及对人际关系满意度更低，巨大的经济困难是更差生活质量的独立预测指标。③低质量的治疗护理：高昂的治疗费用可能会降低肿瘤治疗的质量甚至让患者放弃治疗，降低患者的治疗依从性。

肿瘤患者的治疗和康复是一个长期的过程，伴随着身体状态的变化甚至恶化，患者需要更多的社会照顾，也需要更多的社会资源投入。帮助患者解决经济负担等实际问题需要社会工作者的参与，社工除了提供心理社会方面的照顾，还可以辨识和利用资源，缓解患者及家属压力。医务社工要熟悉当地各种社会资源,主要扮演"资源链接者"的角色,通过对肿瘤患者社会需要的评估与把握,结合与医院、社区、社会的密切联系,整合多方社会资源,为患者提供适切的资源链接服务,如帮助处于经济困境的患者申请救助基金、发动媒体筹集善款等渠道帮助患者解决问题。

四、灵性问题

肿瘤常会引发患者死亡、丧失、孤独等灵性和存在主义问题。晚期肿瘤患者的灵性问题往往与躯体、心理和社会问题同时存在,灵性痛苦往往与生命意义和死亡相关联。终末期患者需要应对不断出现的躯体症状,当想到迫近的死亡时,他们也不得不面对存在和灵性的问题,并且这些灵性问题会影响患者的诊断和治疗。对于患者的灵性问题,可以为患者提供专业的心理干预方法如意义中心疗法和生命回顾疗法等(详见"第十章 肿瘤患者心理干预")。

第二节 照护者面临的挑战

肿瘤除了给患者本人带来严重的心理压力外,对患者的家庭也是严重的负性生活事件,因此恶性肿瘤患者的照护者也面临很大的压力和挑战。恶性肿瘤从情感、认知和行为上都会影响到整个家庭,常常会改变家庭的日常生活、现在和将来的计划,以及家庭内部成员对自己和其他家人的看法。在传统家庭观念的影响下,中国家庭对恶性肿瘤所带来的这些变化体会更深,因此在关注恶性肿瘤患者心理痛苦的同时,也要时刻关注其照护者的心理状况,并为照护者提供必要的心理干预(详见第九章、第十二章)。

　　Lambert 等的一项研究显示,50% 的肿瘤患者照护者有焦虑或抑郁症状,有时患者配偶的焦虑、抑郁情绪比患者本人更严重。在有精神障碍的恶性肿瘤患者照护者中,只有 46% 寻求心理服务。照护者对精神科医生和精神科药物的认识不足,病耻感、照顾角色的转变、精神卫生服务知识的不足以及经济压力、社会支持差等因素都是影响照顾者寻求心理服务的障碍。照护者也会出现对肿瘤复发的恐惧情绪,尤其患者存在高度的复发恐惧时。Wu 等的一项研究显示,前列腺癌患者配偶对恶性肿瘤复发的恐惧程度显著高于患者,随着时间的推移,患者和配偶的恐惧逐渐减弱。

　　照护者在巨大的压力下,不仅会出现情绪问题,也会出现失眠等躯体症状,36%～95% 的照护者有失眠的症状,失眠可能导致照护者发生抑郁的风险增加,应对困境的能力变差,变得更神经质。肿瘤临床医护人员应常规评估照护者的睡眠和心理状况,提供教育和干预帮助照护者改善睡眠及心理状态,以期提高生活质量和照护品质。例如William 等的一项研究显示,对照护者进行触摸疗法和按摩的培训后,提高了照顾的自我效能感和满意度;且患者舒适度增加,疼痛、抑郁等痛苦症状减轻。

第三节　肿瘤临床医护人员面临的挑战

　　随着市场经济的发展和医疗制度的变革,多元化的利益主体对医生产生了相互冲突的角色期待与角色要求;当这些期待彼此出现矛盾或个体对过多的角色期待难以应对时,就必然会导致医患关系的紧张。面对生命受威胁的恶性肿瘤患者,肿瘤临床医护人员需要投入大量的精力和情感,患者希望医护人员提供亲人角色和专家角色,医患双方对医生角色认识的差异容易导致医患双方互不理解,因此肿瘤临床医护人员在与患者沟通时面临巨大的挑战。

研究发现,约 79% 的终末期肿瘤患者和 70% 的家属希望知道疾病的预后,知晓终末期病情的患者生活质量更好、症状更少、心理痛苦程度更低。因此如何告知坏消息和预后是医患沟通的重点和难点内容(详见第六章)。国内一项研究表明,肿瘤外科医生的共情能力相对较低,其共情能力受性别、学历、职称、用工形式影响,建议医院管理者重视医生共情能力的提升,开展有针对性的培训,提升医生的人文胜任力,为患者提供更有温度的诊疗服务,最终提高患者的生活质量。

在照顾肿瘤患者的过程中,肿瘤临床医护人员常体验到心理社会方面的影响,如职业倦怠等(详见第十三章)。He 等的研究表明,经历心理社会肿瘤学培训具有双重角色的肿瘤科医护人员职业倦怠程度更低,纯粹的肿瘤科医护人员职业倦怠程度更高,提示肿瘤科医护人员在常规的临床工作中加入心理社会肿瘤学的照料,可以获得更高的职业满意度。

第四节　心理社会肿瘤学工作者面临的挑战

有大量证据表明,有效的心理社会服务可以改善恶性肿瘤患者的结局。中国恶性肿瘤患者的巨大心理需求与心理社会肿瘤学在服务开展、科学研究、人员培训、资源支持等方面的亟须发展形成了强烈反差。这给中国的心理社会肿瘤学工作者带来了巨大的压力和挑战,主要体现在以下几个方面。

一、患者的心理社会需求未满足

肿瘤患者的各种症状包括精神心理症状需要被干预,只有满足患者的心理社会需求,才能提供高质量的抗肿瘤综合治疗,但在 2016 年之前我国并没有官方文件来要求医疗机构关注肿瘤患者的心理。我国恶性肿瘤患者的精神心理问题的识别率仍然较低。在我国,为恶性肿瘤患者提供心理社会服务还存在很多观念和文化上的障碍,很多人认为心理问题不是病,心理干预就是聊天,并没有效果,因此患者的心理问题并没有得到重视;许多非精神心理科医生认为,如果患者有心理问题会主动告诉他们,患者没说就是没有问题。此外,很多临床医生对患者心理社会需求的认识和重视程度不足,而大多数恶性肿瘤患者也不愿向临床医生寻求心理社会帮助,一方面是精神疾病给患者带来的病耻感(stigma),即一种负性经历的标记,其中包括羞耻感、被指责、在家庭中充当替罪羊、被孤立、被社会排斥、被人刻板化或被歧视等内容,另一方面是害怕被贴上"精神病"或"疯子"的标签。

二、研究的数量和质量仍需提升

从数量上讲,2003 年以前心理社会肿瘤学领域的研究数量非常少。从 2001 年到 2013 年,中国仅有 207 项针对肿瘤患者心理干预的临床试验。自 2013 年以来,国内心理社会肿瘤学领域的科研成果在数量和质量上都有了显著提高，甚至开始有该领域研究成果发表在临床肿瘤学的顶级期刊上。以心理社会肿瘤学领域的专业期刊 Psycho-Oncology 为例，中国学者在 2013 年之前发表的英文论文只有 14 篇，而在 2013 年—2024 年 3 月，中国学者的论文数量增加到 147 篇。从研究关注的恶性肿瘤类型来讲，乳腺癌患者最多，其他恶性肿瘤类型也应得到广泛的关注。目前的科研现状是医生和研究人员缺少更多的合作——临床医生由于临床工作繁忙，很难开展大量的研究，而研究人员也因为无法发现大量的临床现象而使研究脱离临床的需求。目前，国际上已得到应用的心理社会干预方案在我国肿瘤患者中应用的有效性研究证据仍比较缺乏，尚无严格设计的临床试验结果证明这些干预方法在我国肿瘤患者人群中的有效性。

三、人员培训缺乏专业化、系统化

我国还没有建立完整独立、系统的心理社会肿瘤学的教学体系，只是在一些大学有零散的教师队伍有兴趣研究心理社会肿瘤学，并因此培养了一些该专业的研究生。从长远来讲，还无法满足该学科发展的长远需要。而美国斯隆凯瑟琳癌症纪念医院（MSKCC）早在 1979 年就建立了心理社会肿瘤学培训项目，针对精神科医生和心理学家进行针对性的训练。将心理社会肿瘤学教学和培训内容融入更多医学院医学本科生、研究生的教学，是该领域教学工作未来的发展方向之一。例如，北京大学肿瘤医院自 2016 年开设了心理社会肿瘤学的研究生课程。此外，在国内更多医学院建立心理社会肿瘤学二级学科，设立硕士生、博士生培训点，培养该领域的高层次人才，也是未来的努力方向。在继续教育方面,通过学术平台,建立规范化的心理社会肿瘤学专业培训项目及专业认证,在全国范围内建立多个心理社会肿瘤学规范化培训基地,覆盖周围省市和地区,在该领域临床治疗、医患沟通、症状管理和科研培养方面对肿瘤临床医护人员进行培训,也是未来该学科人员培训方面的重点。例如,北京大学肿瘤医院自 2009 年开展心理社会肿瘤学国家级继续教育项目,至 2024 年已有10 余年。

四、对社会心理服务投入的资源支持不足

我国针对肿瘤患者群体的社会心理服务起步较晚,存在着很多不足,其服务的发展与肿瘤患者心理服务需求的发展不相匹配。目前,肿瘤患者的社会心理服务还不成熟,在人力、资金、场地、技术等资源支持方面还存在着多重困境。我国当前从事肿瘤心理健康服务的专业人员十分短缺,服务技术和服务水平不足,加之政府和服务机构在资金投入和服务场地、信息平台建设上的不足,以及服务过程中受肿瘤患者躯体状况和认知水平影响,部分服务技术难以实现等问题,使得肿瘤患者社会心理服务体系建设发展缓慢。

第五节 应对策略

一、推动心理社会肿瘤学科发展

心理社会肿瘤学(psycho-oncology)自 20 世纪 70 年代中期成立以来,主要致力于研究恶性肿瘤患者及其家属

在疾病发展的各阶段所承受的痛苦和他们所出现的心理反应,以及心理、社会、行为因素在恶性肿瘤的发生、发展及转归中的作用。心理社会因素在恶性肿瘤的发生发展及诊疗、护理过程中起到了非常重要的作用,将心理社会领域的内容整合到恶性肿瘤的临床照护中是医学发展的必然。

为了推动心理社会肿瘤学科发展,应对肿瘤带来的心理社会挑战,全国的心理社会肿瘤学工作者一直在努力。具体工作如下:①建立全国及省级协会:2006年,中国抗癌协会肿瘤心理学专业委员会(CPOS)成立。随后,各地陆续建立了省级肿瘤心理学专业委员会。②举办学术会议:CPOS学术年会影响力逐渐覆盖全国,成为国内心理社会肿瘤学界的学术盛会。③在肿瘤专科医院建立心理专业科室。④成立专科联盟:2022年11月北京大学肿瘤医院心理社会肿瘤学专科联盟建立,全国的36家单位首批加入联盟;⑤开展心理社会肿瘤学相关研究。

二、健全社会心理服务体系

美国医学研究(IOM)所于2008年提供了一种简便易行的心理社会服务模型(图4-1)。该模型建议:识别患者的心理社会需求,制订和实施心理社会照料计划,既能链接到患者的心理社会服务,又能协调医疗和心理社会治疗,使患者能够管理疾病和健康;系统性地随访患者,按照需要进行再评估和调整治疗计划。建立心理社会服务模型的基础是建立最优化的转诊体系,临床以及心理社会肿瘤学家都应建立自己的转诊体系,为患者提供心理支持和关怀(详见第七章)。

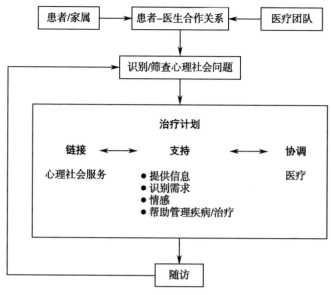

图 4-1 心理社会服务模型

2016 年 3 月,国家卫生和计划生育委员会发布《关于加强肿瘤规范化诊疗管理工作的通知》,在优化肿瘤诊疗模式中明确指出关注患者的心理和社会需求,结合医学模式转变,医疗机构和医务人员要关心、爱护肿瘤患者,了解患者心理需求和变化,做好宣教、解释和沟通;鼓励有条件的医疗机构开展医务社会工作和志愿者服务,为有需求的患者链接社会资源提供帮助。2016 年 12 月 30 日,国家卫生和计划生育委员会等 22 个部门联合印发的《关于加强心理健康服务的指导意见》指出要加强心理健康服务、健全社会心理服务体系。2018 年 11 月 19 日,国家卫生健康委员会联合多部门印发了《关于印发全国社会心理服务体系建设试点工作方案的通知》,从推进国家治理体系和治理能力现代化的高度认识社会心理服务体系建设。2019 年,我国实施《健康中国行动(2019—2030 年)》之心理健康促进行动,开展了全国社会心理服务体系建设的试点工作。这些政策和文件有利于推动健全肿瘤患者的社会心理服务体系。

三、传播全人照护的理念

肿瘤照护的模式要从多学科团队(MDT)向整体整合医学(HIM)转换,践行整合肿瘤学"肿瘤防治赢在整合"的宗旨,推进全人照护模式的发展,关注人与环境的关系,既要看到疾病中的人,也要看到肿瘤患者所经历的痛苦。MDT 是以患者为中心,在综合各学科意见的基础上,为患者制订出最佳个体化治疗方案的模式,但缺点是各领域专家只负责自己的专业部分,不了解其他领域的需求。整合医学是从人的整体出发,将医学各领域最先进的知识理论和临床各专科最有效的实践经验分别加以有机整合,并根据社会、环境、心理的现实进行修正、调整,使之成为更加符合、更加适合人体健康和疾病诊疗的新的医学体系。心理社会肿瘤学工作者要传播全人照护的理念,推动身心整合治疗融入肿瘤临床,可以承担的任务主要包括帮助控制躯体和精神症状,提供心理治疗改善心理社会问题,解决患者的灵性痛苦,加强医患沟通(详见第六章),居丧支持等。

四、构建心理社会肿瘤学教育培训体系

对患者和家属或照护者进行教育,有助于将心理社会服务整合入肿瘤临床的日常照护中。通过培训,帮助患者和幸存者获得信息、作出决策,解决问题和更好地与医生

沟通。对医护人员进行继续教育和培训，有助于患者得到心理社会服务。心理社会服务的有效性取决于服务人员的培训、技巧、态度和信念。与恶性肿瘤患者沟通，需要表达共情和提供通俗易懂的医疗信息的技巧，失败的沟通往往与医务人员的信心不足和知识缺乏有关。医患沟通培训可以提高临床肿瘤医务人员的信心和沟通水平，有助于识别患者的心理社会问题。

五、促进心理社会肿瘤学研究

心理社会肿瘤学学科的发展及规范化临床服务的建立，离不开高质量研究证据的支持。提高心理社会肿瘤学专业人员的科研素质，加强心理社会肿瘤学领域的研究工作，是该学科持续发展的重要支撑。积极开展国际学术交流，与国外心理社会肿瘤学高水平研究团队进行合作，参加国际多中心研究，并借助协会等全国性的学术平台开展我国心理社会肿瘤学多中心研究，将适用于肿瘤临床的心理社会干预方法本土化，形成中国版干预方案，并通过严格的临床试验验证其安全性和有效性，进而纳入指南并在临床进行推广。

参考文献

[1] TIAN W, LIU Y, CAO C, et al. Chronic Stress: Impacts on Tumor Microenvironment and Implications for Anti-Cancer Treatments[J]. Front Cell Dev Biol, 2021, 9: 777018.

[2] DAI S, MO Y, WANG Y, et al. Chronic Stress Promotes Cancer Development[J]. Front Oncol, 2020, 10: 1492.

[3] TRAEGER L, GREER J A, FERNANDEZ-ROBLES C, et al.

Evidence-based treatment of anxiety in patients with cancer[J]. J Clin Oncol, 2012, 30 (11): 1197-1205.

[4] LI M, FITZGERALD P, RODIN G. Evidence-Based Treatment of Depression in Patients With Cancer[J]. J Clin Oncol, 2012, 30 (11): 1187-1196.

[5] BREITBART W, ALICI Y. Evidence-based treatment of delirium in patients with cancer[J]. J Clin Oncol, 2012, 30 (11): 1206-1214.

[6] PIRL W F, GREER J A, TRAEGER L, et al. Depression and survival in metastatic non-small-cell lung cancer: effects of early palliative care[J]. J Clin Oncol, 2012, 30 (12): 1310-1315.

[7] GIESE-DAVIS J, COLLIE K, RANCOURT K M, NERI E, KRAEMER H C, SPIEGEL D. Decrease in depression symptoms is associated with longer survival in patients with metastatic breast cancer: a secondary analysis[J]. J Clin Oncol, 2011, 29 (4): 413-420.

[8] WANG Y H, LI J Q, SHI J F, et al. Depression and anxiety in relation to cancer incidence and mortality: a systematic review and meta-analysis of cohort studies[J]. Mol Psychiatry, 2020, 25 (7): 1487-1499.

[9] WU L M, MCGINTY H, AMIDI A, et al. Longitudinal dyadic associations of fear of cancer recurrence and the impact of treatment in prostate cancer patients and their spouses[J]. Acta Oncologica, 2019, 58 (5): 708-714.

[10] WANG S, WANG X, LIU X, et al. Moderating effects of humanistic care and socioeconomic status on the relationship among pain intensity, psychological factors, and psychological function in adults with cancer pain from a province of China: A cross-sectional

study[J]. Front Psychiatry, 2023, 14: 928727.

[11] ZHANG Y, LI W, ZHANG Z, et al. Suicidal Ideation in Newly-Diagnosed Chinese Cancer Patients[J]. Front Psychiatry, 2020, 11: 708.

[12] JUAN Z, JIANHUI Z, PEIWEN L I, et al. Progress on Financial Toxicity in Cancer Treatment[J]. Pharmacy Today, 2019, 29(1): 69-72.

[13] NORTHOUSE L, WILLIAMS A L, GIVEN B, et al. Psychosocial care for family caregivers of patients with cancer[J]. J Clin Oncol, 2012, 30(11): 1227-1234.

[14] YUN Y H, KWON Y C, LEE M K, et al. Experiences and Attitudes of Patients With Terminal Cancer and Their Family Caregivers Toward the Disclosure of Terminal Illness[J]. J Clin Oncol, 2010, 28(11): 1950-1957.

[15] HE Y, PANG Y, ZHANG Y, et al. Dual role as a protective factor for burnout-related depersonalization in oncologists[J]. Psycho-Oncology, 2017, 26(8): 1080-1086.

第五章

«««««

肿瘤临床医护人员应该关注的患者在不同疾病阶段出现的特定问题

本章以表格的形式列出了肿瘤临床医护人员应该关注的患者在不同疾病阶段(诊断初期、积极治疗期、积极治疗结束后、疾病进展期、生命终末期和居丧期)出现的特定问题和为患者推荐的心理社会肿瘤学服务。

阶段	问题	建议	证据等级
诊断初期	1. 信息沟通的内容(详见第六章)	1. 及时告知患者/家属关于诊断、治疗、预后以及检查结果等重要信息,根据患者不同特点和文化背景选择告知信息的内容和信息量	强推荐证据等级高
		2. 患者有足够的时间和医生讨论她/他们认为重要的事情	强推荐证据等级高
		3. 医生要询问患者想了解多少自己的病情以及希望谁来参与她/他的治疗决策	中等推荐证据等级中等
		4. 核实患者自己的应对方式及对各种信息、心理、支持等需求	中等推荐证据等级低

续表

阶段	问题	建议	证据等级
诊断初期	2. 信息沟通的方式（详见第六章）	1. 重视患者主观报告的感受和症状严重程度，鼓励提问，留给患者提问的机会和时间	强推荐证据等级高
		2. 建议借鉴 SPIKIES 模型或 SHARE 模型的理论进行告知	强推荐证据等级中等
		3. 患者有哪些治疗选择，以及每种选择的优劣，最好能以书面资料提供给患者，便于他们回家后进一步考虑	强推荐证据等级中等
		4. 沟通过程中给予患者书面资料解释治疗方案和重要信息，以免他们遗忘	强推荐证据等级中等
		5. 根据患者不同的特点和文化背景选择告知的信息内容和信息量，以一种相对积极的方式告知患者病情	强推荐证据等级中等
	3. 心理支持（详见第七章、第十章）	1. 询问患者得知诊断后的情绪状况，对于过度紧张、焦虑或情绪抑郁的患者，或者伴有失眠等躯体症状的患者，及时转诊至肿瘤心理科或精神科接受专业的评估和干预	强推荐证据等级高
		2. 诊断期患者最常用的心理干预方法是支持性干预和教育性干预，包括团体干预或者线上互动等形式	强推荐证据等级高

续表

阶段	问题	建议	证据等级
积极治疗期	1. 手术治疗	1. 术前告知患者手术过程的细节信息,再次确认患者对治疗的预期和需求	弱推荐证据等级低
		2. 在术前告知患者术后大致的疼痛程度和时间长度,让患者对术后疼痛程度有比较准确的预期和适当的心理准备,教会患者运用调节呼吸、分散注意力、变换体位等方法放松身心和局部疼痛,掌握咳嗽或活动时保护伤口的方法,达到减轻疼痛目的。最后,使其了解不同个体对疼痛的耐受性不同,强调疼痛较严重时可用止痛药物,不必担心成瘾	强推荐证据等级中等
		3. 术前要与患者充分沟通,评估患者术前焦虑的程度,对于术前焦虑的患者要了解其焦虑的原因给予帮助,必要时邀请肿瘤心理科或精神科会诊	强推荐证据等级中等
		4. 术后如果患者出现睡眠倒错、意识障碍、幻觉、攻击冲动或嗜睡、痴呆等表现,要注意评估是否出现了谵妄症状,必要时请肿瘤心理科或精神科医生会诊给予恰当的药物处理	强推荐证据等级高
		5. 术后出院前及术后第一次复查时要注意评估患者的焦虑、抑郁情绪,对于有焦虑、抑郁的患者要及早转诊至肿瘤心理科或精神科接受干预	强推荐证据等级高

续表

阶段	问题	建议	证据等级
积极治疗期	1. 手术治疗	6. 提供必要的信息支持。例如,乳腺癌患者要告知从哪里可以获得义乳或乳房重建;对于有造口的患者应告知从哪里可以获得造口袋及应当如何护理造口;患者对来自医疗专业人员的信息和支持需求非常强烈;一些新型症状管理设备和模型可以运用到患者术后的恢复中	强推荐证据等级中等
		7. 术后的心理痛苦可能会持续较长时间,应给予持续关注	中等推荐证据等级中等
		8. 照护者的心理痛苦可从术前持续到术后 1 年,需要给予更多关注,帮助其减少心理痛苦,增加照护能力	中等推荐证据等级中等
	2. 放疗	1. 放疗前要再次与患者确认其对治疗的预期和需求,并给予教育性干预以消除患者的紧张恐惧感。教育内容包括介绍放疗程序,带领患者参观放疗机房及设备,讲解放疗可能出现的不良反应及其预防和处理方法,说明治疗时维持体位的重要性和单独留在室内的原因等,鼓励患者提问并予以耐心解释	强推荐证据等级中等
		2. 评估患者放疗前焦虑的程度,对放疗前焦虑的患者要了解其焦虑的原因给予帮助,必要时邀请肿瘤心理科或精神科会诊	强推荐证据等级中等

续表

阶段	问题	建议	证据等级
积极治疗期	2. 放疗	3. 关注放疗过程中患者出现的疼痛等不良反应,以及不良反应对患者睡眠和情绪的影响,给予相应的医疗或护理处理,如果患者出现失眠、情绪问题或疼痛控制不理想,可以邀请肿瘤心理科或精神科会诊	强推荐证据等级中等
		4. 对于特殊患者提供更舒适的模具,例如有幽闭恐惧症的头颈部放疗患者,应使用开放式面罩。采取一定措施仍无法进行治疗者,建议邀请肿瘤心理科或精神科会诊	中等推荐证据等级中等
	3. 化疗(详见第八章、第九章、第十一章)	1. 在化疗前再次确认患者对治疗的预期和需求,向患者介绍化疗可能会引起的不良反应及应对策略,及可获得的资源	弱推荐证据等级中等
		2. 在化疗前教给患者肌肉放松技术以及图像引导性想象,以便在化疗过程中能够放松,避免过于关注化疗过程中的细节,预防预期性恶心、呕吐的发生	强推荐证据等级中等
		3. 关注患者在化疗中出现的不良反应,并及时给予医疗和护理方面的处理	强推荐证据等级高
		4. 如果患者在化疗过程中出现了失眠、焦虑、抑郁、预期性的恶心呕吐或常规药物难以控制的恶心呕吐时,可以邀请肿瘤心理科或精神科会诊	强推荐证据等级中等

阶段	问题	建议	证据等级
	3. 化疗 (详见第八章、第九章、第十一章)	5. 化疗过程中医护人员要多与患者沟通,邀请患者提问并耐心回答患者提出的问题,给予患者和家属鼓励和支持	强推荐 证据等级中等
		6. 对于年轻、未育的乳腺癌、妇科肿瘤患者,在化疗前应询问其是否有生育方面的需求,给予信息支持或转诊至生育专家	弱推荐 证据等级中等
积极治疗期	4. 其他治疗	1. 接受内分泌治疗的乳腺癌、前列腺癌患者可能会面临长期服药、承受激素治疗带来的不良反应等困扰,例如抑郁、自我效能感低等,严重者会影响其治疗依从性。医患沟通不充分也可能降低治疗依从性,因此需定期评估患者的痛苦严重程度,必要时给予心理干预或转诊至肿瘤心理科或精神科	强推荐 证据等级高
		2. 接受靶向治疗、免疫治疗的患者可能面临特殊的不良反应以及耐药风险,有些新的治疗药物也可能使得患者因为考虑经济问题引起医疗决策上的困难,需要给予特别关注和处理	强推荐 证据等级中等
		3. 接受新的治疗方法(如靶向治疗、免疫治疗)的患者可能会因为疗效显著而延长生存期,但也应注意同时会给患者带来较高的预后期待,使部分患者在短期内出现疾病进展时难以接受	中等推荐 证据等级中等

阶段	问题	建议	证据等级
积极治疗结束后	1. 信息支持	1. 告诉患者在院外促进康复的方法，以及出现问题时如何应对，如症状管理途径和一些医疗信息	强推荐证据等级高
		2. 告诉患者治疗结束后的随访计划和协同护理内容，最好提供书面的资料避免患者遗忘	强推荐证据等级中等
		3. 给患者提供一些康复方面的资料（光盘、书籍、图片、网络资源等）	强推荐证据等级中等
	2. 心理支持	1. 关注患者的情绪，特别是在术后半年或1年内要评估患者的焦虑、抑郁情绪以及对疾病进展的恐惧程度，对于焦虑、抑郁或严重恐惧担忧的患者要转诊至肿瘤心理科或精神科接受评估和干预	强推荐证据等级中等
		2. 对刚结束治疗进入康复期的患者，可给予团体干预，旨在帮助患者获得康复知识，减轻焦虑、抑郁，提高生活质量，促进康复进程	强推荐证据等级中等
		3. 告知患者如何加入肿瘤康复的相关团体或者支持小组等社团组织中	强推荐证据等级低
		4. 对乳腺癌、结直肠癌和妇科肿瘤患者，医生在随访时可以主动询问患者性生活的恢复情况，提供信息支持，如果有必要转诊至肿瘤心理专家或性心理专家接受干预	强推荐证据等级中等

续表

阶段	问题	建议	证据等级
积极治疗结束后	2．心理支持	5．如果患者因治疗外貌发生变化（如脱发、水肿、乳房缺失、造口等）应注意评估患者是否出现体象障碍	强推荐证据等级中等
		6．询问患者的个人生活、工作、夫妻关系以及家庭生活的恢复情况，如果发现患者在回归正常生活、夫妻关系以及家庭关系方面存在问题，可以转诊至肿瘤心理科或精神科接受夫妻及家庭干预	弱推荐证据等级低
疾病进展期	1．告知坏消息（详见第六章）	1．尚无强有力的证据支持告知或不告知坏消息是唯一选择，需要根据患者和家庭的具体情况，帮助分析其利弊大小，权衡告知过程。建议借鉴 SPIKIES 模型或 SHARE 模型的理论进行告知	强推荐证据等级中等
		2．告知过程中关注患者的情绪反应并给予共情回应	强推荐证据等级高
	2．信息支持	1．告知患者和家属下一步可能的治疗选择，并详细分析每种治疗选择的优劣	强推荐证据等级中等
		2．鼓励患者／家属说出自己的担忧和顾虑，就他们关注和担心的问题予以充分讨论	强推荐证据等级中等
		3．提供转诊至缓和医疗或支持治疗机构的资源	强推荐证据等级中等

续表

阶段	问题	建议	证据等级
疾病进展期	3.症状管理（详见第八章、第九章）	1.关注并及时、妥当处理患者出现的躯体症状	强推荐 证据等级中等
		2.鼓励患者在有躯体症状出现时及时与医疗团队沟通	强推荐 证据等级中等
		3.关注并及时、妥当处理患者出现的精神症状	
	4.心理支持（详见第七章、第十章）	1.建议使用心理痛苦温度计评估患者心理痛苦的等级和来源。如果心理痛苦温度计得分>4分，且主要由情绪问题引起可转诊至肿瘤心理科或精神科	强推荐 证据等级中等
		2.主动询问患者的感受，鼓励其表达情绪，并给予共情的支持	强推荐 证据等级低
		3.协助开展家庭会议，处理相关心理社会问题	弱推荐 证据等级低
		4.可推荐患者接受针对于晚期恶性肿瘤患者的支持——表达治疗、意义中心的疗法、CALM疗法等	强推荐 证据等级中等
生命终末期	1.信息支持（详见第六章）	1.真诚地与患者沟通病情和预后，让患者对自己的生存期有合理的预估，告知坏消息时依然推荐参考 SPIKES 模型或 SHARE 模型	弱推荐 证据等级低

续表

阶段	问题	建议	证据等级
生命终末期	1. 信息支持（详见第六章）	2. 告知患者目前有哪些治疗的选择，以及不同的治疗选择会如何影响患者的生命长度和生活质量	弱推荐证据等级低
		3. 邀请患者提问，参与讨论以重新设定生命终末期的照护目标和相关需求	弱推荐证据等级低
		4. 可与患者和家属讨论预立医嘱的事宜，包括呼吸机的使用、心肺复苏和重症监护	弱推荐证据等级低
		5. 提供转诊至安宁疗护、缓和医疗或支持治疗机构的资源，减少终末期化疗/放疗使用率	强推荐证据等级中等
	2. 症状管理（详见第八章、九章）	1. 注意评估患者的疼痛、疲劳等躯体症状	强推荐证据等级高
		2. 以缓和医疗为主，最大限度地缓解患者的躯体症状	强推荐证据等级高
		3. 舒适护理，让患者最大限度地感到舒适	强推荐证据等级中等
	3. 心理支持（详见第十章）	1. 以共情的方式对待患者，帮助患者修正不切实际的目标，鼓励其维持可以达成的希望，并帮助患者实现心愿，例如和家人共度一段美好的时光、会见亲密的朋友等	强推荐证据等级高

续表

阶段	问题	建议	证据等级
生命终末期	3. 心理支持（详见第十章）	2. 心理支持或干预主要方法或目标有认知改变、人生回顾、加强意义、维持尊严、叙事等，音乐、写作等形式也可以采用	强推荐证据等级高
		3. 患者的生命进入终末期，配偶和家属的陪伴会是心理痛苦的缓冲剂，因此可以给予夫妻干预或家庭干预来促进家属之间的相互支持，共同面对即将到来的死亡	弱推荐证据等级低
		4. 询问患者是否有未完成的心愿，以及对自己死亡和死后事宜的安排。在临终和告别方面给患者一些支持，帮助患者和家属更好地进行这些方面的交流	弱推荐证据等级低
居丧期	心理支持（详见第十章）	1. 恶性肿瘤患者去世后，家人有可能会出现一些症状，如抑郁、适应障碍、复杂性哀伤、延迟性哀伤等，与逝者关系的亲密程度、提供照顾的时间长短、照护者的情绪功能状况、社会支持状况等因素都会影响这一过程	强推荐证据等级高
		2. 如果有可能，医护人员继续与部分患者的家属保持必要的联系，安慰患者的家属，以慰问电话或慰问信的形式，让患者的家属感受到医护人员对患者和他整个家庭的关心和理解，帮助他们度过哀伤期	强推荐证据等级中等

续表

阶段	问题	建议	证据等级
居丧期	心理支持（详见第十章）	3．可以采用家庭关系指数量表（FRI）对家庭功能进行评估，如果属于复杂性哀伤的高风险家庭可以推荐其接受专业的家庭干预。死亡准备可以有效地减小复杂性哀伤的风险	强推荐证据等级中等
		4．如果家庭中有个别家庭成员难以走出哀伤之痛，可以推荐其接受团体或个体哀伤辅导，如聚焦家庭的哀伤治疗	强推荐证据等级高
		5．关注特殊群体的居丧反应，给予相应的支持和帮助，例如失去父亲/母亲的未成年人，失去孩子的家庭等	强推荐证据等级中等

参考文献

[1] WIANT D，SQUIRE S，LIU H，et al. A prospective evaluation of open face masks for head and neck radiation therapy[J]. Pract Radiat Oncol，2016，6(6)：e259-e267.

[2] GLAJCHEN M，GOEHRING A，JOHNS H，et al. Family meetings in palliative care：benefits and barriers[J]. Curr Treat Options Oncol，2022，23(5)：658-667.

[3] ALLEN J Y，HALEY W E，SMALL B J，et al. Bereavement among hospice caregivers of cancer patients one year following loss：predictors of grief，complicated grief，and symptoms of depression[J]. J Palliat Med，2013，16(7)：745-751.

[4] HAM L, FRANSEN H P, ROIJ J, et al. Emotional functioning during bereavement after the death of patients with advanced cancer and associated factors[J]. Psycho-oncology, 2022, 31 (10): 1719-1727.

[5] HIROOKA K, OTANI H, MORITA T, et al. End-of-life experiences of family caregivers of deceased patients with cancer: A nation-wide survey[J]. Psycho-oncology, 2018, 27 (1): 272-278.

[6] PARANJPE R, JOHN G, TRIVEDI M, et al. Identifying adherence barriers to oral endocrine therapy among breast cancer survivors[J]. Breast Cancer Res Treat, 2019, 174 (2): 297-305.

第六章

《《《《《《

医患沟通及告知坏信息

第一节 一般沟通技巧

一、背景

应用循证医学进行临床决策的三大基本要素：最佳临床研究证据、医师个人经验以及患者基本价值观和意愿。医患沟通指医患之间通过言语和非言语交流来分享信息、意义和感受的过程。有效的医患沟通对应用循证医学进行临床决策十分重要，医务人员可以借此全面地收集患者信息，以做出准确的诊断、提供适当的咨询、给予合理的治疗方案，患者则通过主诉向医务人员描述具体症状和其他相关信息（如既往病史），同时表达治疗诉求和意愿。

在与肿瘤患者的沟通中，告知诊断、讨论临终前的治疗和提供情感支持等沟通情境都是非常具有挑战性的。有效的医患沟通被认为是高质量肿瘤照护当中的重要组成部分。研究表明，医生的沟通能力存在一些缺陷，他们常会打断患者，使患者无法充分表达自己的问题，从而导致医生开出患者不需要或者不会使用的处方，并可能降低患者对治疗的依从性。医患沟通技能不是与生俱来的，需要专业的医患沟通培训课程。通过课程培训，医生和其他医疗专业人员能够更有效地与肿瘤患者沟通。Moore等的一篇对肿瘤医护人员的医患沟通技能培训的综述显示,医患沟通技能培训可改善医疗人员的支持技能,帮助医疗人员不仅只是提供医疗事实,还能对患者的情绪做出反应或提供情绪支持。

二、证据

(一)共情

共情(empathy)是以患者为中心的照护模式的关键要素。共情是1909年Edward Titchener创造的一个新词汇,并把它定义为:"一个把客体人性化的过程,一种感同身受的过程"。临床医生在咨询的开始阶段要使用开放式提问,给予共情和善于发现患者话语里的深层含义,这样会更容易识别出患者的心理痛苦。虽然这项研究是在家庭医生中开展的,但是这些有成效的医患沟通技巧同样适用于肿瘤患者的临床治疗中。Lelorain的一篇关于医疗人员共情与肿瘤患者结局的系统综述显示,共情会增加患者满意度,减轻患者痛苦。该综述纳入的研究基本都是从患者的角度来评价共情的,缺乏来自医生的评价,这对理解医患间共情的全面性有所影响。一项评价医生的共情对患者焦虑影响的随机对照研究(123名乳腺癌患者和87名非患癌女性)显示,与对照组相比,干预组会观看40秒"增强共情"的视频,视频里医生了解患者的心理需求,给予支持和陪伴,理解患者的情绪状态,触摸患者的手使患者感到安心。研究结果表明,观看完"增强共情"视频的受试者,其焦虑水平显著低于对照组,仅仅40秒的增强共情训练,却有显著改善焦虑的效果。这项随机对照研究证明,共情对于缓解焦虑有一定作用,但是研究样本局限于文化程度较高,收入较高的白种人,对于结论的推广性有一定的影响。另外一篇关于共情应对医患关系的综述显示,共情能力有利于医务人员作出有助于患者的适当反应,促进医患关系,有利于患者的临床结局。有研究提出数字共情(digital empathy)的概念:通过数字媒体的形式,表达对人的共情特征,如关爱、理解和安慰他人。

(二)不同的提问方式

与患者交流时医生需注意疾病的两种叙述,其一是患者视角的叙述,其二则是医学视角的叙述,也就是体征(来自体格检查)和症状(来自患者叙述)。研究表明,最有效的方法是使用不同的提问方式从患者处获得完整的信息。问诊时通常以一个开放性问题让患者开始陈述症状,最后以封闭性问题逐渐实现信息的完善。美国临床肿瘤学会(ASCO)发布的《医患沟通:美国临床肿瘤学会共识指南》(*Patient-Clinician Communication:American Society of Clinical Oncology Consensus Guideline*)推荐使用开放式问题来鼓励患者分享对他们来说重要的事情。研究显示,对于一些敏感性话题,直接的提问方式经常会让被调查者隐瞒自己真实想法,而间接的提问方式,会得到更真实的数据。

(三)非言语交流

患者与医生间的沟通,意味着患者和医生之间交换语言性和非语言性的信息。成功的沟通不仅只有语言,连同表情、姿势、动作、语气及语调等非语言性信息也扮演着很重要的角色。一项研究显示,在沟通过程中,言语占沟通中的7%,音调占38%,而表情、姿态、动作等占55%。Mast关于医患互动中的非言语交流(包括眼神交流、点头、语调等)的综述显示,非言语交流在医患关系中非常重要,非言语交流会影响患者对医生的满意度和治疗依从性,医生也可以通过患者的非言语动作表情等来与患者进行诊断、治疗决策方面的沟通。Little 的随机对照研究显示,经过简短的非语言沟通培训的医生,能提高患者的满意度,降低患者的痛苦,改善医患关系,促进患者健康。虽然该研究样本量少,但也能显示非语言交流在沟通中的重要性。

(四)沟通过程中要确保患者理解和记忆

相关综述研究显示,患者在一次会谈中会忘记大量的信息。2008 年发表在《临床肿瘤学杂志》上的一项关于 260 名新诊断恶性肿瘤患者对就诊信息回忆的研究发现,医生在告知信息的时候给予患者的信息越多,患者能够回忆起来的越少。有证据显示,理解和回忆可以通过以下方式提高:①给予清晰的具体的信息。②解释医学术语和避免医学专业术语。③针对不同的患者给予不同的告知方式,而不是固定的方式。④最先告知最重要的信息。⑤重复和总结重要的信息。⑥主动鼓励提问。⑦主动询问理解程度,如"到现在为止,我所解释得都清楚吗?您可以总结一下您的理解是什么吗",这几项研究都是观察性研究。

国内由 24 家医院、8 所大学和 6 个学术团体于 2008 年共同制定的《肿瘤患者告知与同意的指导原则》也指出,要采取个体化原则告知,鼓励患者或家属提出自己的疑惑,并尽可能地给予解答,吸取其合理的意见,满足其合理的要求。该指导原则是国内伦理学性质的文件,是属于经验性共识。支持患者与健康照护者沟通的最有效和最常用的工具之一是问题提示列表(QPLs)。QPLs 是由一系列循证问题组成的结构化纸质清单,最早由澳大利亚的 Butow 等提出,具有导向性、计划性、调控性和反馈性等特点,能帮助患者及家属获取更多疾病相关信息,患者一致认为 QPLs 对理解和记忆问题很有帮助。现阶段欧美国家应用较为广泛,我国研究较少。

（五）医患共同决策沟通模式

临床决策模式一般有家长式决策、知情决策和共同决策。家长式决策是医生在医疗过程中完全代理患者进行决策,在以医生为中心的模式中,临床医生是聚焦于完成任务,往往会表现出更多的控制行为和更少的共情,会导致患者不能充分参与决策过程。知情决策是医生将所有可能的选择告诉患者,由患者做出决策。近年来,越来越多的患者也从被动接受,逐渐转变为主动参与到肿瘤临床决策之中。共同决策（SDM）是 1982 年美国总统生命伦理委员会首次提出的,SDM 的含义为医护人员要善于识别并满足患者需要,尊重其选择偏好,患者也要勇于清晰表达愿望,共同寻求治疗共识。医患共同决策是医患双方共同参与,考虑了各种可能情况以及患者意愿,在相互理解的基础上做出最适合患者个体的决策。有研究报道,年轻、男性、受教育程度高、性格外向的恶性肿瘤患者更愿意参与到医疗决策中,也更能清晰地表达自己的意愿。中国患者和家属更倾向于"医生 + 患者 + 家属"的医疗决策模式。但是 SDM 在肿瘤临床中也面临着一些挑战,其中最大的挑战是医生的短缺,导致医生无法分配出来更多的时间和精力与患者进行决策沟通。

三、推荐意见

1. 临床医生在与患者沟通中应该有共情,了解患者的感受,给予患者情感支持(强推荐,中等质量证据)。

2. 在交流中恰当地使用适合患者的非语言交流(强推荐,中等质量证据)。

3. 临床医生在沟通过程中应该要确认患者对交流内容的理解和记忆,用通俗易懂的话语来告知医学信息,解释困难的术语并避免医学专业术语,鼓励患者提问并主动询问患者理解程度(强推荐,低质量证据)。

4. 在沟通中使用不同的提问方式从患者处获得完整的信息,特别是对于敏感信息,需要使用间接提问来获取更可靠信息(强推荐,低质量证据)。

5. 推荐在沟通中使用医患共同决策进行临床决策(强推荐,中等质量证据)。

第二节　告知坏消息

一、背景

所谓坏消息,是对被告知者目前期望的或将来的情况进行否定的消息。肿瘤的诊断、复发、转移、终止治疗都是坏消息。沟通坏消息的质量对患者有很大影响,能够影响患者的依从性、理解力、对医疗的满意度以及心理状态。20 世纪 60 年代,临床医生对于恶性肿瘤患者的诊断和病情进展的告知都是尽量回避或者避重就轻,主要是担心患者心理上难以承受身患"恶性肿瘤"的事实,并由此产生绝望,使医疗、护理难以进行。在东方文化中,家庭照护者通常要求医生对患者隐瞒诊断结果,而医生往往在告诉患者之前先将坏消息告知近亲。家庭照顾者相信,这种做法可以保护患者免受身体和心理上的痛苦，而这种痛苦可能会在不经意间加速患者的死亡。然而，目前患者对这些观念已经发生了很大改变，一项对 2 231 名肿瘤患者的大型调查显示，87% 的患者希望尽可能地了解情况，无论其好坏，98% 的患者则希望知道自己是否患上肿瘤，而且研究也认为坏消息的告知是可行的。国内一项研究将 128 名住院晚期肿瘤患者分成病情告知组（$n=60$）和不知病情组（$n=68$），探讨病情告知对肿瘤晚期患者抑郁焦虑情况的影响，结果显示不知病情组与告知病情组相比，焦虑抑郁情绪更严重，研究建议应该向患者交代病情，注意告知方式方法，提高缓和医疗效果，提高生活质量。告知坏消息需要患者、家属和医生之间的信任关系，熟练的沟通技能，比如适当的时机和文化敏感性，以及为患者提供进一步支持的能力。有证据表明，患者是否接受被告知坏消息高度依赖于现有的社会规范、文化价值观、当地相关立法和患者的自主意识。

二、证据

（一）设置

患者通常会从门诊、病房、医生办公室或是检查结果中获知诊断消息。在 Fujimori 关于告知坏消息的综述中，对于告知设置的要求包括告知需要面对面，需要有充足的时间，需要在一个安静且能保护隐私的地方进行。此外，40%～78% 的患者希望告知时有家属陪同。国内黄雪薇等的一项针对 311 名恶性肿瘤患者的问卷调查研究发现，大部分患者对于诊断告知设置的期望为肿瘤科医生在最短时间内、面对面地、在医院内、以关心同情或较好接受的态度告知其或及其家属恶性肿瘤诊断。

（二）告知方式

Fujimori 告知坏消息的综述显示，患者希望医生以一种清晰和诚实的态度告知坏消息，这种方式便于患者能全部理解，措辞要适当，避免医学术语，展示检查结果，并在需要时以书面文字形式告知重要信息。综述显示，在告知中"公开、诚实、及时"是十分重要的，在告知过程中需要考虑患者的需求和偏好，包括与宗教或文化有关的需求和偏好。在告知消息时，要给患者预警，为接下来的告知做好铺垫，面对不同的患者，医生需要斟酌不同的消息传达方式，如果患者已经准备好了，希望听到详尽完整的解释，那就可以直入主题，但通常医生应当引导患者自己提问。《肿瘤患者告知与同意的指导原则》中指出，鉴于恶性肿瘤的凶险性和预后的多变性，肿瘤患者的告知更应强调告知的真实、全面和准确，为患者及家属提供较为充分的信息，以便患者及家属有更多的选择和充分的心理准备。

（三）提供情绪支持和强调希望

通常情况下，鼓励患者谈论疾病和疾病带给他们的影响并给予适当的支持很重要。公开坦诚地面对疾病和表达情绪会增强患者适应能力，而避免谈论这些问题会引起患者高度的痛苦。Fujimori 的综述研究显示，患者希望医生采取一种支持性的表达方式来减轻患者的痛苦，允许患者表达他们的感受，并给予患者支持。

在给予信息的过程中要强调希望。一项关于转移性乳腺癌患者（包括 17 名患者，13 名医护人员）的定性研究显示，患者渴望预后的信息，但是也不希望生活中只充满着各种不确定性，访谈还强调让患者抱有希望的重要性。医护人员沟通技能的提高能够让患者更多地感受到希望。Roberts 等调查了 100 名新诊断乳腺癌患者，调查发现，患者希望医生采取一种"自信开放的态度，像一个支持和鼓励的教练而不是一个冷漠的医生或仅仅只会安慰的看护人"。

（四）何时告知预后信息

一般情况下，在东方文化中，医生倾向于向家属而不是患者告知预后，或者只在要求披露预后时才讨论预后。在西方国家，法律法规都十分注重个人自主原则，患者在有自主能力情况下，是接受病情告知的唯一权利人，医生并没有义务跟家属告知。在一项系统综述中，亚洲患者比西方国家的患者更喜欢在收到坏消息时有亲属在场，也比他们更不愿意讨论自己的预期寿命。然而，近期在亚洲地区进行的研究表明，了解自己的预后，知道疾病不可治愈，更愿意与医生就这些问题进行沟通的患者比例逐渐增加。在亚洲进行的一项随机对照研究表明，明确的预后告知可以在不引发焦虑的情况下提高患者的满意度。由于患者的价值观和对信息的偏好各不相同，应当打破刻板印象，将每个人视为一个独特的个体。医护人员应与患者和家属建立良好的关系，以了解他们的准备情况和信息需求，量身定制的预后沟通可以提高患者的生活质量。

尽管有关告知预后合适时间的文献研究很少，但一些研究建议在第一次会谈时就应该告知。在一项乳腺癌患者的调查中，91% 的患者希望在第一次与肿瘤科专家会谈时或在谈论治疗之前就讨论关于预后的问题，其中 64% 的患者希望医生在告诉她们预后之前要先确认一下。建议告知患者信息时应该有一定的程序，给她们机会去确认其诊断和预后,提出问题,在提出治疗方案之前先回答这些问题。考虑到每次给予的信息都会有变化,在告知之前与患者确认她们想知道多少信息是很重要的。为了患者能全面了解信息并作出治疗决定,关于预后的信息可以与不同治疗选择的结果一起被告知。

(五)预后讨论

预后讨论的过程中会沟通各种风险的概率。然而,很多患者很难理解概率的具体含义。当谈论到预后或者治疗结果时,医生需要去确认患者对数据和非数据评估的风险的理解程度,以明确患者是否正确理解了这些复杂的信息。临床医生需要去修正患者对于预知治疗获益的估计,虽然这对于患者和家属来说是很痛苦的,但是需要给予患者时间和资源来考虑获益和风险。研究显示,与不确定或者不知道预后的患者相比,被告知患者预后的患者会更清楚自己的预后,并会对治疗的决定更加确定。

三、推荐意见

1. 推荐在安静、保护隐私的地方,在有充足的时间的情况下面对面地进行告知,是否需要家属陪同可以征求患者意见(强推荐,中等质量证据)。

2. 临床医生应该清晰和诚实地提供信息,使用非专业术语,以患者能理解的方式告知病情(强推荐,中等质量证据)。

3. 临床医生应该告知患者诊断,以及关于疾病全部的信息,包括预后及治疗方式、治疗的风险(弱推荐,中等质量证据)。

4. 临床医生在告知过程中要以抱有希望的方式告知,

鼓励患者表达他们的感受，对他们的情感给予共情和支持（强推荐，中等质量证据）。

第三节　告知坏消息的具体方法

一、背景

医疗质量不仅取决于医疗技术还取决于沟通技能。调研结果显示，许多临床医生对自己的沟通技能并不满意。沟通欠佳的原因在于缺乏信心或者缺乏知识。沟通技能训练可以协助医生开展诊疗工作，持续医患沟通培训对提高技能大有裨益，且这项技能需要不断巩固和加强。除了借鉴西方文化的医患沟通模式外，近年来也出现了文化敏感模式。例如，在日本开发的一种 SHARE 模式，这个模式强调家属陪伴、告知方式恰当、告知内容易被理解及提供保证和情绪支持，已被中国台湾、中国大陆等地区，以及韩国采用。有证据表明，沟通技能训练（CST）可以有效提高医护人员与患者沟通预后和未来照护计划的策略和信心。

目前，在国际上应用比较广泛的两个告知模式，一个是在西方国家运用较多的 SPIKES 模型（SPIKES model）；另一个是在东方国家运用较多的 SHARE 模型（SHARE model）。这两种模型的简要介绍如下。

SPIKES 模型

设置（setting）
➤ 回顾一遍病例，认真考虑一下你准备告知信息的内容。选择一个安静而不会被打搅的房间，将通信设备调至静音。

> 如果有必要，可以让患者带一个或多个家属。

> 与患者面对面坐下来，平视患者，这样可以减轻他们的"白大衣综合征"。

患者认知（patient's perception）

> 查明患者当前对病情和化验结果的理解程度。这样医生就能清楚患者对疾病的认识程度与实际情况间的差距大小。

> 简单地陈述："在我告诉您结果之前，我得确定我们对病情的掌握情况是一致的。请您给我讲一下您对当前病情的了解。"

对信息的需求（information need）

> 在这个步骤中，要避免将大量信息和盘托出。

> 首先提问，"我现在能谈一下检查结果的情况吗？"当有家属在场时，这样的提问尤为重要。因为患者可能不愿意让家属知道。

> 有些患者（特别是晚期患者）可能不愿意听到详细的情况。

给予信息（provide knowledge）

> 最好通过下述带有共情的陈述来让患者做好心理准备："我有一个不好的消息要告诉你。"而不至于太突兀。然后要用清楚的语言告诉患者这个消息，而且避免使用专业术语而造成误解。

> 虽然医生有时会设法让一个坏消息看起来没那么糟糕，但沟通过程中需要注意，保留部分信息或将错误信息告知患者，反而可能会导致患者丧失对医生的信任感。

> 在告知时要尽量做到诚恳、共情，也可以适时握住患者的手，表达对患者的关切。

> 避免引起患者产生恐慌的陈述。

共情和情绪支持（responding to emotions with empathy）

> 当告知的消息很糟糕或是出乎意料时，患者往往会表现出一系列的情感和情绪反应，如惊愕、哭泣、愤怒等。

> 不论患者出现什么样的情绪反应，医生都应表现出耐心和理解。如果患者痛苦不已，甚至哭泣，你可以靠上前去，递给患者纸巾。下列的陈述也会有帮助："我知道这件事在你的意料之外……"或者"能告诉我你现在有什么想法吗？"

> 这些方法往往可以预防患者的情绪恶化，也会让患者感谢医生并感到"医生是关心我的"。

> 如果再告诉患者"情况虽然不是太好,但是我们要一起努力战胜它。"也可以再次让患者相信医生对他的关切是不会因为病情的变化而改变。

策略和总结(summary)

> 策略是可以为患者指明方向,帮助其减少因为对疾病和对未来的不确定而带来的紧张情绪。

> 鼓励患者带一个家属或重要的人,帮助患者记忆因为紧张而没有记住的信息。

> 应该和患者谈及这个消息对整个家庭的影响。例如"我不知道该怎样告诉我的孩子"是需要讨论的一个重要问题。

> 在告知坏消息后,一定要将你推荐的治疗计划告知患者。

> 永远都不要说"我们已经无能为力了"。

SHARE 模型

支持性环境的设定(supportive environment)

> 在保有隐私的场所进行(避免在病房床边或楼道里,宜使用面谈室)。

> 设定充分的时间。

> 确保面谈不被中断(在传达坏消息时,不要接手机,事先调为静音,如果必须接听,要向患者和家属致歉)。

> 建议家属一同在场。

坏消息的传达方式(how to deliver the bad news)

> 态度诚实、清楚易懂,仔细说明病情,包括疾病的诊断、复发或转移。

> 采用确定患者可以接受的说明方式。

> 避免反复使用"肿瘤"字眼。

> 用字遣词应格外谨慎,恰当地使用委婉的表达方式。例如,接下来要说的是这几天你一直担心的问题(停顿),你准备好之后,我再继续说明(停顿,面向患者,视线停在患者身上,等待患者回应)。我可以继续说吗?

> 鼓励对方提问,并回答其问题。

> **提供附加信息（additional information）**
> ➤ 讨论今后的治疗方案。
> ➤ 讨论疾病对患者个人日常生活的影响。
> ➤ 鼓励患者说出疑问或不安
> ➤ 依据患者情况，适时提出替代治疗方案、备选意见（second opinion）或预后情形等话题。
>
> **提供保证和情绪支持（reassurance and emotional support）**
> ➤ 表现体贴、真诚、温暖的态度。
> ➤ 鼓励患者表达情感，当患者表达情感时，真诚地理解接受。
> ➤ 同时对家属与患者表达关心。
> ➤ 帮助患者维持求生意志。
> ➤ 对患者说"我会和你一起努力的"。

二、证据

美国临床肿瘤学会（ASCO）推荐向恶性肿瘤患者告知病情时使用 SPIKES 沟通模型，可以有效减轻恶性肿瘤患者的心理负担。Wuensch 等的一项研究对中国 31 名医护人员进行 SPIKES 培训之后的结果显示，参与者在接受培训后，在告知患者和家属诊断、预后及死亡方面的表现都有所改善。Pang 等的研究显示，国内与国外培训师在 SPIKES 的培训质量方面无差别。对本科医学生实施 SPIKES 框架的坏消息告知可行性研究显示，通过培训医学本科生增强了向患者传达危及生命的消息的信心和自我意识。肿瘤病情告知也是存在文化差异的，中国台湾地区的病情告知方式是采用日本的 SHARE 模型。一项只针对接受培训的医疗人员进行评估的前后对照研究，而非随机研究结果显示，接受培训的 257 名医疗人员在告知坏消息的技能方面都有提高。尽管这项研究是一项前后对照研究,而非随机研究,且只对培训的医疗人员进行评估。日本的一项随机对照研究显示,将医生随机分成两组,一组是进行 SHARE 模型培训的干预组,另一组是对照组,对 1 192 名患者进行告知,干预组的医生在随访中比对照组医生更自信,干预组中患者的焦虑抑郁水平明显低于对照组。证据显示两种告知方式都会减轻患者的痛苦和医生告知的压力,但必须注意到东西方文化的差异性。

三、推荐意见

SHARE 模型更适合接受东方文化的人群,在日本一些地区和中国台湾地区都取得了比较理想的效果,因此推荐使用 SHARE 模型告知疾病和病情(强推荐,高质量证据)。

参考文献

[1] 王小钦.正确理解和应用循证医学的三个基本要素进行临床决策[J].中华内科杂志,2016,55(8):592-594.

[2] 刘雪寒,鲁春丽,郑偌祥等.国内外医患沟通模式研究进展[J].中国医学伦理学,2021,34(6):686-691.

[3] VON B P, HOFMANN M, RIEF W, et.al. Assessing patients' preferences for breaking bad news according to the SPIKES-Protocol: the MABBAN scale[J]. Patient Educ Couns, 2020, 103(8): 1623-1629.

[4] LUETKE L H, REIFEGERSTE D, WEBER W, et al. Digital clinical empathy in a live chat: multiple findings from a formative qualitative study and usability tests[J]. *BMC Health Serv Res*, 2024, 24(1): 314.

[5] A M G, ESHETU G, BEATRIZ C, et al.Indirect questioning

method reveals hidden support for female genital cutting in South Central Ethiopia.[J]. PloS one, 2018, 13（5）: e0193985.

[6] GILLIGAN T, COYLE N, FRANKEL RM, et.al. Patient-Clinician Communication: American Society of Clinical Oncology Consensus Guideline[J]. J Clin Oncol. 2017, 35（31）: 3618-3632.

[7] 王奕, 葛静玲, 王娟. 问题提示列表在肿瘤医患沟通中应用的范围综述[J]. 护理学报, 2023, 30（16）: 57-62.

[8] KEINKI C, MOMBERG A, CLAU K, et al. Effect of question prompt lists for cancer patients on communication and mental health outcomes—A systematic review[J]. Patient Education and Counseling, 2021.

[9] 张新庆. 医患"共享决策"核心概念解析[J]. 医学与哲学: 2017, 38（10）: 582: 12-15.

[10] 龙杰, 赵嘉林, 吴开, 等. 肿瘤专科医院医患共同决策现状[J]. 解放军医院管理杂志, 2019, 26（2）: 5.

[11] 王慧琳, 白杨, 张永明, 等. SHARE 模式在我国癌症患者不幸消息告知中的应用[J]. 中国医刊, 2023, 58（2）: 141-143.

[12] 范中意, 方俊凯, 张立力. 癌症坏消息告知喜好研究进展[J]. 医学与哲学（B）, 2018, 39（05）: 61-64.

[13] MORI M, LIN CP, CHENG SY, et al. Communication in Cancer Care in Asia: A Narrative Review[J]. JCO Glob Oncol, 2023, 9: e2200266.

[14] RODIN G, MACKAY JA, ZIMMERMANN C, et al. Clinician-patient communication: A systematic review[J]. Support Care Cancer, 2009, 17: 627-644.

[15] VELDEN D V A C N, SMETS A M E, VLIET V M L, et al.Effects of prognostic communication strategies on prognostic perceptions,

treatment decisions and end-of-life anticipation in advanced cancer： an experimental study among analogue patients［J］. J Pain Symptom Manage. 2024，67（6）：478-489.

[16] ZEMLIN C，NOURKAMI-TUTDIBI N，SCHWARZ P，et.al. Teaching breaking bad news in a gyneco-oncological setting： a feasibility study implementing the SPIKES framework for undergraduate medical students［J］. BMC Med Educ. 2024，24（1）：134.

第七章

>>>>>>

肿瘤患者的痛苦筛查、评估及应答

一、背景

20世纪70年代，随着心理社会肿瘤学学科的建立，肿瘤临床工作者对患者及家属心理社会问题的关注逐渐增强。然而，将心理社会关怀纳入肿瘤临床常规诊疗还面临着一系列的困境，尤其是患者及家属对于心理社会问题的"病耻感"。1997年美国国立综合癌症网络（NCCN）建立了痛苦管理多学科小组，首次使用"痛苦"一词代替肿瘤患者和家属存在的所有精神和心理问题。《NCCN肿瘤临床实践指南：痛苦管理》（*NCCN Clinical practice guidelines in Oncology:Distress Management*）提出了"痛苦"的定义并沿用至今——痛苦是一种心理（认知、行为、情感），社会、灵性和/或身体方面的多因素不愉快体验，可能会影响患者有效应对癌症、躯体症状和临床治疗的能力。痛苦是一个连续过程，从最常见的脆弱、悲伤和恐惧，到可能引起障碍的抑郁、焦虑、惊恐、社会隔离感、存在及灵性危机。从痛苦的定义可以看出，痛苦是包含患者所有心理社会问题的综合概念。

肿瘤患者的痛苦包含了躯体痛苦、心理痛苦、社会痛苦和灵性痛苦四个维度。例如，因肿瘤本身或抗肿瘤治疗所致的躯体症状（疼痛、恶心呕吐、食欲下降、便秘 & 腹泻、疲乏等）引起的痛苦属于躯体维度的痛苦；患者出现的焦虑、抑郁、适应障碍、恐惧疾病复发或进展等精神心理层面的表现属于心理维度的痛苦；在患癌后出现的实际生活方面的困难，如经济压力、社交退缩、职业回归困难等属于社会层面的痛苦；有些患者可能出现对生存的质疑，生活失去意义感，质疑长久以来维系自己生存的价值观和生死观，属于灵性痛苦，灵性痛苦在疾病晚期和生命末期较为凸显。

　　肿瘤患者的躯体症状更多情况下以多种症状簇的形式出现，与心理症状相互影响，且随时间或不同治疗阶段而波动，更需要心身整合的综合管理。痛苦与普通精神心理科所熟知的焦虑 / 抑郁的区别为：痛苦与焦虑 / 抑郁相比概念更为广泛，焦虑 / 抑郁可看作是痛苦发展到一定严重程度的表现，而未达到焦虑 / 抑郁程度的心理社会问题按精神疾病分类标准可以归为适应障碍；同时，痛苦也包含除焦虑 / 抑郁以外的其他精神、心理、社会、灵性问题。无论是轻度表现的适应障碍，还是严重的焦虑、抑郁障碍都是根据精神科分类标准界定，而痛苦的概念是在所有精神心理概念的基础上"去耻感化"的定义。《NCCN 肿瘤临床实践指南：痛苦管理》（*NCCN Clinical practice guidelines in Oncology:Distress Management*）中指出，选择"痛苦"一词的优势在于：①比"精神的""心理社会的""情感的"等词汇更容易接受且无病耻感；②患者出现痛苦也会感觉比较"正常"，而不觉得尴尬；③痛苦可以被定义并通过自我报告进行评估。

　　随着医学发展及医学模式的转变，为患者提供高质量的综合服务已成为肿瘤临床工作的最主要目标。世界多个国家已将痛苦相关筛查以及照护纳入肿瘤临床常规诊疗中并制定了系统的指南及相关的政策,如 NCCN 痛苦管理小组,美国、加拿大及澳大利亚的心理社会肿瘤协会等机构均制定了痛苦管理的临床实践指南,指南均指出应该对所有肿瘤患者进行常规痛苦筛查。2017 年加拿大心理社会肿瘤学会(CAPO)倡议将痛苦定为第六大生命体征并进行常规监测,而且痛苦筛查已经被纳入加拿大安大略省以及安大略省癌症项目的认证标准,每一个肿瘤患者都会接受痛苦筛查。自 2016 年起,美国食品药品监督管理局(FDA)发布的医药行业的规范和指南要求在药品开发过程中必须将患者报告的结局(PROs)纳入评估系统,治疗获益应包括治疗方法对患者生存、感受或功能的改善,既要体现疗效的优势,也要体现安全性的优势。2017 年美国国家癌症研究所(NCI)也将患者报告结局纳入了临床试验必要项目,包括生活质量以及患者报告的不良反应。欧洲临床肿瘤学会(ESMO)2023 年最新临床实践指南也包含了对成人恶性肿瘤患者常见焦虑和抑郁等痛苦症状的筛查和干预。澳大利亚联邦政府卫生与老年照护部门于 2021 年更新的官方网站的证据中心网页"心理社会照护"部分建议,对患致命性疾病的患者应使用统一筛查工具进行痛苦筛查,并给予及时的心理社会支持;同年,澳大利亚临床肿瘤学会也倡议,通过纳入患者报告结局指标才能真正实现将患者纳入个性化癌症照护核心的目标。2021 年,我国国家药品监督管理局药品审评中心也发布了《患者报告结局在药物临床研发中应用的指导原则(试行)》,强调临床报告结局能够反映患者的感受,是以患者为中心药物研发的重要组成部分。对其进行评估是指对直接源于患者本身健康状况各个方面的评估,包含健康相关生活质量的各个维度。

二、证据

Wang 等纳入 21 项队列研究的 Meta 分析显示,抑郁和焦虑与恶性肿瘤发病率显著相关(RR=1.13,95%CI:1.06~1.19),尤其是肺癌、口腔癌、前列腺癌、皮肤癌等;同时也提示焦虑和抑郁与恶性肿瘤患者的死亡率之间也存在显著相关(RR=1.21,95%CI:1.16~1.26)。Shin 等的研究显示,与低痛苦组的结肠癌患者相比,严重痛苦组患者的无病生存期显著降低(HR=1.84,95%CI:1.03~3.29),在Ⅳ期结肠癌患者中差异更为显著(HR=2.53,95%CI:1.02~6.25)(Shin,2023)。Yee 等指出,美国不同种族的乳腺癌患者生存差异源于症状和痛苦所引发的患者对肿瘤治疗依从性变化,建议对患者症状、痛苦等生活质量相关的因素进行常规纵向评估,继而开展进一步队列研究。Gascon 的研究对比了从 2010—2016 年纳入痛苦筛查及应答工具(DART)评估的头颈部恶性肿瘤患者的生存数据,结果显示抑郁与头颈部恶性肿瘤患者的死亡风险增加有关;与未参与 DART 评估的患者相比,完成 DART 评估的患者肿瘤相关生存率更高。国内的一项研究也显示,负性情绪对接受肝门部胆管癌根治性切除术患者的预后带来显著的负面影响。

常规痛苦筛查是一种最快捷的初级评估模式,能够为医护人员提供最直接、最简洁的患者报告结局的数据和信息,有助于临床工作人员及时发现患者由于疾病诊治引起的躯体和情感负担。然而,研究显示目前肿瘤临床的医护人员对患者痛苦的识别率仍然很低,这为肿瘤患者全人照护模式的实施带来了挑战，成为患者痛苦得不到及时处理的直接原因。通过问题列表等筛查工具进行筛查，有助于对存在痛苦的患者进行更深入的专科评估和干预。Schulze 等的研究证实，痛苦温度计（DT）中所使用的问题列表对肺癌患者的总生存时间有着重要的预测价值，结果显示有明显痛苦的患者生存时间比无痛苦的患者生存时间显著缩短（25 个月 *vs.*43 个月）。一项针对恶性肿瘤放疗患者痛苦筛查全国队列数据的二次分析显示，随着放疗次数增加，患者的痛苦发生率会显著升高，也提示在密集的抗肿瘤治疗阶段应该对患者的痛苦重点关注。

近几年来，肿瘤临床及研究中对于 PRO 的关注，为痛苦筛查纳入临床实践提供了更多循证医学证据。Kovacevic 等纳入 23 项 PRO 随机对照试验的 Meta 分析显示，基于电子化 PRO（ePRO）的症状管理可以有效改善恶性肿瘤患者的症状负担（$SMD=-0.19$）、生活质量（$SMD=0.16$）和总生存期（$HR=0.84$），证据等级为中等。Lagendijk 等指出，PRO 的应用可更好地为乳腺癌术式的决策提供信息，建议常规收集乳腺癌患者纵向 PRO 数据，从而有效促进照护工作按照患者的选择进行。Gnanasakthy 等研究显示，FDA 审批药物中纳入 PRO，结果显示 PRO 数据的提供对于抗肿瘤药物的审批有着积极的作用。PRO 对临床试验过程中患者出现的所有不良事件及生活质量相关指标实时监测，为治疗选择和医疗决策提供依据。ePRO 项目及相关研究也逐年增加，操作便捷性提高了 PRO 筛查纳入临床实践的可能性，但仍需更进一步探索评估的灵活性、如何与临床结合、如何收集高质量的数据以及积极应答。Maguire 等的欧洲多国家多中心随机对照研究显示，作为 ePRO 实施策略的"进展期症状管理系统（ASyMS）"，可以有效改善化疗期间乳腺癌、结直肠癌、霍奇金淋巴瘤等患者的症状负担并提高生活质量（包括焦虑和自我效能）。在临床治疗期间，系统的 ePRO 监测也有利于改善患者的经济毒性。Dai 等对国内肺癌手术患者的一项 ePRO 随机对照临床研究显示，与对照组相比，纳入 ePRO 管理的干预组患者在术后出院时症状显著减轻，这一差异在出院后 4 周随访仍然存在，且干预组术后并发症发生率显著降低（21.5% *vs.*40.6%，*P*=0.019）。2023 年发表的一项 ePRO 的随机对照临床研究的 Meta 分析结果再次证实了 ePRO 干预对于肿瘤患者临床结局的积极影响。分析结果显示，基于 ePRO 的症状管理干预有利于改善患者的症状负担、生活质量以及总生存期，鼓励将 ePRO 干预纳入常规肿瘤诊疗中，并针对不同人群制定不同的多维度管理措施。当患者结束临床治疗回到社区后，自我报告结局的监测更加重要。Patt 等的一项 ePRO 实施对得克萨斯州某社区患者医疗结局影响的研究显示，使用 ePRO 进行症状监测可以减少肿瘤患者再住院、急诊就诊、死亡人数以及医疗费用。对一线临床医生及相关人员进行痛苦筛查培训，从而有效实施痛苦筛查。给予系统的筛查、评估以及后续的合理应答是保证痛苦管理成功的关键。

虽然有较多的获益证据，但是目前痛苦筛查仍无标准方法建立，筛查的依从性也存在一些挑战。Patt 等在社区进行 ePRO 评估实施情况调查数据显示，社区肿瘤患者对 ePRO 初始利用率较高，但随时间推移，实施者参与度下降，患者对 ePRO 主动使用的比例也有所下降，提示可持续的痛苦筛查需有人员维护系统并通过与患者间的互动增加其参与筛查的积极性。Rohan 等对自 2016 年以来美国外科医生学会（ACS）的肿瘤专业委员会（CoC）所认证机构接受痛苦筛查情况的调查显示，接受审查的病历中约 54.8%包含了痛苦筛查，接受痛苦筛查的人群、地域、疾病分期等存在较大差异的特殊人群的筛查尚未制定专门的指南，如儿童和老年肿瘤患者的痛苦筛查等。

三、优化痛苦筛查实施流程

NCCN 确定痛苦筛查以来，有很多国家逐步在临床工作中尝试纳入此项工作，也总结了很多成功或失败的经验。Donovan 等指出，在患者进入肿瘤治疗后就应该开始启动痛苦筛查的流程，并在临床意义的节点上进行重点筛查，尤其在积极的抗肿瘤治疗期间或者有显著痛苦指征时。筛查的目的是将患者转诊给相关专业人员进行进一步评估和照护。Jsbrandy 等的研究提示，引导性策略的实施（如患教、提醒完成评估的宣传册，包含引导信息的互动网站，指导医务人员实施评估和转诊的口袋书等）能有效提高癌症幸存者使用 NCCN 推荐的痛苦温度计进行系统筛查的比例。目前，更多学者倾向于纳入综合的筛查项目——应用合理的筛查工具以及系统的筛查管理、识别筛查结果、实施进一步评估、及时转诊、接受合理的干预。痛苦筛查若想取得临床获益，必须针对筛查的问题给予合理、高质量的回应。参与照护的整个团队应该接受痛苦筛查及提供支持的培训。多学科团队的建立非常重要，包括肿瘤科临床医生、护士、心理医生、精神科医生，社会工作者、家属及其他患者权益的倡导者，从而针对患者筛查出的不同问题给予不同的支持。

1. 筛查工具 肿瘤科临床医生及护理人员识别患者痛苦的能力参差不齐,尤其关于精神症状的识别更是受到专业培训的限制,然而肿瘤患者对于他们的信任程度又是其他专业人员无法代替的,因此也决定了肿瘤科临床医护人员在痛苦筛查多学科队伍中的重要作用。指导肿瘤科临床医护人员合理使用筛查工具是提高痛苦识别率最直接有效的方式,此方式对于我国忙碌的临床现况现实意义更大。目前,应用于肿瘤患者的痛苦筛查工具有很多,从筛查不同维度大致分为总体痛苦量表、肿瘤相关症状量表、精神症状量表、生活质量及躯体功能量表、患者需求及社会实际问题量表等;从量表的设计角度可分为单一条目量表、多条目量表、访谈等。总体评价各类量表优劣共存。单一极简量表适用于初步粗略筛查,省时省力,容易操作,但内容简单对于进一步进行心理社会支持指导的意义减弱;复杂多维度量表涵盖内容丰富,对于转诊及心理社会支持指导意义较大,其劣势是不便于大规模的临床初步筛查,对于操作的工作人员以及患者来说填表负担较重,患者对条目内容理解存在一定困难,工作人员需要进行详细的解释。表 7-1 对文献中使用并有中文版问卷的相关量表进行了汇总及优劣分析。

痛苦筛查工具应该能够综合识别引起痛苦的各种问题和担忧。所选筛查工具应该有效、稳定,并且对于临床工作人员来说简便易行,可以通过临界值来判断患者是否存在痛苦。能够同时评估患者是否存在躯体症状、情绪负担、社会问题等,且能评估患者上述症状的严重程度,这样能够动员其他专业人员有效地对患者的痛苦状况做出应答,包括将痛苦且有心理社会支持需求的患者转诊给专业的心理治疗师、精神科医生、社工等。

表 7-1 综合痛苦筛查工具列表及对比

领域	量表名称	条目及时效	得分范围及临界值	总体评价
痛苦	痛苦温度计(DT)	单一条目/过去一周	0~10分；4分为分界值(个别肿瘤建议5分)	优点是条目最少，操作简单，容易实施；缺点是筛查笼统，不易明确痛苦中具体的症状(McElroy, 2022; Sun, 2021; Thapa, 2021)
肿瘤相关症状	M.D. Anderson 症状量表(MDASI)	13个条目/当前状态	每个条目以0~10分单独计分；临界值4分以上中度，7分以上上为重度	分别对肿瘤患者常见症状进行评估、包括精神症状以及对日常活动影响程度，临床医生易于理解(Wang XS, 2004; Chen, 2022)
	埃德蒙顿症状评估系统(ESAS)	10个条目/当前状态	每个条目以0~10分单独计分；临界值4分以上为中度，7分以上为重度	评估肿瘤临床常见症状，包括躯体及心理相关症状，包含1个开放条目(Watson, 2023)

续表

领域	量表名称	条目及时效	得分范围及临界值	总体评价
肿瘤相关症状	纪念斯隆凯瑟琳癌症中心症状评估量表（MSAS）	32个条目/过去一周	28个条目评估躯体症状的频率（0~4级评分）；4个条目评估心理症状的频率（1~4级评分）。无临界界值，分值越高越严重	条目较多，评估复杂，对筛查人员需要进行深入培训，在国内临床较少应用；无临界界值（Bircan, 2020; Maguire, 2021; Fu, 2018）
	症状痛苦量表（SDS）	13个条目/11个症状，恶心和疼痛两个症状包括出现频率和严重程度2个条目	13个条目1~5分；无临界界值，得分越高越严重	缺少焦虑、抑郁等常见精神症状；无临界界值参考（Yoon, 2021）
精神症状量表	广泛性焦虑障碍量表（GAD-7）	7个条目/过去2周，每个条目0~3分	0~4分正常；5~9分轻度；10~14分中度；15~21分重度	根据 DSM-IV 广泛性焦虑障碍得分拟定，对评估焦虑障碍有针对性；但肿瘤临床工作人员需要接受培训，适合初步筛查后的进一步评估（Lee, 2021）

续表

领域	量表名称	条目及时效	得分范围及临界值	总体评价
精神症状量表	9条目患者健康问卷(PHQ-9)	9个条目/过去2周,每个条目0~3分	0~4分正常;5~9分轻度;10~14分中度;15~19分中重度;20~27分重度	根据DSM-IV的抑郁障碍诊断条目拟定,肿瘤临床工作人员需经过培训,适合初步筛查后的进一步评估。且条目对于肿瘤患者评估有优势(Lee, 2021)
	医院焦虑抑郁量表(HADS)	14个条目/过去1周,每个条目0~3分	7个条目评估焦虑0~3分,共计21分,8分为临界值;7个条目评估抑郁0~3分,共计21分,8分为临界值	综合医院较常用;有临界值供参考(Annunziata, 2020)
	4条目患者健康问卷(PHQ-4)	包含PHQ-9前两个条目(PHQ-2)和GAD-7的前两个条目(GAD-2),每个条目0~3分,评估患者过去2周的抑郁和焦虑状况	黄色预警:PHQ-4≥6,或PHQ-2或GAD-2≥3;红色预警:PHQ-4≥9,或PHQ-2或GAD-2≥5	评估抑郁焦虑患者的极简量表,更加适用于功能状态显著下降的焦虑抑郁患者,如老年人群及安宁疗护阶段的患者,更有专家建议对安宁疗护阶段的患者可使用仅2个条目的量表(即PHQ-9和GAD-7的第一个条目)进行筛查(Kroenke, 2019; Löwe, 2010)

续表

领域	量表名称	条目及时效	得分范围及临界值	总体评价
生活质量	世界卫生组织生存质量测定简表(WHOQOL-BREF)	共计26个条目,每个条目1~5分,对最近4周状况进行评估。包含4个维度(躯体健康、心理、社会关系、外界环境)	无临界值。前两个条目为生存质量总体评估,后24个条目得分分别计入不同维度	计算过程较为复杂,需要严格逻辑计算。但对于大规模日常筛查仍存在一定困难(Xia,2012)
	欧洲癌症研究和治疗组生活质量核心问卷(QLQ-C30)	30个条目/躯体功能为当前状态,其余为过去1周;1个整体健康和生活质量量表(1~7分)、5个功能量表,3个症状量表和6个单项测量项目(1~4分)	无临界值,分数越高,症状越严重	全面评估患者生活质量;但条目众多,工作人员及填表负担较重,无临界值参考;在肿瘤缓和医疗领域建议使用15个条目的简版量表(the EORTC QLQ-C15-PAL)(Zhang,2016)
	Karnofsky功能状态评分(KPS)	11个条目/当前;0(死亡)~100(正常)	60分以下说明身体健康状况较差	操作简单,容易理解;总体评价躯体功能状态,不能对具体症状进行细化(Karnofsky,1948)
	美国东部肿瘤协作组(ECOG)体力状况评分	6个条目/当前状态;0(正常)~5(死亡)	3/4分以上患者不适宜进行肿瘤相关治疗	操作简单,容易理解;总体评价躯体功能状态,不能对具体症状进行细化(Assayag,2023)

续表

领域	量表名称	条目及时效	得分范围及临床界值	总体评价
生活质量	慢性疾病治疗功能状态评估（FACIT）	普适版FACIT有27个条目/过去7天；躯体功能7条；社会/家庭状态6条；情绪状态7条；功能状态7条；分别以0~4分计分	无临床界值；得分越高，症状越严重	评估全面，且FACIT还有不同版本、包括不同疾病类型、不同肿瘤类型、不同症状的独立问卷；对于肿瘤患者总体常见躯体症状纳入不够详细，无临床界值参考（Cai, 2023）
心理社会需求	支持治疗需求调查问卷简版（SCNS-SF34）	34个条目/过去1个月；躯体方面和日常生活方面的需求（5条）；心理支持的需求（10条）；医疗和支持系统和信息的需求（11条）；性需求（3条）；每条采用5点计分	无临床界值，分数越高，需求越强烈	量表条目较多，填表负担较重；不适用于初步筛查，可用于进一步评估（Han, 2017）
	NCCN推荐问题列表（PL）	43个问题（身体忧愁、情感忧愁、社会忧愁、实际忧愁、灵性/宗教忧愁5个维度），以"是"或"否"计分	无临床界值	与DT联合使用提高转诊的指导意义。但每个问题仅从"是"或"否"两个方面表示，无法独立显示某个条目的严重程度（Riba, 023）

2. 科学的筛查流程　因用于肿瘤患者痛苦筛查的工具大多数为患者自评量表，可由患者自行填写，但如果仅仅把痛苦筛查工作简化为患者填表过程则临床获益明显受限。全面的筛查工作需要系统、科学的筛查流程。①首先需要对筛查流程中的所有人员（筛查协调员、临床医生、护士、心理医生、精神科医生、社工等）进行相关培训，设定专门负责筛查的协调员具体实施填写问卷过程，指导肿瘤科医生及护士解读筛查结果，设定具体转诊流程，对心理医生、精神科医师及社工进行肿瘤患者心理社会支持的相关培训。②分步筛查流程。由于进行筛查的量表存在简易版本和综合版本，各种量表优劣共存，为体现不同量表的优势体现又规避劣势，有学者建议对肿瘤患者的痛苦进行分步筛查。首先，通过极简短量表在繁忙的临床工作中进行初步筛查，对存在一定问题的患者进一步综合评估，如通过 DT 进行初步筛查，对于痛苦筛查结果 DT≥4 分患者根据问题列表的选项进行进一步评估，如使用 GAD-7 或 PHQ-9 对患者的焦虑或抑郁进行评估。③筛查实施形式。目前，最常见的筛查形式为由筛查协调员协助患者自行填写纸质版问卷，但对于综合的筛查量表通过纸质版筛查耗时耗力，临床普及存在一定技术上的困难；电子化设备的应用恰好可以解决上述困难，患者容易填写、节约时间，且方便数据管理。Stout 等研究显示，将 DT 整合入医疗机构电子病历系统，并加入自动转诊系统后，痛苦筛查率由 85% 提高到了 96%。但电子系统的使用受到患者操作电子设备熟悉程度的限制，Sutton 等的一项研究显示，能够参与电子化筛查的患者具有显著特征，如受教育程度较高，而年龄较大患者的参与度较低。完全电子化评估将导致弱势群体筛查不足,建议在广泛开展电子化筛查工程的同时补充其他更易于理解且在工作人员指导下操作的筛查形式。

3. 临床应答　筛查后的临床应答是筛查成功的关键步骤,如患者的痛苦需要由心理社会肿瘤学家来管理,了解患者对于从肿瘤临床向心理社会干预转诊的意愿,及时根据筛查结果进行合理的转诊。Admiraal 等研究显示,即使乳腺癌患者化疗结束数年,仍然有相当比例的患者希望接受心理社会照护。筛查可有效促进转诊。Neal 等的研究显示,痛苦筛查阳性的患者更可能转诊到支持照护机构（OR=6.4,P=0.000 1）。DeGuzman 等研究显示,接受痛苦筛查的患者获得转诊的概率是未接受筛查患者的 13 倍。Springer 等研究提示,DT、PHQ-9 以及 GAD-7 三个痛苦筛查指标可以有效预测患者寻求心理社会支持的意愿,也有助于为患者制订心理照护计划,及时将需要的患者转诊至包含心理社会照护的干预系统,对患者的生活质量以及生存带来积极的影响。Lu 等的一项随机对照临床研究提示,早期联合心理及营养的多学科支持治疗可以为转移性食管胃癌患者带来生存获益。Ghabashi 等的研究也证实,早期加入包含心理干预的缓和医疗能够让进展期肿瘤患者生存获益。Mirosevic 等纳入 12 项随机对照临床试验的 meta 分析显示,心理干预对肿瘤患者生存期的积极影响,总体干预效果 HR=0.71,其中未婚、年龄较大,以及参与认知行为治疗的早期患者效果更加显著。

四、推荐意见

1. 痛苦对癌症发生、发展以及转归带来显著影响。因此,推荐所有肿瘤患者进行痛苦筛查,至少在患者首次就诊以及病程变化的关键点进行痛苦筛查(强推荐,高质量证据)。

2. 痛苦筛查流程能够让患者生活质量及生存获益,科学合理的筛查流程设置是获益的关键,推荐使用分级及多维度的痛苦筛查流程:通过简洁易操作的工具进行初步筛查,推荐使用 NCCN 痛苦温度计(汉化版)或症状筛查量表作为初筛工具(强推荐,高质量证据);根据初筛结果有针对性地进行身、心、社、灵等多维度综合评估(强推荐,中等质量证据),尽量使用标准化、经验证且有分界值的评估工具(弱推荐,低质量证据)。

3. 推荐通过电子化平台实施对患者的痛苦筛查(强推荐,高质量证据);同时对特殊人群(老年、儿童及其他无法熟练操作电子系统的人群)配置纸质版筛查并由工作人员辅助完成(强推荐,低质量证据)。

4. 根据患者痛苦筛查的结果进行转诊(强推荐,中等质量证据),为中 - 重度痛苦患者提供证据支持的心理社会干预(强推荐,高质量证据)。

参考文献

[1] NCCN practice guidelines for the management of psychosocial distress. National Comprehensive Cancer Network[J]. Oncology (Williston Park). 1999,13(5A):113-147.

[2] GRASSI L,CARUSO R,RIBA M B,et al. Anxiety and depression in adult cancer patients:ESMO Clinical Practice Guideline[J]. ESMO Open. 2023,8(2):101-155.

[3] 国家药品监督管理局药品审评中心. 患者报告结局在药物临床研发中应用的指导原则(试行)(2021 年第 62 号))[A/OL].

（2021-12-27）. https://www.cde.org.cn/main/news/viewInfoCommon/c2f79c22e8678241b030c71523eb300c.

[4] WANG Y H, LI J Q, SHI J F, et al. Depression and anxiety in relation to cancer incidence and mortality: a systematic review and meta-analysis of cohort studies [J]. Molecular psychiatry.2020, 25 （7）: 1487-1499.

[5] SHIN J K, KANG D, KIM S, et al. Association between distress at diagnosis and disease-free survival among patients with resectable colon cancer: a large cohort study [J]. Ann Surg. 2023, 278 (3): e534-e539.

[6] YEE M K, SEREIKA S M, BENDER C M, et al. Symptom incidence, distress, cancer-related distress, and adherence to chemotherapy among African American women with breast cancer [J]. Cancer. 2017, 1; 123 (11): 2061-2069.

[7] GASCON B, PANJWANI A A, MAZZURCO O, et al. Screening for distress and health outcomes in head and neck cancer [J]. Curr Oncol. 2022, 29 (6): 3793-3806.

[8] YIN R, XU S, ZHU J, et al. Risk factors for negative emotions in patients undergoing radical resection of Hilar Cholangio carcinoma and their influence on prognosis [J]. Int J Gen Med. 2023, 16: 5841-5853.

[9] SCHULZE J B, DURANTE L, GUNTHER M P, et al. Clinically significant distress and physical problems detected on a distress thermometer are associated with survival among lung cancer patients [J]. J Acad Consult Liaison Psychiatry. 2023, 64 (2): 128-135.

[10] FABIAN A, RUHLE A, DOMSCHIKOWSKI J, et al. Psychosocial distress in cancer patients undergoing radiotherapy: a prospective

national cohort of 1042 patients in Germany[J]. J Cancer Res Clin Oncol. 2023, 149 (11): 9017-9024.

[11] KOVACEVIC D, SURIANI R J J R, GRAWE B M, et al. Management of irreparable massive rotator cuff tears: a systematic review and meta-analysis of patient-reported outcomes, reoperation rates, and treatment response[J]. J Shoulder Elbow Surg. 2020, 29 (12): 2459-2475.

[12] LAGENDIJK M, MITTENDORF E, KING T A, et al. Incorporating Patient-Reported Outcome Measures into Breast Surgical Oncology: Advancing Toward Value-Based Care[J]. Oncologist. 2020, 25 (5): 384-390.

[13] GNANASAKTHY A, BARRETT A, EVANS E, et al. A review of patient-reported outcomes labeling for oncology drugs approved by the FDA and the EMA (2012-2016)[J]. Value Health. 2019, 22 (2): 203-209.

[14] BASCH E, DUECK A C, MITCHELL S A, et al. Patient-reported outcomes during and after treatment for locally advanced rectal cancer in the PROSPECT Trial (Alliance N1048)[J]. J Clin Oncol. 2023, 41 (21): 3724-3734.

[15] MAGUIRE R, MCCANN L, KOTRONOULAS G, et al. Real time remote symptom monitoring during chemotherapy for cancer: European multicentre randomised controlled trial (eSMART)[J]. BMJ. 2021, 21; 374: n1647.

[16] FU L, HU Y, LU Z, et al. Validation of the simplified Chinese version of the memorial symptom assessment scale-short form among cancer patients[J]. J Pain Symptom Manage. 2018, 56 (1): 113-121.

[17] BLINDER V S, DEAL A M, GINOS B, et al. Financial toxicity monitoring in a randomized controlled trial of patient-reported outcomes during cancer treatment（Alliance AFT-39）[J]. J Clin Oncol. 2023, 41（29）: 4652-4663.

[18] DAI W, FENG W, ZHANG Y, et al. Patient-reported outcome-based symptom management versus usual care after lung cancer surgery: a multicenter randomized controlled trial[J]. J Clin Oncol. 2022, 40（9）: 988-996.

[19] LI Y, LI J, HU X. The effectiveness of symptom management interventions based on electronic patient-reported outcomes（ePROs）for symptom burden, quality of life, and overall survival among patients with cancer: A meta-analysis of randomized controlled trials[J]. Int J Nurs Stud. 2023, 147: 104588.

[20] PATT D A, PATEL A M, Bhardwaj A, et al. Impact of remote symptom monitoring with electronic patient-reported outcomes on hospitalization, survival, and cost in community oncology practice: the Texas two-step study[J]. JCO Clin Cancer Inform. 2023, 7: e2300182.

[21] PATT D, WILFONG L, HUDSON K E, et al. Implementation of electronic patient-reported outcomes for symptom monitoring in a large multisite community oncology practice: dancing the Texas two-step through a pandemic[J]. JCO Clin Cancer Inform. 2021, 5: 615-621.

[22] ROHAN E A, GALLAWAY M S, HUANG G C, et al. Disparities in psychosocial distress screening and management of lung and ovarian cancer survivors[J]. JCO Oncol Pract. 2022, 18（10）: e1704-e1715.

[23] LAZOR T, DE SOUZA C, URQUHART R, et al. Few guidelines

offer recommendations on how to assess and manage anxiety and distress in children with cancer: a content analysis[J]. Support Care Cancer. 2021, 29(5): 2279-2288.

[24] DONOVAN K A, GRASSI L, DESHIELDS T L, et al. Advancing the science of distress screening and management in cancer care[J]. Epidemiol Psychiatr Sci. 2020, 29: e85.

[25] IJSBRANDY C, OTTEVANGER P B, GERRITSEN W R, et al. Evaluation of two strategies to implement physical cancer rehabilitation guidelines for survivors of abdominopelvic cavity tumors: a controlled before-and-after study[J]. J Cancer Surviv. 2022, 16 (3): 497-513.

[26] STOUT N L, STREET C, POLICICCHIO P, et al. Implementing process improvements to enhance distress screening and management[J]. Support Care Cancer. 2023, 25; 31(6): 351.

[27] SUTTON T L, KOPROWSKI M A, GOLD J A, et al. Disparities in electronic screening for cancer-related psychosocial distress may promote systemic barriers to quality oncologic care[J]. J Natl Compr Canc Netw. 2022, 20(7): 765-773.

[28] MCELROY J A, WAINDIM F, WESTON K, et al. systematic review of the translation and validation methods used for the national comprehensive cancer network distress thermometer in non-English speaking countries[J]. Psycho-oncology. 2022, 31 (8): 1267-1274.

[29] SUN H, THAPA S, WANG B, et al. A systematic review and meta-analysis of the distress thermometer for screening distress in asian patients with cancer[J]. J Clin Psychol Med Settings. 2021, 28(2): 212-220.

[30] THAPA S, SUN H, POKHREL G, et al, . Performance of distress thermometer and associated factors of psychological distress among Chinese cancer patients[J]. J Oncol. 2020, 22: 3293589.

[31] CHEN R W, WANG Q, HU T, et al. Validation and application of the Chinese version of the M. D. Anderson symptom inventory in breast cancer patients[J]. Curr Med Sci. 2022, 42(2): 426-433.

[32] WATSON L, LINK C, QI S, et al. Testing a modified electronic version of the Edmonton symptom assessment system-revised for remote online completion with ambulatory cancer patients in Alberta, Canada[J]. Digit Health. 2023, 27; 9: 20552076231190998.

[33] BIRCAN H A, YALCIN G S, FIDANCI S, et al. The usefulness and prognostic value of memorial symptom assessment-short form and condensed memorial symptom assessment scale in assessment of lung cancer patients[J]. Support Care Cancer. 2020, 28(4): 2005-2014.

[34] YOON S L, SCARTON L, DUCKWORTH L, et al. Pain, symptom distress, and pain barriers by age among patients with cancer receiving hospice care: Comparison of baseline data[J]. J Geriatr Oncol. 2021, 12(7): 1068-1075.

[35] LEE J, JUNG J H, KIM W W, et al. Short-term serial assessment of electronic patient-reported outcome for depression and anxiety in breast Cancer[J]. BMC Cancer. 2021, 21(1): 1065.

[36] ANNUNZIATA M A, MUZZATTI B, BIDOLI E, et al. Hospital Anxiety and Depression Scale(HADS)accuracy in cancer patients. [J]Support Care Cancer. 2020, 28(8): 3921-3926.

[37] KROENKE K, SPITZER R L, WILLIAMS J B, et al. An ultra-

brief screening scale for anxiety and depression: the PHQ-4[J]. Psychosomatics. 2009, 50(6): 613-621.

[38] LOWE B, WAHL I, ROSE M, et al. A 4-item measure of depression and anxiety: validation and standardization of the Patient Health Questionnaire-4(PHQ-4)in the general population[J]. J Affect Disord. 2010, 122(1-2): 86-95.

[39] XIA P, LI N, HAU K T, et al. Quality of life of Chinese urban community residents: a psychometric study of the mainland Chinese version of the WHOQOL-BREF[J]. BMC Med Res Methodol. 2012, 12: 37.

[40] ZHANG L, WANG N, ZHANG J, et al. Cross-cultural verification of the EORTC QLQ-C15-PAL questionnaire in mainland China[J]. Palliat Med. 2016, 30(4): 401-408.

[41] RIBA M B, DONOVAN K A, AHMED K, et al. NCCN Guidelines Insights: Distress Management, Version 2.2023[J]. J Natl Compr Canc Netw. 2023, 21(5): 450-457.

[42] ADMIRAAL J M, HOEKSTRA-WEEBERS J E H M, SCHRODER C P, et al. Distress, problems, referral wish, and supportive health care use in breast cancer survivors beyond the first year after chemotherapy completion[J]. Support Care Cancer. 2020, 28(7): 3023-3032.

[43] NEAL J W, ROY M, BUGOS K, et al. Distress screening through Patient-Reported Outcomes Measurement Information System (PROMIS)at an Academic Cancer Center and Network Site: implementation of a hybrid model[J]. JCO Oncol Pract. 2021, 17 (11): e1688-e1697.

[44] DEGUZMAN P B, VOGEL D L, HORTON B, et al. Examination of a distress screening intervention for rural cancer survivors

reveals low uptake of psychosocial referrals[J]. J Cancer Surviv. 2022, 16(3): 582-589.

[45] SPRINGER F, SAUTIER L, SCHILLING G, et al. Effect of depression, anxiety, and distress screeners on the need, intention, and utilization of psychosocial support services among cancer patients[J]. Support Care Cancer. 2023, 31(2): 117.

[46] LU Z, FANG Y, LIU C, et al. Early interdisciplinary supportive care in patients with previously untreated metastatic esophagogastric cancer: a phase Ⅲ randomized controlled trial[J]. J Clin Oncol. 2021, 39(7): 748-756.

[47] GHABASHI E H, SHARAF B M, KALAKTAWI W A, et al. The magnitude and effects of early integration of palliative care into oncology service among adult advanced cancer patients at a tertiary care hospital[J]. Cureus. 2021, 13(5): e15313.

[48] MIROSEVIC S, JO B, KRAMER H C, et al. 'Not just another meta-analysis': Sources of heterogeneity in psychosocial treatment effect on cancer survival[J]. Cancer Med. 2019, 8(1): 363-373.

[49] CAI T, CHEN J, NI F, et al. Psychometric properties of the Chinese version of the functional assessment of chronic illness therapy-fatigue(FACIT-F)among patients with breast cancer[J]. Health Qual Life Outcomes. 2023, 21(1): 91.

[50] ASSAYAG J, KIM C, CHU H, et al. The prognostic value of Eastern Cooperative Oncology Group performance status on overall survival among patients with metastatic prostate cancer: a systematic review and meta-analysis[J]. Front Oncol. 2023, 13: 1194718.

第八章

‹‹‹‹‹‹‹

肿瘤相关症状的精神科管理

第一节 焦虑障碍

一、背景

在面对威胁生命的疾病时，焦虑是一种正常的反应，它通常在两周内逐渐消失。若焦虑症状持续存在，则会发展为焦虑障碍（anxiety disorders）。焦虑障碍又称"焦虑症"或"焦虑性疾病"，是一组以焦虑情绪为主要临床相的精神障碍，当焦虑的严重程度与客观的事件或处境不相称或持续时间过长则为病理性焦虑，包括急性焦虑和慢性焦虑两种临床相，常伴有头晕、胸闷、心悸、呼吸困难、口干、尿频、尿急、出汗、震颤和运动不安等。最新数据显示，焦虑障碍在中国成人中的终身患病率为 7.6%。不同癌种、不同年龄的肿瘤患者焦虑发生率不同，Meta 分析显示，乳腺癌患者焦虑发生率为 41.9%，消化道肿瘤患者（包括食道、胃、结直肠、胰腺及肝癌患者）的焦虑发生率为 20.4%，青少年和年轻成人肿瘤患者焦虑发生率为 29%。焦虑症状在部分患者会持续存在。一项对乳腺癌患者焦虑抑郁症状随访 5 年的研究显示，治疗前焦虑发生率为 38%，治疗 5 年后焦虑的发生率为 25.4%，基线时存在焦虑/抑郁的患者中，有约 1/5 的患者会持续存在焦虑 / 抑郁。

二、证据

（一）诊断标准

目前，临床主要使用的诊断标准是《国际疾病分类（第10 版）》（ICD-10）中精神和行为障碍的分类，是世界卫生组织 170 多个成员国家共同使用的现行分类系统。根据ICD-10，焦虑障碍包括 F40 恐怖性焦虑障碍【包括伴 / 不伴惊恐发作的广场恐怖、社交恐怖、特定的（孤立的）恐怖、其他恐怖性焦虑障碍、未特定恐怖性焦虑障碍】和 F41 其他焦虑障碍（惊恐障碍、广泛性焦虑障碍、混合性焦虑和抑郁障碍、其他混合性焦虑障碍、其他特定的焦虑障碍、未特定的焦虑障碍）。肿瘤患者常见的是惊恐障碍、广泛性焦虑障碍以及社交恐怖，它们可以出现在肿瘤诊断之前、诊断之时或接受治疗时。

（二）评估工具

医院焦虑抑郁量表（HADS）具有良好的信度和效度，广泛应用于综合医院患者焦虑和抑郁情绪的筛查和研究。国内常用的中文版医院焦虑抑郁量表经翻译并校对后在我国综合医院患者中开始应用，研究以 9 分为分界点，焦虑和抑郁分量表敏感度均为 100%，特异性分别为 90% 和100%。Mitchell AJ 等 2010 年对 45 个评估工具进行了综述分析，结果显示在肿瘤临床中使用 HADS 既能保证结果的有效性，也能确保临床应用的可接受性。

广泛性焦虑障碍量表（GAD-7）包含 7 个条目，每个条目评分为 0～3 分；制订者推荐≥5 分、≥10 分和≥15 分分别代表轻、中和重度焦虑。我国综合医院普通门诊患者的研究中以 10 分为临界值,灵敏度和特异度分别为 86.2% 和 95.5%,具有较好的信效度。肖水源等研究发现 GAD-7 在恶性肿瘤患者的应用中有较好的信效度,能有效地筛查和评估恶性肿瘤患者中广泛性焦虑的状况。

汉密尔顿焦虑量表(HAMA)由 Hamilton 于 1959 年编制,用于评定焦虑症状的严重程度。HAMA 是精神科临床和科研领域对焦虑症状进行评定应用最广泛的他评量表,具有良好的信效度,广泛应用于肿瘤临床工作。

(三)焦虑的干预

对肿瘤患者焦虑最有效的干预为心理社会干预和药物干预相结合。《成年癌症幸存者焦虑和抑郁管理:ASCO 指南更新》(*Management of Anxiety and Depression in Adult Survivors of Cancer: ASCO Guideline Update*)推荐对于焦虑障碍的治疗,首选的一线治疗是心理社会干预。对于那些无法获得一线治疗或在一线治疗后症状没有改善的患者,以及那些更喜欢药物治疗或先前对药物治疗反应良好的患者,临床医生可以给予抗焦虑药物治疗方案。药物治疗可以在短期内快速起效,控制患者的严重焦虑症状,可能对严重的焦虑更有效。Traeger L 等的一项 Meta 分析,结果发现基于证据的文献均支持使用心理社会和精神科药物的干预方式来预防或减轻恶性肿瘤患者的焦虑症状。

1. 心理社会干预 针对恶性肿瘤患者的心理社会干预方法有很多,包括教育性干预、认知行为治疗、正念疗法、支持性疗法、补充和替代疗法。

(1)教育性干预:心理教育是指提供和接收信息、讨论关注的问题、如何解决问题、应对技能训练、情绪表达和社会支持等。研究显示,心理教育,特别是面对面和长时间的心理教育可以减轻乳腺癌患者的焦虑，改善生活质量。研究发现，八课时以上的心理教育干预在改善生活质量方面比八课时以下的干预效果更好，建议心理教育应该分多次进行，且提供的方法应适应当地的情况，可以包括小组讨论、个人咨询或互动材料。

（2）认知行为治疗：认知行为治疗是治疗焦虑障碍的一线治疗，研究显示认知行为治疗可以改善肿瘤患者的焦虑。近些年随着电子产品的普及和 APP 的发展，一些关于使用 APP 进行认知行为治疗的研究也越来越多。一项使用 APP 对早期肿瘤患者的焦虑抑郁进行干预的随机对照研究显示，电子化认知行为压力管理可以改善患者的焦虑、抑郁症状。国内有些专门针对肿瘤患者焦虑的基于认知行为治疗的数字疗法产品正在研发中，比如"数字疗法智愈星球"，我们期待未来更多数字疗法产品的上市获批，能够为肿瘤患者症状和痛苦治疗带来更多的手段。

（3）正念疗法：Piet 的一篇 Meta 分析显示，虽然现有临床试验的总体质量差异很大，但从相对高质量的随机对照试验中有一些积极的证据支持正念疗法可以改善肿瘤患者及幸存者的焦虑抑郁。2023 年发布的《成人癌症患者的焦虑和抑郁：ESMO 临床实践指南》（*Anxiety and depression in adult cancer patients: ESMO Clinical Practice Guideline*）提出，很多证据显示基于正念的治疗，包括正念减压治疗（MBSR）和正念认知治疗（MBCT）对改善肿瘤患者都是有效的，并推荐作为焦虑的非药物干预。

（4）支持性疗法：经常以团体的形式进行，但是研究结果比较不一致，需要进一步严谨的研究来验证其疗效。

（5）补充和替代疗法

1）针灸：很多非盲法的研究显示并没有令人信服的疗效证据。

2）按摩：在积极治疗期间对患者的焦虑有直接的短期影响，但在随访时没有影响。

3）创造性的艺术治疗（如艺术疗法、音乐、舞蹈、写作等）：一项随机对照研究显示，对术后乳腺癌进行艺术治疗，可以减轻患者焦虑、恶心、疼痛，并改善患者的生活质量。Bulfone 等对 60 例乳腺癌术后化疗 1～2 个疗程的患者实施随机对照研究，结果发现音乐治疗可以缓解患者的焦虑状态。

4）催眠：研究表明，催眠是一种有用的辅助治疗，可以减少诊断和侵入性手术（如乳腺活检）中的疼痛和焦虑。一项关于催眠对肿瘤患者焦虑影响的 Meta 分析显示，催眠可以降低肿瘤患者的焦虑，特别是减轻儿童医疗操作性检查的相关焦虑。

5）运动：Mehnert 等对化疗后 4 周的非转移性原发乳腺癌患者进行随机对照研究，结果发现接受运动疗法的干预组患者的焦虑、抑郁状况有显著改善。一项通过随机对照试验的系统回顾和 Meta 分析评估运动对肿瘤患者焦虑的影响，最后选择 31 项随机对照试验纳入 Meta 分析。得出结论是与对照组相比，运动的肿瘤患者焦虑程度较低，在肿瘤患者的治疗方案和干预中，有必要考虑对焦虑进行干预，同时锻炼可能是有益的。一项关于渐进性放松训练的随机对照研究显示，接受渐进性放松训练的结直肠癌患者术后疼痛及焦虑水平明显低于对照组。

6）芳香疗法：一项 Meta 分析显示，芳香疗法可以改善肿瘤患者的焦虑症状，但是对抑郁没有改善。

7）虚拟现实技术（VR）：在过去的二十年里，VR在医疗领域得到了广泛的应用，这种技术可以让患者沉浸在计算机生成的三维世界中，借助设备与虚拟环境进行交互，完成功能性活动和操作，产生亲临真实环境的感受和体验，这种可以分散患者注意力的特点可以改善肿瘤患者症状。Schnerider等研究发现，女性化疗患者在使用VR干预后，焦虑和抑郁均有所减轻，由化疗引起的相关症状也得到缓解。一项对青少年和儿童肿瘤患者接受VR干预的多项随机对照研究的系统性综述和Meta分析结果显示，VR应用是减少儿童肿瘤领域疼痛和焦虑的有效干预措施。然而，有必要开展大样本的随机对照试验，以证明VR干预在儿科肿瘤学中的应用。

2. 药物干预　一般而言，由焦虑症状的严重程度来决定是否采取药物治疗。轻度到中度焦虑症状患者通过心理社会干预便可以得到改善；对于持续恐惧和焦虑的患者需要药物治疗，药物治疗疗效显著且起效较快。苯二氮䓬类药物常用于治疗肿瘤患者的焦虑，特别是惊恐发作，也用于治疗预期性恶心和失眠。应用抗焦虑药时需考虑抗焦虑药物和恶性肿瘤治疗药物之间可能存在相互作用，药物从小剂量开始服用，如果耐受好再逐渐增加剂量。由于恶性肿瘤患者的代谢状态发生了改变，药物维持剂量要比健康个体低。常用于恶性肿瘤患者的抗焦虑药如表8-1。基于证据的恶性肿瘤患者抗焦虑药的疗效如表8-2。

表8-1　常用于恶性肿瘤患者的抗焦虑药

药物	用法与用量	备注
1. 抗抑郁药	总体原则为小剂量起始，如果长期大量使用，减量时需要逐渐、缓慢减量以避免撤药反应出现	

药物	用法与用量	备注
帕罗西汀	20～40mg/d, p.o.；如有可用小剂量，可以从 10mg/d 开始使用	对焦虑障碍有治疗作用，部分患者在治疗开始即能体验到失眠或焦虑的缓解
艾司西酞普兰	2.5～10mg/d, p.o.	常见有胃肠道反应，因此终末期患者更应该从小剂量开始应用
舍曲林	25～100mg/d, p.o.	老年患者使用安全性较高，长期大量使用时注意出血风险
文拉法辛	37.5～150mg/d, p.o.，如有可能，建议更小剂量起始	撤药和减量时应缓慢以减少撤药反应带来的不适
米氮平	7.5～30mg/d, p.o.	对厌食及恶液质患者更为适用，可改善患者的食欲及失眠
曲唑酮	12.5～100mg/d, p.o.	可改善失眠
2. 苯二氮䓬类药物	苯二氮䓬类药物因存在呼吸抑制以及对认知功能的负面影响，因此不建议作为终末期患者的首选药物。需要评估躯体状况以及结合患者焦虑严重程度和用药选择倾向给予处方。通常不能两种及以上苯二氮䓬类药物联合使用	
劳拉西泮	0.25～1mg, p.o.，必要时可以每 4 小时给药一次	可快速缓解焦虑症状；对于呼吸困难的患者如明确存在焦虑可考虑用药
阿普唑仑	0.2～0.4mg, p.o., Tid	注意过度镇静以及对终末期患者引起幻觉等精神病性症状的问题

药物	用法与用量	备注
地西泮	2.5～5mg, p.o./i.m.	长期使用有依赖的风险；肝肾功能损伤患者起始剂量减半
氯硝西泮	0.5～2mg, p.o./i.m.	对于有冲动或急性精神症状出现时可考虑使用；不建议长期使用，且需注意此药的肌肉松弛作用较强，用药期间注意防跌倒
3.抗精神病药	抗精神病药物有较强的镇静作用，可以用于焦虑患者，且呼吸抑制的风险较低	
奥氮平	1.25～10mg/d, p.o.	可改善患者的恶心呕吐，增加食欲，改善睡眠
喹硫平	12.5～50mg/d, p.o.	镇静作用较强，可被用于改善睡眠

注释：p.o.= 口服；i.m.= 肌内注射。

表 8-2 基于证据的恶性肿瘤患者服用抗焦虑药的疗效

药物	文献	精神症状	研究结果	证据等级
1.抗焦虑药				
阿普唑仑	Holland 等	焦虑或抑郁	阳性	Ⅱ
	Wald 等	焦虑	阴性	
劳拉西泮	Clerico 等	—	阳性	Ⅰ
	Gonzalez 等	—	阳性	
2.抗抑郁药				
氟西汀	Holland 等	抑郁	阳性	Ⅱ
	Razavi 等	抑郁	阴性	
帕罗西汀	Musselman 等	—	阳性	Ⅱ
	Musselman 等	抑郁	阴性	

续表

药物	文献	精神症状	研究结果	证据等级
舍曲林	Stockler 等	焦虑、抑郁、疲乏、精力不足	阴性	II
米氮平	Cankurtaran 等	焦虑或抑郁	阳性	III

注：证据等级为 I 代表随机对照研究，足够的样本量（较好的安慰剂对照研究）；II 代表至少有一个随机对照（较好的安慰剂对照研究）；III 代表前瞻性研究、病例分析或高质量的回顾性研究。

三、推荐意见

1. 恶性肿瘤患者焦虑障碍的评估工具推荐使用医院焦虑抑郁量表（HADS）和广泛性焦虑障碍量表（GAD-7）（强推荐，高质量证据）。

2. 恶性肿瘤患者的焦虑障碍推荐心理社会干预为一线治疗（强推荐，高质量证据）。

3. 推荐使用认知行为治疗、正念疗法、补充替代疗法改善恶性肿瘤患者的焦虑症状（强推荐，高质量证据）。

4. 对于无法获得心理社会干预、更喜欢药物治疗、先前对药物治疗反应良好或在一线心理或行为管理后症状没有改善的，严重焦虑障碍患者使用药物干预（强推荐，中等质量证据）

第二节　抑郁障碍

一、背景

晚期肿瘤患者常常伴发抑郁，且缺乏足够的治疗。造成这种现象的常见原因之一是非精神专科医师对抑郁的认识不足,无法准确判断悲伤情绪反应与抑郁症状。有文献显示,抑郁发作是影响晚期肿瘤患者生存质量的独立预测因素。因此,有必要加强对肿瘤患者伴发抑郁的识别及诊疗,努力提高患者生存质量。

抑郁或抑郁症,是以显著而持久的心境低落为主要临床特征的一种心境障碍。临床可见心境低落与其处境不相称,情绪的消沉可以从闷闷不乐到悲痛欲绝,自卑、自责,甚至悲观厌世,可有自杀企图或行为;部分病例伴有明显的焦虑和运动性激越;严重者可出现幻觉、妄想等精神病性症状。每次发作持续至少2周以上,多数病例有反复发作的倾向,每次发作大多数可以缓解,部分可有残留症状或转为慢性。

抑郁情绪是伴随负性生活事件(如肿瘤诊断和治疗应激)的正常心理体验,但如果患者无法正确面对肿瘤及治疗,那么负性情绪反应就会明显影响他们的生活、工作和社会功能,从而导致抑郁的发生。肿瘤相关性抑郁(cancer-related depression)是指由肿瘤诊断、治疗及其合并症等导致患者失去个人精神常态的情绪病理反应。研究发现,心理社会因素在肿瘤的发生发展中占重要地位,两者相互促进,互为协同,严重影响患者的生活质量。

二、证据

最新数据显示,心境障碍在中国成人中的终生患病率为6.8%,在肿瘤人群中患病率更高。研究显示,25%～45%的肿瘤患者在不同的病程和疗程中并发抑郁障碍。我国学者利用诊断性访谈调查发现,肿瘤患者抑郁的患病率为

25.9%（21.9%～29.9%），不同地区的肿瘤类型分布不同，因此抑郁的患病率也有所不同。抑郁的发生与肿瘤的发展进程相关，相比早期肿瘤，进展期肿瘤患者更易伴发抑郁。此外，不同诊断或评估工具得出的患病率也有差异。

（一）诊断标准

现行诊断标准主要参考 ICD-10 中精神和行为障碍的分类中心境情感障碍（编码：F30-F39）一章。对肿瘤患者做出抑郁的共病诊断时需要注意，抑郁的一些临床症状与某些肿瘤症状很类似，如自主神经功能症状（食欲缺乏、胃肠功能紊乱、性欲下降等）可能为肿瘤本身引发，而非抑郁的症状。除下丘脑 - 垂体 - 肾上腺素轴的相关激素外，某些抗癌药物也可以引起抑郁，如干扰素、白介素 -2 和类固醇激素等。因此，应当排除肿瘤、药物等继发因素才能做出准确的诊断。

（二）评估工具

目前还没有明确的适用于肿瘤患者这一特殊人群的抑郁程度评估工具。临床及科研中常使用医院焦虑抑郁量表（HADS）评估肿瘤患者的抑郁情绪。HADS 在晚期癌症或缓和医疗的患者群体中具有良好的信效度。

贝克抑郁自评量表（BDI）被广泛运用于临床流行病学调查，它更适用于不同癌症类型和不同分期的肿瘤患者，能更好地用于筛查出患有抑郁的患者。

9 条目患者健康问卷（PHQ-9）内容简单且操作性强，被广泛用于精神疾病的筛查和评估。肖水源等将该量表用于恶性肿瘤患者的抑郁筛查，证实该量表具有良好的信效度。因此，PHQ-9 是一种可操作性强，简单方便的抑郁筛查量表。

为了避免自评量表在筛查方法上的偏差,临床和科研中一般会同时选用两种以上的量表或问卷。

（三）抑郁的干预

根据《中国抑郁诊疗指南（第2版）》内容,抑郁的标准治疗方法包括药物治疗、心理治疗及物理治疗等。轻到中度抑郁可单独使用心理治疗,而重度抑郁则首选药物治疗。大多数情况下,可选择两者联合来治疗抑郁。此外,物理治疗、运动疗法等也可作为辅助治疗。

1. 药物治疗　抗抑郁治疗药物已被广泛用于临床治疗各种躯体疾病伴发的抑郁,研究表明抗抑郁药物同样能够缓解肿瘤相关性抑郁,在肿瘤患者中多种抗抑郁药联用可能更加常见以获得更好的疗效。选择性5-羟色胺再摄取抑制剂（SSRIs）是近年临床上广泛应用的抗抑郁药,主要药理作用是选择性抑制5-羟色胺（5-HT）再摄取,使突触间隙5-羟色胺含量升高而达到治疗抑郁的目的,具有疗效好、不良反应少、耐受性好、服用方便等特点。主要包括氟西汀、舍曲林、帕罗西汀、西酞普兰和艾司西酞普兰。氟伏沙明亦是精神科临床常用的SSRIs类药物,但因其对肝药酶的诱导作用、复杂的药物相互作用,极少应用于肿瘤临床。Fisch MJ等一项随机双盲对照研究,163名伴有抑郁症状的晚期肿瘤患者分别服用氟西汀（20mg/d）和安慰剂治疗12周,结果发现服用氟西汀可以显著提高患者的生活质量,减轻抑郁症状,且被试者对氟西汀的耐受情况良好。此外,Morrow GR等进行的一项随机双盲对照研究发现,帕罗西汀能改善肿瘤患者的抑郁情绪,但对接受化疗的肿瘤患者的疲乏没有显著改善。

作用于5-羟色胺和去甲肾上腺素（NE）再摄取的双

受体抗抑郁药,如文拉法辛、度洛西汀,以及 NE/ 特异性
5-HT 能抗抑郁药米氮平均可以抑制突触间隙 5-HT 的重吸
收并刺激神经元胞体释放 5- 羟色胺,这三种药物具有增加
5- 羟色胺和去甲肾上腺素浓度的双重作用。Cankurtaran
等的一项研究对米氮平和丙咪嗪的疗效进行了对比,结果
发现米氮平可以有效地改善肿瘤患者的抑郁和失眠,其疗
效优于丙咪嗪。此外,部分学者研究发现,米氮平还能改
善晚期肿瘤患者恶病质、恶心呕吐和潮红等症状,对肿瘤
患者具有特殊获益。

国内有小样本的随机对照研究显示,氟哌噻吨美利
曲辛应用于肿瘤患者具有改善焦虑、抑郁情绪的作用,该
药与阿片类镇痛药、常规止吐药联用能够增加镇痛、止吐
疗效。

需要注意的是,部分 SSRIs 类药物对他莫昔芬的代谢
有显著影响,可能导致乳腺癌内分泌治疗疗效欠佳,此类
患者应慎用 SSRIs 类药物。

目前,我国获得国家食品药品监督管理局正式批准治
疗抑郁症的药物还包括中草药。一项随机对照、双盲、多
中心研究(n=198)发现,疏肝解郁胶囊可显著改善以躯体
症状为主的患者的焦虑、抑郁情绪。肿瘤患者常用的抗抑
郁药如表 8-3。

2. 非药物治疗

(1)心理治疗:对于肿瘤患者的抑郁,可采取个体心理
治疗或团体治疗的方式。目前,获得较强证据支持的心理
治疗方法有支持性—表达性治疗、认知行为治疗、正念治
疗等。一般而言,支持性治疗可适用于所有就诊对象,各
类抑郁患者均可采用,帮助患者减少孤独感。认知行为治

表 8-3　肿瘤患者常用的抗抑郁药物

药物	起始剂量	维持剂量	主要不良反应	使用建议
选择性 5-羟色胺再摄取抑制剂（SSRIs）				
舍曲林 sertraline	25～50mg，早餐后	50～200mg/d	用药早期可能出现胃肠道反应，如恶心、呕吐等；抗胆碱能反应，如口干；嗜睡、失眠、兴奋、焦虑等；性功能障碍等	注意药物相互作用，如与单胺氧化酶抑制剂（MAOIs）合用；换药时需要有足够的时间间隔；肝功能异常者、有癫痫病史、有出血倾向者慎用
氟西汀 fluoxetine	10～20mg，早餐后	20～60mg/d		
帕罗西汀 paroxetine	20mg，早餐后（若困倦明显可改为晚餐后服用）	20～50mg/d		
西酞普兰 citalopram	20mg，早餐后	20～40mg/d		
艾司西酞普兰 escitalopam	5mg，早餐后	10～20mg/d		
三环类抗抑郁药（TCAs）				
阿米替林 amitriptyline	6.25～12.5mg，睡前	12.5～25mg/d	镇静、抗胆碱能相关不良反应	可用于治疗神经病理性疼痛
其他药物				
文拉法辛 venlafaxine	18.75～37.5mg，早餐后	75～225mg/d	恶心、高血压慎用	对神经病理性疼痛、潮热有效

续表

药物	起始剂量	维持剂量	主要不良反应	使用建议
度洛西汀 duloxetine	20~30mg，早餐后	60~120mg/d	恶心	对神经病理性疼痛有效
米氮平 mirtazapine	15mg，晚上睡前	15~45mg/d	镇静、体重增加	促进食欲、止吐
曲唑酮 trazodone	25~50mg	50~400mg/d	头晕、恶心	常用于伴焦虑或失眠的轻、中度抑郁患者
安非他酮 bupropion	50~75mg	150~450mg/d	禁用于癫痫	无性功能障碍不良反应，可用于改善疲乏
氟哌噻吨 - 美利曲辛 flupenthixol and melitracen	1 片（早晨或中午服用，每片含氟哌噻吨 0.5mg 和美利曲辛 10mg）	1~2 片 /d（早晨 1 片或早晨、中午各 1 片）	神经兴奋作用可引起失眠，避免睡前服用	与阿片类镇痛药、常规止吐药联用可增强镇痛、止吐疗效
哌甲酯 methylphenidate	5mg（早晨和中午各 2.5mg）	10~60mg/d	需要监测血压	仅适用于预期寿命 <3 周的临终患者

疗可以缓解患者特殊的情绪、行为和社会问题,学习应对技巧,以减轻焦虑、抑郁和痛苦。国内的团体心理治疗目前发展较为成熟,研究发现团体心理治疗可以明显改善乳腺癌、肺癌、胃癌、早中期结直肠癌患者的情绪状况及生活质量。

除上述常用的治疗方法以外,对于晚期患者,许多低质量的证据支持心理治疗对抑郁改善有中等以上的效果,虽然证据力度不强,但仍可以作为重要的手段推荐使用。此外,一些专门针对晚期患者的治疗模式也在探索中,如CALM疗法、意义中心疗法、尊严疗法等。

(2)其他治疗:物理治疗具有辅助治疗肿瘤患者伴发抑郁的重要潜力,尤其对于不能或不愿服药的患者可能是将来的发展方向之一。重复经颅磁刺激(rTMS)具有安全性高、不良反应少、成本较低等优势,在成人抑郁治疗中属于高等级推荐,疗效确切。目前,已有研究初步验证在乳腺癌患者中使用rTMS的安全性和有效性,在其他肿瘤患者人群中的应用有待进一步研究。经颅微电流刺激疗法是一种能够有效改善抑郁、焦虑、失眠、疼痛等症状的物理治疗方法,同样具有安全性高的特点,在肿瘤患者中亦具有广泛的应用前景,目前仍需更多研究证据支持。此外,运动是促进抑郁情绪改善的良好策略之一,已有研究显示坚持有氧运动如太极、瑜伽等能够有效改善肿瘤患者生存质量。

三、推荐意见

1. 选择性5-羟色胺再摄取抑制剂在临床上应用广泛,具有疗效好,不良反应少,耐受性好,服用方便等特点(强推荐,高质量证据)。

2. 推荐使用米氮平改善恶性肿瘤患者的抑郁和失眠(强推荐,中等质量证据)。

3. 推荐使用米氮平改善恶性肿瘤患者恶病质、恶心和潮红等症状(强推荐,高质量证据)。

4. 抗抑郁药应从小剂量开始使用,逐渐加量,密切注意药物的不良反应(强推荐,高质量证据)。

5. 推荐氟哌噻吨-美利曲辛与阿片类镇痛药、常规止吐药联用,改善焦虑抑郁情绪的同时提高镇痛药、止吐药疗效(弱推荐,中等质量证据)。

6. 推荐运用团体心理治疗技术改善恶性肿瘤患者的情绪状况和生活质量(强推荐,高质量证据)。

7. 推荐运用心理治疗改善晚期患者的抑郁状态(强推荐,中等质量证据)。

第三节 谵 妄

一、背景

谵妄(delirium)是恶性肿瘤患者,特别是晚期恶性肿瘤患者常见的一种神经精神病症,其特征为急性注意力或意识改变,并伴随认知改变。通常为急性发作,多在晚间加重,持续时间数小时到数日不等。在住院的恶性肿瘤患者中,谵妄的患病率在15%~30%,终末期患者则达到85%,谵妄的发生影响患者的疾病进程,延长住院时间,甚至会影响其生存期,增加死亡危险,并给家属造成沉重的护理负担和心理压力。

二、证据

（一）评估工具

理想的评估工具应根据治疗目标、临床情况以及使用者（医生或护士）的情况进行选择。

护理谵妄筛查量表（Nu-DESC）常用于围手术期谵妄筛查，与患者简单交流得到的信息就能完成评估，适用于护理人员对住院患者的常规筛查，但敏感性和特异性略低。

谵妄评定方法（CAM）被认为是最有效的床旁谵妄评估工具，有很强的循证证据支持。根据四个特征来确定谵妄的诊断：精神状态的急性改变并伴有波动，注意力不集中，思维混乱，意识水平改变。CAM 包括简易版、ICU 版、3 分钟诊断版，适用于不同的临床需要。

Meagher 等开发出谵妄运动亚型检查表（DMC），用于识别激越型谵妄和淡漠型谵妄亚型。

谵妄评定量表（DRS）用于临床工作者评定躯体疾病的患者发生谵妄及其严重程度的量表。DRS 的评定基于对患者 24 小时的观察，所有与患者的访谈、精神状态检查、护士观察和家属报告的有用信息都对 DRS 的评分有帮助。

简明精神状态检查量表（MMSE）简单且容易评分，可有效检测到认知损害，但不能区分痴呆和谵妄。得分与文化程度呈正相关，即文化程度越低，得分越低。

Sands 等开发出仅有一个问题的谵妄单条目筛查工具（SQiD），由护理人员询问照顾者，研究表明具有良好的信效度。

（二）谵妄的处理

1. 非药物干预

（1）非药物干预预防谵妄：Inouye 等在《新英格兰医学杂志》上发表的一项多因素非药物干预研究发现，通过干预谵妄的 6 个核心风险因素（认知损害、睡眠剥夺、活动受限、视觉受损、听觉受损以及脱水）后，以发生谵妄作为结局指标，住院老年患者的谵妄发生率在干预组为 10%，对照组为 15%，干预组谵妄的持续时间和发作次数显著低于对照组，但两组在谵妄的严重程度上没有显著差异。Hshieh 等对谵妄的多因素非药物干预的作用进行了 Meta 分析，结果表明非药物干预可有效减少谵妄的发病率。

在肿瘤临床治疗中，Wang 等进行了一项整群随机对照试验，以确定多因素非药物干预是否能降低 281 例老年患者（270 例肿瘤患者）术后谵妄的发生率。在干预组中，谵妄高危患者接受了八项有针对性的干预：疼痛管理、睡眠辅助、营养辅助/误吸预防、补液/便秘、视力/听力辅助、缺氧改善、导管相关尿路感染预防和多种药物管理。干预组术后 7 天内的谵妄发生率明显低于对照组。

Taguchi 等在食管癌术后的患者中进行一项光照治疗的随机对照试验，与常规护理相比（600 或 1 000 流明的房间），术后光照治疗组（术后第 2～5 天，每天早上 5 000 流明，光照 2 小时）的谵妄评分显著降低。

（2）非药物干预治疗谵妄：Cole 等针对老年谵妄患者开展的两项随机临床试验，使用系统监测与多学科照护，发现干预组在约束情况、住院时间、死亡率及受照护的情况与对照组相比没有显著差异，仅在谵妄的严重程度上比对照组略低。

Flaherty 等对 148 例 65 岁以上的肿瘤患者进行非药物观察性研究，其中谵妄的患病率为 16.2%。给予这些患者使用谵妄专用病房（无约束并提供 24 小时护理），结果发现使用谵妄专用病房的患者在日常生活功能上有所改善。

我国的一项纳入 281 名老年患者（96% 为肿瘤患者）的单盲随机临床试验中，与接受常规护理的对照组相比，接受个体化、家庭参与的住院生活计划（t-HELP）的干预组患者发生术后谵妄的比例较低，住院期间身体和认知功能的下降在干预组中明显较少，并且在出院后的 30 天内持续存在。

2. 药物干预

（1）药物预防谵妄：在前期的一项小样本研究中，Boogaard 等对 ICU 中有高度谵妄风险的患者预防性给予氟哌啶醇（每 8 小时给予 1mg），结果发现对于高危患者小剂量使用氟哌啶醇是有益的。然而，Boogaard 团队最新的大样本随机对照研究则发现，在已经接受非药物干预预防谵妄的危重患者中，预防性使用氟哌啶醇既不能提高生存率，也不能减少谵妄的发生率以及与谵妄相关的危害。该研究表明，简单的预防性使用氟哌啶醇并不能解决危重患者谵妄的复杂问题。

Khan 等进行一项随机对照试验，在 135 例接受胸外科手术的患者中，与安慰剂组相比，静脉注射氟哌啶醇与安慰剂组术后谵妄发生率无统计学意义。

目前，在肿瘤临床上关于药物预防谵妄的研究较少，仅 Tanio 等开展了一项双盲、随机、对照试验，使用中药抑肝散（Yokukansan）预防胃肠癌手术后的谵妄，但研究结果为阴性。

（2）药物治疗谵妄

1）抗精神病药物：有很多研究关注非典型抗精神病药物和典型抗精神病药物治疗谵妄，但是研究人群主要集中于老年患者、围手术期及 ICU 患者，专门针对恶性肿瘤患者的研究不多。

Breitbart 等一项开放性研究，79 名住院的晚期恶性肿瘤谵妄患者，给予奥氮平（2.5～5mg，日最高剂量 20mg）治疗，76% 的患者得到有效缓解，最常见的不良反应是镇静，疗效不佳的主要因素包括年龄大于 70 岁、痴呆病史以及淡漠型谵妄。

Kim 等一项开放性研究，对 12 名恶性肿瘤谵妄患者给予喹硫平治疗（平均剂量 93.75mg/d，平均治疗时间 5.91 天），DRS 评分从 18.25 分降至 8 分，没有发现帕金森样的不良反应，不良反应是镇静与生动的梦境。

一项随机对照研究发现，与氟哌啶醇单药相比，氟哌啶醇联合劳拉西泮可以更好地改善晚期恶性肿瘤患者持续性的激越。

一项通过对纳入 9 603 人的 58 项随机临床试验的网络 Meta 分析表明，氟哌啶醇联合劳拉西泮治疗谵妄的有效率最高。

Hui 等进行的一项单中心、双盲、随机试验比较三种治疗策略处理终末期肿瘤患者谵妄的激越症状，纳入已经使用了小剂量氟哌啶醇但仍有激越症状的患者，分别进行氟哌啶醇加量、转换为氯丙嗪和氟哌啶醇联合氯丙嗪三种治疗策略。研究结果发现三种治疗策略均有效改善患者的激越症状。

Agar 等进行的一项随机对照试验，纳入了姑息治疗病房收治的轻至中度谵妄的患者,研究样本主要是接受姑息治疗的老年患者,并包括非肿瘤患者。结果发现抗精神病药物治疗与谵妄恶化、锥体外系不良反应增加和死亡率增加有关。虽然,除这项研究外其他研究都表明了抗精神病药物的有效性和安全性,但也很难推广到所有肿瘤患者。因此提醒我们,对于特殊人群,需要权衡抗精神病药物的收益与潜在的危害。

2)其他药物:Maeda等在一项多中心前瞻性观察研究发现曲唑酮给药3天后,DRS总分显著改善。Okumura等调查了日本136名综合医院精神病学家,结果发现超过30%的专家推荐曲唑酮作为淡漠型谵妄的一线口服药物。

Wu等进行的Meta分析结果显示,劳拉西泮在谵妄治疗反应率方面没有优于安慰剂。Breitbart等人进行的一项随机对照试验评估氟哌啶醇、氯丙嗪和劳拉西泮治疗谵妄的疗效。结果发现劳拉西泮组患者均出现不良事件,包括谵妄加重和过度镇静。

尽管关于精神科药物治疗谵妄的研究有很多,但应该注意到这些研究的局限性。当患者过度激越、精神症状突出或者对自身及他人有潜在危险时,应予药物治疗。肿瘤患者谵妄的常用药物,如表8-4。

表8-4 肿瘤患者谵妄的常用药物

药物	剂量范围	优缺点
抗精神病药物		
氟哌啶醇	0.5~2.0mg, p.o./i.m./i.v., q4~12h	i.v. 途径是 p.o. 作用的 2 倍,不良反应较少,对严重激越患者可 2~5mg, i.m. 或 i.v. 缓慢滴注 4 小时以上

续表

药物	剂量范围	优缺点
氯丙嗪	25～100mg, p.o./i.m./i.v., q4～12h	强镇静作用, 可持续静脉滴注, 监测血压
奥氮平	2.5～5.0mg, p.o., q12～24h	对恶性肿瘤患者有效, 镇静作用较强
喹硫平	12.5～50mg, p.o., q12h	合并用药安全, 过度镇静
苯二氮䓬类药物		
劳拉西泮	0.5～4.0mg, p.o., q4～12h	与抗精神病药一起使用, 单独使用可能加重谵妄
抗抑郁药		
曲唑酮	25～100mg, p.o., q.n.	抗胆碱能和锥体外系副作用轻

注: p.o.= 口服; i.m.= 肌内注射; i.v.= 静脉滴注; q.n.= 每晚

3. 纠正谵妄的病因　纠正谵妄的病因是对谵妄的预防和治疗, 如抗感染治疗、纠正代谢紊乱、调整抗癌治疗方案等。需要注意的是, 阿片类药物和苯二氮䓬类药物通过降低警觉性可引起谵妄, 如果怀疑是阿片类药物或苯二氮䓬类药物引起的谵妄, 应逐步撤除阿片类药物和苯二氮䓬类药物, 突然撤除可引起过度警觉, 也导致谵妄。此外, 一系列研究也发现, 对于阿片类药物导致的谵妄, 进行阿片轮替可显著改善谵妄症状以及逆转谵妄。

三、推荐意见

1. 推荐根据临床实践需要, 选择不同的评估工具(强推荐, 高质量证据)。

2．推荐护理谵妄筛查量表（Nu-DESC）作为肿瘤患者谵妄筛查工具（弱推荐,中等质量证据）。

3．推荐谵妄评定方法（CAM）作为谵妄诊断工具（弱推荐,中等质量证据）。

4．推荐谵妄评定量表（DRS）作为评估谵妄严重程度工具（弱推荐,中等质量证据）。

5．推荐使用多因素非药物干预用于肿瘤患者谵妄的预防（强推荐,高质量证据）。

6．不建议使用抗精神病药物作为肿瘤患者谵妄的预防用药（强推荐,中等质量证据）。

7．推荐短期使用小剂量抗精神病药物治疗肿瘤患者谵妄症状,密切监测可能的不良反应,特别是老年患者（强推荐,高质量证据）。

8．氟哌啶醇是临床和研究经验最多的抗谵妄药物,推荐使用低剂量（0.5～2mg）（强推荐,高质量证据）。

9．推荐氟哌啶醇联合劳拉西泮改善肿瘤患者激越型谵妄（强推荐,高质量证据）。

10．推荐曲唑酮用于淡漠型谵妄（弱推荐,低质量证据）。

11．不建议苯二氮䓬类药物单独用于谵妄患者（强推荐,低质量证据）。

12．推荐进行阿片类药物轮替以改善阿片类药物引起的谵妄（强推荐,中等质量证据）。

13．推荐通过保持良好睡眠模式与睡眠节律,监测营养状况,监测感知缺陷,提供视觉和听觉帮助,鼓励活动采管理谵妄（强推荐,高质量证据）。

第四节 自 杀

一、背景

自杀是全球重要的公共卫生问题，也是肿瘤学的重要问题。世界卫生组织将自杀定义为自发完成的、故意的行动后果，行为者本人完全了解或期望这一行动的致死性后果。按自杀行为的结局分为自杀未遂和自杀死亡。自杀行为包括四个心理过程，分别是自杀意念、自杀计划、自杀准备、自杀行动。

国外研究显示，肿瘤患者自杀的危险性是普通人群的 2 倍，预后较差的恶性肿瘤患者和诊断后最初一年的恶性肿瘤患者的自杀死亡率分别比普通人群高出约 3.5 倍和 3 倍。Meta 分析显示，肿瘤患者自杀死亡总发生率为 39.72/10 万，男性（57.78/10 万）高于女性（14.47/10 万），食管癌的自杀率最高（87.71/10 万），亚洲的自杀率最高（61.02/10 万），大洋洲的自杀率最低（24.07/10 万），中国恶性肿瘤患者自杀率为 63.17/10 万。北京大学肿瘤医院开展的一项全国范围的多中心调查显示，肿瘤患者有自杀意念的患者比例为 21%，而中国普通人群的自杀意念比例只有 3.9%。

二、证据

（一）评估工具

1. 护士用自杀风险评估量表（NGASR）是由英国学者 Cutcliffe 等在临床实践基础上编制的用于精神科评估自杀

风险的他评量表。该量表根据自杀相关的危险因素筛选出
15项自杀风险预测因子,并且根据各自杀因子与自杀的相
关性给予其不同的权重赋值。测试时只要个体存在预测因
子就给予表格中的相应得分,根据总分评估决定自杀风险
的严重程度以及应采取的相应处理等级。

2．简明国际神经精神访谈(MINI)自杀筛选问卷,
MINI是由美国和欧洲的精神病学家和临床医生发明,是
针对《美国精神障碍诊断与统计手册(第4版)》和《国际疾
病分类(第10版)》中精神疾病的一种简式结构式诊断访谈
问卷。

3．失志量表(DS) 亦称志气缺失量表,该量表由
Kissane等编制,共24个条目,包含5个维度:无意义感、
烦躁不安感、沮丧感、无助感和失败感。失志与肿瘤患者
自杀有密切关系。Kissane将失志定义为人在面临死亡时
所产生的特殊心理状态,包括沮丧、无望以致丧失生存意
志,当他们无法找到继续生存的意义和价值时,可能会产
生自杀的想法。

(二)评估原则

自杀风险是指一个人采取自杀行动的可能性大小。对
患者自杀风险进行评估是预防自杀的重要环节和组成部
分,其主要目的是筛查出自杀意念的高危人群,从而进行
相应的预防干预。对个体自杀危险性的评估包括对自杀
危险因素的评估、自杀意念和采取自杀行为可能性大小的
评估,以及对自杀态度的评估。根据评估可将自杀分为:
①高危,有强烈自杀的意念和严重的自杀行为;②中高度
危险,事情已安排妥,计划好要自杀,随时都有危险性;
③中度危险,有自杀计划,还没有机会去实施;④低度危

险,只有想法暂无行动。

(三)评估内容

对于肿瘤患者的自杀企图和自杀意念的评估,一般采用开放式的临床访谈收集信息,可以从以下几个方面进行评估:①自杀意念的访谈,询问患者是否有自杀意念;②与疾病和治疗相关的评估;③情绪和精神状况的评估;④行为的评估;⑤个性特征的评估;⑥社会资源的评估。质性研究显示,可以通过评估患者有关既往自杀企图、当前的自杀计划、尝试自杀的概率和预防因素这四个方面的问题来确定患者的自杀风险。

评估有自杀意念的患者时,医师不必忌讳与其直接讨论自杀问题,应坦率交谈与分析,这样会降低自杀的危险性而不会促进自杀。在评定之初,至关重要的是建立相互信任的关系与自由交谈的气氛,给予真诚的关怀、同情与支持,尊重患者的人格与隐私才能获得对方的信任。根据病史和访谈,特别注意是否患有抑郁障碍、酒精依赖和人格障碍,重视精神疾病既往史。既往有自杀行为是将来自杀行为的最佳预测因子,要注意询问患者既往有无自杀行为。

评估时还要关注患者是否存在失志或志气缺失综合征的问题,可以用失志量表评估。志气缺失综合征(demoralization syndrome)是恶性肿瘤患者的一种负性心理状态,包括持久的不能胜任感、无助、无望、无意义感和低自尊,核心症状是主观无法胜任,即患者有被困感和无助感,主要表现是无意义感。志气缺失综合征对肿瘤患者的生活质量、应对方式和尊严等有很大的负面影响,甚至引发患者的自杀意念。志气缺失综合征在恶性肿瘤患者的发生率为 39.1%~47%。志气缺失综合征与自杀之间的关联比抑郁与自杀的关联更高，但在临床中常常被忽视或与抑郁相混淆。

（四）干预

1. 药物干预　识别患者存在的自杀危险因素有助于临床医生制定更有针对性的预防、干预和治疗计划。自杀的危险因素包括重度抑郁，控制欠佳的症状（如疼痛）、无望、疾病预后差、肿瘤分期晚，以及恶性肿瘤确诊后 1 年内等。观察性研究显示，抗抑郁药物可以降低抑郁患者的自杀率。患重度抑郁的恶性肿瘤患者是自杀的高危人群，应积极给予抗抑郁治疗。如能及时发现并早期给予治疗，可降低自杀率。药物干预还包括使用规范化的止痛治疗改善恶性肿瘤患者的疼痛，使用抗焦虑药改善患者的焦虑，使用抗精神病药改善患者的谵妄或精神病性症状，如幻觉、妄想等，帮助患者减轻症状带来的痛苦，有助于降低患者的自杀风险。

2. 非药物干预

（1）一般性干预措施：对于有自杀意念或行为的患者建议住院治疗；对于有自杀意念的患者，要避免其在住院期间或在家接触到药物或其他危险品；家人或朋友应密切注意并监护患者安全。

（2）心理治疗

1）尊严疗法（dignity therapy）：该疗法认为终末期患者尊严的三个主要范畴包括，与疾病相关的忧虑、维护尊严的方法及社会尊严。一项系统综述研究显示，尊严疗法帮助晚期恶性肿瘤患者增加尊严感、意义感和目标感，该系统综述中纳入的一项随机对照研究显示，尊严疗法可以改善终末期患者的焦虑、抑郁,延长生存期。

2）意义疗法（MCP）：Breitbart 等的随机对照研究显示,意义疗法可以帮助晚期恶性肿瘤患者维持和增强意义感,改善患者的灵性痛苦,减轻抑郁,减少患者对死亡的焦虑和渴求。

3）癌症管理和生命意义治疗（CALM）：帮助患者察觉人生意义和目的,面对死亡的相关议题。Rodin 等的随机对照研究显示 CALM 治疗能改善肿瘤患者的抑郁症状,帮助患者做好终末期准备。

4）其他形式的心理治疗：系统综述显示,认知行为治疗和辨证行为治疗可以减少自杀意念,但缺乏在肿瘤患者中相关应用的证据。随机对照研究显示,正念认知治疗（MBCT）可显著降低肿瘤患者的自杀意念和死亡焦虑。

三、推荐意见

1. 推荐评估患者有关既往自杀企图、当前的自杀计划、尝试自杀的概率和预防因素这四个方面的问题来确定患者的自杀风险（强推荐,低质量证据）。

2. 推荐使用抗抑郁药物降低抑郁的患者的自杀率（强推荐,中等质量证据）。

3. 推荐使用尊严疗法帮助晚期肿瘤患者增加尊严感、意义感和目标感,改善患者的焦虑抑郁（强推荐,高质量证据）。

4. 推荐使用意义疗法改善晚期肿瘤患者的灵性痛苦,减轻患者的抑郁,减少对死亡的焦虑和渴求（强推荐,高质量证据）。

5. 推荐使用 CALM 治疗改善晚期肿瘤患者的抑郁症

状,帮助患者做好终末期准备(强推荐,高质量证据)。

6. 推荐使用正念认知治疗降低肿瘤患者的自杀意念和死亡焦虑(强推荐,高质量证据)。

7. 推荐使用认知行为治疗和辨证行为治疗可以减少自杀意念(弱推荐,低质量证据)。

第五节 失 眠

一、背景

失眠(insomnia)是指尽管患者有足够的睡眠机会和睡眠环境,但仍难以开始或维持睡眠,对睡眠时间和/或质量感到不满足,影响日间社会功能的一种主观体验。失眠的主要临床表现:入睡困难(入睡潜伏期超过 30 分钟),睡眠维持障碍(整夜觉醒次数≥2 次、觉醒持续时间延长),早醒(比往常早醒 2 小时以上),睡眠质量下降,睡眠后不能恢复精力以及总睡眠时间减少(通常少于 6 小时)。失眠是成人肿瘤患者常见的症状之一。研究显示,肿瘤患者失眠的发生率为 25%~59%,是普通人群的 2~3 倍。长期失眠给患者带来更多的负性情绪(如抑郁、焦虑)和躯体症状(如疲劳、疼痛)以及生活质量下降。有研究显示,肿瘤相关的失眠也与白天功能受损、免疫功能下降甚至死亡率增加有关。此外,睡眠障碍与癌症的关系也很复杂,一项 Meta 分析发现,睡眠时间不足和过度、失眠症状和夜间睡眠类型都能显著预测患癌风险增加。这一发现强调了有必要将睡眠障碍作为评估恶性肿瘤易感性的独立风险因素。

二、证据

（一）失眠的病因

失眠的病因十分复杂。有研究得出结论，导致肿瘤患者失眠的原因可能是疼痛、焦虑、抑郁、疲乏、阿片类药物的使用以及肿瘤治疗及其副作用。

疼痛是影响肿瘤患者睡眠的重要因素之一。研究显示，有90%的慢性疼痛患者会出现失眠。疼痛影响睡眠的机制尚不完全明确，疼痛和睡眠互相影响，睡眠减少也会导致疼痛阈值下降。阿片类药物有镇静作用，会干扰睡眠结构，服用美沙酮和吗啡会减少快速眼动睡眠和慢波睡眠，增加夜间觉醒次数。肿瘤患者的焦虑、抑郁情绪也会影响睡眠。焦虑患者多表现为入睡困难和频繁觉醒，抑郁患者多表现为早醒。此外，随着早期诊断和肿瘤治疗的进步，肿瘤患者的生存率显著提高，死亡率降低，但肿瘤治疗本身也带来了一定的副作用，其中睡眠障碍是最为常见的副作用。据报道，80%的肿瘤患者认为睡眠问题是由癌症治疗引起的。对乳腺癌患者进行的一项Meta分析结果显示，在开始抗癌治疗后的几个月内，睡眠质量有所提高，但在前4个月后，睡眠质量开始变差，并持续下降，直到随访结束。一项纳入962例肿瘤患者的研究发现，59%的患者在手术前出现失眠，随着时间的推移失眠症状好转。结直肠癌患者手术后1个月时失眠的发生率较高，在3个月时逐步恢复到手术前水平。另一项系统综述发现，接受更有效治疗（尤其是化疗）的肿瘤患者睡眠障碍更严重。一项对睡眠质量的纵向前瞻性评估结果显示，在癌症患者进行辅助化疗的所有时间点，睡眠质量普遍较差（PSQI≥5）。此外，也有研究发现，患者在放疗前以及放疗开始后的前几周报告的睡眠问题最多。

（二）评估工具

一项系统综述和 Meta 分析提出，肿瘤患者失眠的评估包括主观评估（如匹兹堡睡眠质量指数、失眠严重程度指数、Epworth 睡眠量表、共识睡眠日记）和客观评估（如多导睡眠图监测，双频谱指数、睡眠活动记录仪），以了解肿瘤患者的睡眠质量状况。

1. 匹兹堡睡眠质量指数（PSQI）是评估睡眠质量常用工具之一。PSQI 是自我报告的问卷，用于评估 1 个月内的睡眠质量。PSQI 有 19 个项目，包括 7 个组成部分，包括主观睡眠质量、睡眠潜伏期、睡眠持续时间、睡眠效率、睡眠障碍、药物使用和日间功能障碍。PSQI 的得分范围从 0～21，得分越高，睡眠质量越差；总分高于 5 分被称为睡眠不良。

2. 失眠严重程度指数量表（ISI）用于评估最近两周失眠的严重程度。共 7 个题目，每项按 0～4 评分，总分 0～28 分，分数越高表示失眠越严重。0～7 分表示无失眠，8～14 分表示亚临床失眠，15～21 分表示中度失眠，22～28 分表示重度失眠。

3. 阿森斯失眠量表（AIS）用于评估最近 1 个月的失眠症状及睡眠质量与生命质量之间的关联。共 8 个条目，每项按 0～3 评分，总分 0～24 分。得分<4 分，无失眠；得分 4～6 分，可疑失眠；得分>6 分，失眠。

4. 多导睡眠图监测（PSG）：是在整夜睡眠过程中，连续并同步记录脑电、呼吸等十余项指标，记录次日由仪器自动分析后再经人工逐项核实。对于一般失眠的肿瘤患者，不必作为常规检查项目，但可以为慢性失眠的鉴别诊断提供客观依据,为选择治疗方法及评估疗效提供重要参考信息。

（三）失眠的治疗

1. 总体原则　国内针对成人肿瘤患者失眠诊疗的专家建议,肿瘤患者失眠的治疗首先针对病因治疗,在抗肿瘤治疗的同时,对失眠给予必要的处理。

2. 非药物干预　失眠认知行为治疗(CBT-I)已被证实可由经过培训的治疗师通过个人、团体、电话或线上形式提供,对改善失眠有效,可作为普通人群失眠的标准化管理,同时对肿瘤患者的失眠也有良好的效果。有研究显示,CBT-I 是针对肿瘤患者失眠的有效行为疗法,CBT-I 是一种多模式干预,结合了多种认知和行为治疗元素,通常包括认知结构调整（如纠正关于睡眠的不恰当想法和信念）、睡眠卫生教育、刺激控制、睡眠限制和放松训练。一项纳入 1 523 名参与者在内的 16 项研究的系统综述和网络 Meta 分析表明,CBT-I 对改善肿瘤患者失眠的严重程度（$MD=-4.98$ 分,$95\%\ CI: -5.82\sim-4.14$）,睡眠效率（$MD=7.62\%$,$95\%CI: 5.82\%\sim9.41\%$）,睡眠潜伏期,夜间觉醒次数,总睡眠时间是有效的,团体 CBT-I 可能在短期随访中对失眠的治疗效果最好,但需要从提供长期随访数据的高质量大规模试验中获得更有力证据。一项关于认知行为治疗改善乳腺癌患者失眠的 Meta 分析也显示了 CBT-I 可以有效治疗失眠的证据,但由于获得资格认证的治疗师数量有限,这些干预措施未得到广泛应用。

一项系统回顾和 Meta 分析探讨了针灸治疗肿瘤患者失眠的有效性和安全性。研究显示,针灸对睡眠有益,且未发生严重不良事件。在接受积极抗肿瘤治疗的患者中,针灸治疗组的匹兹堡睡眠质量指数（PSQI）总分

（$MD=-1.92$，$95\%CI$：$-3.25\sim-0.59$，$P=0.005$）显著下降。真针灸和假针灸对干预后 PSQI 评分变化的改善效果相似（$MD=0.68$，$95\%CI$：$-2.44\sim1.07$，$P=0.44$）。与艾司唑仑相比，手针（manual acupuncture）对干预后 PSQI 评分变化的改善效果相似（$RR=0.94$，$95\%CI$：$0.87\sim1.01$，$P=0.09$），并且在干预后 1 周的随访中，有效率明显高于艾司唑仑（$RR=1.25$，$95\% CI$：$1.10\sim1.43$，$P=0.000\ 9$）。所有报告的针灸相关不良事件的严重程度均为轻度或中度。因此，针灸对肿瘤患者的失眠有很大的治疗潜力，有必要通过更多的严格设计和更大样本量的研究来验证针灸治疗肿瘤患者失眠的有效性和安全性，尤其是具有严重失眠的患者。据报道，穴位刺激如指压也有助于改善肿瘤患者的睡眠障碍。

一项关于运动和身心锻炼改善乳腺癌患者在治疗中和治疗后的睡眠障碍的系统综述发现，改善肿瘤患者睡眠的方法各不相同，如散步、有氧运动、抗阻力运动等体育锻炼，或与瑜伽、太极和气功等身心锻炼相结合，都可以改善肿瘤患者的睡眠质量。

3. 药物干预　根据 2021 年发表的《成人癌症患者失眠诊疗专家建议》，肿瘤患者失眠的药物干预可参照普通人群失眠的治疗。相关研究也提出，肿瘤相关失眠采用的药物治疗，包括苯二氮䓬类受体激动剂、具有镇静作用的抗抑郁药和非典型抗精神病药、抗组胺药和褪黑素受体激动剂等，但由于药物的不良反应，包括镇静、药物耐受、认知损害、药物依赖和成瘾等，使其在使用中受到限制。

The Lancet 发表的一项关于成人失眠的急性期和长期治疗的药物疗效及安全性比较的 Meta 分析，纳入了 154 项随机、双盲、对照试验（包括 30 项干预措施，44 089 名参

与者)。结果发现,就急性治疗而言,苯二氮䓬类药物、右佐匹克隆、唑吡坦和佐匹克隆比褪黑素、扎来普隆以及安慰剂更为有效。与安慰剂相比,佐匹克隆和唑吡坦因不良事件导致的脱落率更高,佐匹克隆的脱落率高于右佐匹克隆。在研究终点,出现副作用的个体数量方面,苯二氮䓬类药物、右佐匹克隆、唑吡坦和佐匹克隆比安慰剂、多虑平和扎来普隆出现的副作用更多。在长期治疗方面,右佐匹克隆比唑吡坦及安慰剂更有效。因此,右佐匹克隆具有良好的疗效,但可能存在药物不良反应。多塞平、扎来普隆的耐受性良好,但缺乏相关疗效的数据,无法得出确切结论。另外,许多药物(包括苯二氮䓬类药物、曲唑酮等)对急性期失眠是有效的,但耐受性差,或缺乏长期疗效的数据。

一项关于不同种类镇静催眠药在治疗成人失眠的疗效和耐受性的系统综述和网络 Meta 分析发现,食欲素受体拮抗剂在缩短入睡时间、减少入睡后的清醒时间、增加睡眠总时长和提高睡眠效率方面效果最好。其中,莱博雷生和达利雷生(国内尚未上市)在改善入睡时间、入睡后的清醒时间和睡眠总时长等方面比安慰剂效果更好,且具有良好的耐受性。非苯二氮䓬类药物在改善入睡时间、入睡后清醒时间、睡眠总时长和睡眠效率方面比安慰剂更有效,但具有更高的安全风险。其中,扎来普隆和右佐匹克隆分别在增加睡眠总时长和提高睡眠效率上更有效。此外,褪黑素受体激动剂对入睡困难可能有效,且具有良好的安全性。然而,所有药物的长期不良反应尚不清楚。

三、推荐意见

1. 推荐对肿瘤患者的失眠进行主观评估(如匹兹堡睡

眠质量指数、失眠严重程度指数、Epworth 睡眠量表、共识睡眠日记)和客观评估(如多导睡眠图监测,双频谱指数、睡眠活动记录仪),以了解肿瘤患者的睡眠质量状况(强推荐,高质量证据)。

2. 推荐使用失眠认知行为治疗作为肿瘤患者失眠的有效行为疗法(强推荐,高质量证据)。

3. 推荐使用针灸治疗改善肿瘤患者的失眠(强推荐,高质量证据)。

4. 推荐使用运动和身心锻炼改善肿瘤患者在治疗中和治疗后的睡眠障碍(强推荐,高质量证据)。

5. 肿瘤相关的失眠采用药物治疗包括苯二氮䓬类受体激动剂、具有镇静作用的抗抑郁药和非典型抗精神病药、抗组胺药和褪黑素受体激动剂等,但在使用过程中需要注意药物的不良反应(弱推荐,中等质量证据)。

6. 推荐右佐匹克隆作为失眠的急性期和长期的治疗药物,但需要注意药物不良反应(弱推荐,中等质量证据)。

7. 食欲素受体拮抗剂(国内尚未上市)具有缩短入睡时间、减少入睡后的清醒时间、增加睡眠总时长和提高睡眠效率的优势,且具有良好的耐受性(弱推荐,中等质量证据)。

第六节　癌　痛

一、背景

WHO 和国际疼痛研究协会把疼痛定义为:"疼痛是组织损伤或潜在组织损伤所引起的不愉快感觉和情感体验。"2016 年有学者建议将疼痛定义更新为:"疼痛是一种与实际或潜在的组织损伤相关联的包括了感觉、情绪、认知和社会成分的痛苦体验。"从之前的感觉、情绪两个维度变为新增认知和社会维度在内的四个维度。2023年发表的一篇系统性综述评估了肿瘤患者在所有治疗阶段的疼痛和疼痛严重程度的发生率,结果发现癌痛的发生率为44.5%,其中中重度疼痛的发生率为30.6%,进展期、转移性或终末期癌痛的发生率为54.6%。

根据疼痛与肿瘤及治疗的关系,WHO将癌痛分为四类,分别为肿瘤侵犯所致疼痛、抗肿瘤治疗所致疼痛、与肿瘤相关的疼痛以及与肿瘤或治疗无关的疼痛。

癌痛会引发一系列的心理反应,如焦虑、抑郁等不良情绪,甚至精神障碍。癌痛最严重时可导致患者会出现自杀,癌痛不能有效控制是肿瘤患者发生自杀行为或产生自杀观念的主要因素。有研究表明,69%的公众相信癌痛会导致一个人产生自杀的想法。大部分出现自杀的癌痛患者有未控制的疼痛。研究显示,50%~70%的肿瘤患者忍受着无法控制的疼痛,容易导致患者出现焦虑、抑郁、自杀倾向,患者对疼痛的恐惧大于对自己死亡的恐惧。在剧烈疼痛下,肿瘤患者会希望自己提前死亡。

二、证据

(一)评估

《癌症相关性疼痛评估中国专家共识(2023版)》指出,癌痛评估是疼痛得到合理、有效治疗的前提,首次接诊肿瘤患者时必须筛查和评估疼痛即"首诊评估",同时遵循"常规、量化、全面、动态"的评估原则。通过评估做出疼痛诊断,包括疼痛强度(轻度、中度、重度),疼痛病因(肿瘤、肿瘤治疗、肿瘤无关)和疼痛机制,类型及性质(癌症相关神经病理性疼痛、骨转移癌痛、癌性内脏痛和暴发痛)。

有关癌痛管理的国内外众多指南推荐最常用的筛查评估工具为数字评分法(NRS),对于儿童、老人、文化差异较大、意识障碍等无法顺利语言沟通者可应用面部表情评分法 - 改良版(FPS-R)。Ware 等的研究认为,FPS-R 可作为认知受损患者的首选评估方法,且其可靠性高于 NRS。《中国恶性肿瘤疼痛诊疗规范指南》推荐,癌痛患者完成FPS-R 筛查后需要进行进一步的全面评估,简明癌痛评估量表(BPI)是一种较为常用的评估工具,BPI 评估癌痛本身及其对患者情绪、睡眠、活动能力、食欲、日常生活、行走能力、与他人交往等生活质量的影响。Ronald 等的研究提示,大多数患者可以在 15 分钟内完成量表回答,患者接受度较好。Tittle 的一项纳入 159 例手术治疗和 229 例内科治疗恶性肿瘤患者的研究显示,对这些患者分别进行 1次 BPI 和 3 次视觉模拟评分法(VAS)评估,应用于术后患者或内科治疗患者,结果显示内科治疗组($r=0.95$)和手术组($r=0.97$)的可靠性指数均较高,研究认为 BPI 的可靠性与准确性值得信任。Harris 等的研究发现,研究者应用 BPI对 199 例骨转移患者放疗后进行评估,评估放疗对骨转移痛的疗效,通过 BPI 了解这些患者放疗后的癌痛程度,并结合放疗的照射部位,发现放疗前 2 个月癌痛评估包括最痛评分、平均疼痛评分、评估时疼痛评分,初始中位评分分别为 8 分、5 分、3.5 分,放疗 2 个月后中位评分分别为 4分、2 分、1 分,患者的癌痛评分显著降低($P<0.002\,1$)。虽然以上研究不是随机对照研究,但证实了 BPI 的可靠性,并且癌痛通过干预可以有效降低疼痛的程度。

国际疼痛学会在《国际疾病分类（第11版）》(ICD-11)慢性疼痛系统分类里，要求除了对患者疼痛的持续时间和发作特征进行评估以外，还要求对其心理社会应激程度进行评估，包括认知（灾难性思维、过度担忧），情绪（恐惧、易怒、失望、绝望），行为（失眠、回避），社会（失业、人际关系）等。评估患者的心理痛苦水平；评估患者的精神状况，是否存在精神障碍，如焦虑、抑郁障碍；评估患者获得家庭和社会支持的程度；了解患者既往的精神病史；了解疼痛控制不佳的风险因素，如药物滥用史、神经病理性疼痛等。如果癌痛持续存在，会比其他任何症状更容易引起患者的心理和精神障碍，而不良情绪反过来也会明显加重患者对疼痛的感知和体验，形成恶性循环。

（二）干预

1. 非药物干预　一项 Meta 分析表明，心理社会干预对癌痛的严重程度以及疼痛带来的困扰均有中等程度的效应，支持将心理社会干预作为癌痛管理多学科模式的一部分。

（1）认知-行为技术：可用于癌痛管理，包括意向性想象、认知分离与认知关注，被动性放松、渐进性肌肉放松、生物反馈、催眠以及音乐治疗等。治疗目标为指导患者体验自我控制疼痛的感受。有些技术的核心是认知，关注认知与思维过程；有些技术则是通过改善行为的模式来帮助患者应对疼痛。一项在乳腺癌患者人群中开展的随机对照研究表明，基于正念的认知疗法可有效稳定疼痛，是乳腺癌患者疼痛康复的有效手段。癌痛的自我管理是指癌痛患者决定控制疼痛的过程，通过解决引起疼痛相关问题来提高自我效能感，并通过与医疗专业人员的合作将缓解疼痛的策略融入到日常生活当中。一项系统性综述显示，自我管理可以改善癌痛患者的生活质量以及获得疼痛相关知识。

（2）放松技术：肌肉紧张、自主唤醒以及精神痛苦会加剧疼痛。数项技术可用于达到精神与躯体放松状态。一些特定的放松技术，包括被动式放松，集中注意力于温暖的感受可以减少身体的紧张感、渐进性的肌肉放松（包括先主动紧张肌肉再体验放松感）、冥想放松技术等。其他同时包含行为与认知的技术包括催眠、生物反馈、音乐治疗等。一项随机对照研究显示，催眠和放松干预可以减轻癌症幸存者的疼痛、疼痛相关后遗症和焦虑症状，催眠干预还能改善患者的疲乏及睡眠障碍。

2.药物干预　1986年，WHO疼痛治疗委员会在意大利米兰成立，并首次提出癌症三阶梯止痛治疗原则，即临床上应根据患者的疼痛程度和原因，按三阶梯原则恰当地选择止痛药物。随后，三阶梯止痛原则也在临床实践中不断得到丰富与发展。一些研究也显示，在中度疼痛患者中使用强阿片类止疼药也取得了较好效果，而不局限使用弱阿片类药物。Baker等的一项研究将240例中度癌痛患者随机分为低剂量吗啡组与弱阿片组，两组NRS评分降低20%的患者分别为88.2%和57.7%，风险比为6.18（95%CI：3.12～12.24，$P<0.001$），而且低剂量吗啡组早在治疗后第1周就可使癌痛减轻，提示低剂量吗啡比弱阿片类药物控制中度癌痛具有更好的效果。另外，3项临床研究对WHO第二阶梯药物进行了评价，然而这些研究均有明显的方法学缺陷，并存在统计学效力不足及选择性偏倚等问题。从总体上看，尽管这些研究提供的证据有

限,但对未曾服用过阿片类药物的患者,可以考虑给予低剂量口服吗啡镇痛,其中有些患者可能会取得优于第二阶梯药物的疗效。众所周知,阿片类药物的常见副作用包括恶心呕吐、便秘、镇静、头晕、幻觉和呼吸抑制等;在极少数情况下,也可能发生痛觉过敏;其他的一些副作用还包括内分泌变化,如雄激素缺乏、骨质脱钙等。调查显示,在接受阿片类药物治疗的肿瘤患者中,高达 77% 的患者报告至少有一种阿片类药物副作用(主要是便秘和恶心);有 10%~20% 的患者因为副反应需要改变治疗方案。

精神科药物在癌痛的管理中也有着重要的应用。精神科药物具有独立的止痛作用,可以在三阶梯的全部阶梯中使用。常用的精神科药物包括抗抑郁药、抗癫痫药、精神兴奋剂、抗精神病药物等,其中多数药物针对神经病理性疼痛的治疗。

(1)抗抑郁药通过一系列机制,包括抗抑郁作用、增强阿片类止痛药作用以及直接的止痛作用等机制达到止痛作用。一项系统综述和 Meta 分析发现,在阿片类药物中添加抗抑郁药或抗惊厥药比单独使用阿片类药更能减轻疼痛强度。有证据表明,三环类抗抑郁药具有特定的止痛作用,被用于治疗慢性神经痛以及非神经病理性疼痛综合征。阿米替林是研究最多的用于疼痛综合征的三环类抗抑郁药。此外,目前的 SNRIs 类抗抑郁药,如文拉法辛、度洛西汀等,均是有效的联合止痛药。一项随机对照试验招募了 70 名阿片类药物和普瑞巴林联合治疗控制不良的神经病理性疼痛患者,并将他们随机分为度洛西汀组和安慰剂组,在度洛西汀组中,更多的患者报告疼痛减轻。

（2）抗惊厥药：可治疗针刺样、痛觉敏感等特征的神经病理性疼痛。目前使用最广泛的有加巴喷丁和普瑞巴林，安全性相对较高，药物交互作用小。国内外多个指南均推荐抗惊厥药为改善神经病理性疼痛的一线用药。一项系统综述和 Meta 分析也表明，加用抗惊厥药比单独使用阿片类药更能减轻患者疼痛强度。

（3）抗精神病药物：一篇系统性综述显示，非典型抗精神病药中仅有奥氮平在纤维肌痛和头痛 / 偏头痛中显示出一定的疗效，但综述中只有 1 项随机对照试验，其他的非典型抗精神病药，如喹硫平等，未显示出对疼痛有效，还需要更多的证据来证明奥氮平的疗效。在使用时应该注意评估患者的意识状态，权衡阿片类药物的使用剂量。

三、推荐意见

1. 首次接诊肿瘤患者时筛查和评估疼痛，同时遵循"常规、量化、全面、动态"的评估原则（强推荐，高质量证据）。

2. 推荐在癌痛治疗中遵循 WHO 三阶梯止痛原则，药物治疗包括强阿片类药物、弱阿片类药物、非甾体抗炎药以及抗抑郁药物、抗癫痫药物、糖皮质激素等辅助镇痛药物。应积极处理止痛药物相关恶心、呕吐、便秘等不良反应。中、重度，急、慢性癌痛均应行积极的阿片类药物滴定（强推荐，高质量数据）。

3. 合理使用精神科药物作为多学科模式镇痛的一部分（强推荐，高质量数据）。

4. 心理社会干预作为多模式镇痛的一部分（强推荐，高质量数据）。

第七节 癌症相关性疲乏

一、背景

癌症相关性疲乏（CRF）是一种令人痛苦的、持续的主观感受，由肿瘤本身或抗肿瘤治疗所致的躯体、情感和／或认知上的疲惫或耗竭感，这种疲乏与近期的活动量不成正比，并影响患者的日常功能。这是一种常见而又容易被忽略的症状，是肿瘤常规治疗过程中最常见的不良反应，增加了患者在疾病过程的症状负担，明显降低了患者的总体生活质量。

二、证据

（一）发生情况

CRF 的发生情况受多种因素影响。一项基于严重程度的 CRF 发生率的系统综述和 Meta 分析显示，CRF 的总体发生率为 43.0%，其中轻度 CRF 的发生率为 70.7%。值得注意的是，患者自我报告的重度 CRF 比医生评估的高出 20 倍（23.6% *vs.* 1.6%）。此外，女性患者的重度 CRF 比男性高出 1.4 倍。

一项关于肿瘤幸存者中 CRF 患病率、严重程度和危险因素的系统综述和 Meta 分析显示，当前就业的癌症幸存者中有 42.2% 经历了 CRF。该群体中的疲乏严重程度显著高于无癌症的工作者[标准化均数差（*SMD*）= 0.67]，但低于之前从事工作但目前未就业的癌症幸存者（*SMD* = 0.72）。

一项关于青少年和年轻成人（AYA）肿瘤患者与非肿

瘤患者报告疲乏的系统综述和 Meta 分析的结果显示,与非肿瘤患者对照组相比,肿瘤患者组的平均疲乏分数增加了12.5 分(0～100 计分,数字越高表示疲乏程度越严重),统计上显著且在临床上有意义。

一项 Meta 分析评估了接受抗体偶联药物(ADC)治疗的乳腺癌幸存者中疲乏的发生率。在 ADC 单药治疗期间,所有级别的 CRF 发生率为 39.84%。在亚组分析中,德曲妥珠单抗引起的疲乏发生率最高,所有级别 CRF 的发生率为 47.05%。与之相比,恩美曲妥珠单抗引起的所有级别 CRF 的发生率为 35.17%,是 ADC 中最低的。

(二)CRF 的相关因素

CRF 发病机理目前尚未完全清晰,因此,危险因素涉及多个维度。

一项关于导致肿瘤患者 CRF 的相关因素的系统综述识别了各种可逆和不可逆的因素,包括社会人口学、临床治疗相关、血生化标志物相关、遗传、行为、并发症状相关和心理相关因素。其中,28% 的研究报告认为,抑郁是CRF 的重要因素,其次是疼痛(17%)、身体状况(16%)、化疗(15%)和焦虑(15%)。

一项基于易感、诱发和持续(predisposing, precipitating and perpetuating, 3P)模型的 CRF 多维预测因素的系统综述。按照 3P 因素模型划分,易感因素包括:①基础疲乏;②年龄较大、BMI≥25 和女性等人口统计特征;③临床特征,如疾病阶段、肿瘤体积较大、上肢体积增加和多种合并症;④心理社会特征,如焦虑、抑郁和消极的心理和行为反应;⑤身体症状,包括疼痛、食欲差、嗜睡、呼吸困难和尿路功能障碍。诱发因素包括:①放疗和化疗;②炎症因子;

③实验室指标和代谢物。持续因素包括：①低身体活动水平；②营养状况不佳。

（三）CRF 的评估

单一条目量表多用于筛查，0～10 的数字评分量表（NRS）是最常用的工具。

一项关于 CRF 测量所使用量表的系统综述，确定了 14 个符合纳入标准的量表。最常用且验证最佳的量表是恶性肿瘤治疗功能评估 - 疲乏量表（FACT-F），欧洲癌症研究治疗组织生活质量评定量表（EORTC QLQ-C30）疲乏子量表。

一项关于缓和医疗中 CRF 评估工具心理测量学的系统综述涵盖了 19 种工具。根据 STROBE 评分，所有评分均大于 6 分。根据质量方法学结果，推荐以下工具用于缓和医疗领域评估 CRF：埃德蒙顿症状评估系统（ESAS），缓和医疗问题与需求问卷（PNPC）），欧洲癌症研究治疗组织生活质量评定量表 -15 条目缓和医疗问卷（EORTC QLQ-C15-PAL）和缓和医疗生活质量工具（PQLI）。

一项针对儿科肿瘤患者疲乏评估工具的心理测量学系统综述，确定了两种工具：①儿童疲乏量表（FS-C）/青少年疲乏量表（FS-A）及其父母和工作人员替代报告版本；② PedsQL 多维度疲乏量表（PedsQL multidimensional fatigue scale）。这两个量表具有相似的属性，内部一致性和灵敏性都相当良好。

个人疲乏强度问卷（CIS）是经常使用的多维度疲乏测量问卷，广泛用于多种疾病相关的疲乏。CIS 是一个经过良好验证的工具，在成人肿瘤患者和幸存者中均进行了验证。

（四）CRF 治疗

1. 非药物干预

（1）运动治疗：一项关于 CRF 管理中运动干预有效性的系统综述，总结了 46 篇文献的数据，内容涉及运动干预对减轻肿瘤患者 CRF 的效果。结果显示，支持运动干预减轻 CRF 的效果，但文献的质量普遍较低或极低，研究质量还需要提高。

一项关于乳腺癌患者运动疗法对 CRF 影响的系统综述和网络 Meta 分析共纳入了 78 项研究，涉及 6 235 名患者。结果显示，拉伸（$SMD = -0.74$）、瑜伽（$SMD = -0.49$）、综合运动（$SMD = -0.47$）、有氧运动（$SMD = -0.46$）和抗阻力运动（$SMD = -0.42$）显著减轻了疲乏。

另一项关于瑜伽对乳腺癌患者 CRF 影响的纳入 18 项研究的系统综述和 Meta 分析显示，瑜伽可以有效改善 CRF（$SMD = -0.51$），改善睡眠质量（$SMD = -3.86$），减轻焦虑和抑郁（$SMD = -0.93$，$SMD = -1.23$），提高生活质量（$SMD = -11.20$）。

一项关于伴侣运动干预对癌症幸存者 CRF 的范围综述（SR），包括 6 个前后测试设计和 2 个随机对照试验设计。大多数参与者是乳腺癌和肺癌的幸存者。总体结果显示，伴侣运动干预在改善 CRF 方面的有效性并不令人满意。

（2）心理治疗：一项关于接纳-承诺疗法（ACT）对肿瘤患者心理灵活性、疲乏、睡眠障碍和生活质量的随机对照试验的 Meta 分析纳入 19 项研究。结果显示，ACT 显著改善了患者的心理灵活性（$P = 0.02$）和生活质量（$P < 0.01$），但未显著改善疲乏（$P = 0.75$）和睡眠障碍（$P = 0.37$）。

一项关于渐进性肌肉放松训练对 CRF 和生活质量疗

效的系统综述和 Meta 分析共包括 12 项研究,涉及 1 047
名患者。分析结果显示,渐进性肌肉放松训练对于改善
CRF 效果显著($SMD = -1.06$)。

一项关于 CRF 心理教育干预效果的随机对照研究的
系统综述和 Meta 分析纳入了 10 项研究,共有 1 369 名参
与者。大多数纳入的研究比较了心理教育干预组与被动对
照组。分析显示,心理教育干预对于改善 CRF 具有中等效
应,但证据质量较低。

一项关于音乐治疗对癌症相关疼痛、疲乏和心理痛苦
的系统综述涵盖了 119 项随机试验。音乐治疗包括被动音
乐欣赏或患者的主动参与。总体而言,将音乐治疗与标准
治疗结合使用,可能比单独使用标准治疗更能减轻癌症相
关的疼痛、疲乏和心理痛苦。

(3)其他替代治疗:一项关于艾灸治疗的 CRF 随机对
照试验的系统综述和 Meta 分析共有 1 894 名参与者的 24
个 RCT 研究。在随机效应 Meta 分析中,结果显示艾灸与
缓解 CRF 之间存在显著相关性($SMD = -1.66$)。然而,汇
总结果显示存在显著的异质性($I^2 = 92.5\%$),且证据不足以
确定这种关联是否因测量工具和艾灸模式而异。然而,由
于所包含的研究数量有限且方法学质量低,因此仍需要进
一步进行大规模、多中心、高质量的艾灸缓解疲乏疗效和
安全性的 RCT 研究。

一项关于针灸治疗 CRF 的贝叶斯网络 Meta 分析和系统
综述共包括了 34 项随机对照试验,共涉及 2 632 名参与者。
在网络 Meta 分析中,穴位敷贴联合常规护理($SMD = -1.33$)
具有最高的 CRF 改善率,其次是手法针灸结合穴位敷贴
($SMD = -1.21$)和手法针灸联合常规护理($SMD = -0.80$)。

　　一项按摩改善 CRF 的随机对照试验的 Meta 分析共纳入了 11 项研究,涵盖了 789 名患者(按摩组:389 名;对照组:400 名)。结果显示按摩对 CRF 有显著效果($SMD=-1.69$),尤其在乳腺癌中更为显著($SMD=-1.62$)。足底按摩($SMD=-2.71$)和中式按摩($SMD=-1.14$)对疲乏的效果更显著。按摩时间 20～40 分钟($SMD=-2.39$),每周两次($SMD=-3.46$),连续 3～5 周($SMD=-2.36$)的按摩对缓解肿瘤患者的疲乏更为有效。

　　一项针对肿瘤患者睡眠和疲乏芳香疗法的系统综述和 Meta 分析纳入了 11 项 RCT。研究结果显示,与对照组相比,芳香疗法显著改善了肿瘤患者的睡眠质量($SMD=-0.92$)。然而,芳香疗法并未显著减轻这些患者的疲乏($SMD=-0.40$)。

　　一项关于 CRF 光照治疗的随机对照试验的 Meta 分析共涵盖了 9 篇文献,总计 231 名参与者。结果表明,每日早晨进行 30 分钟的明亮白光照明(BWL)与暗红光照明(DRL)相比,对疲乏严重程度的改善更为显著($P=0.013$)。在没有精神疾病合并症的亚组中($P=0.004$),与 DRL 相比,BWL 与疲乏严重程度的显著改善相关。相反,与 DRL 相比,BWL 与抑郁严重程度或生活质量的变化没有显著差异。

　　2. 药物干预　一项关于 CRF 药物干预的系统综述和网络 Meta 分析共纳入 18 项研究和 2 604 名患者。结果显示,甲基苯丙胺、莫达非尼和帕罗西汀在减轻疲乏方面均优于安慰剂。甲基苯丙胺和莫达非尼在效果上相当,帕罗西汀则表现出比莫达非尼更佳的效果。建议应在未来的研究中对帕罗西汀进行进一步验证。

一项关于安非他酮治疗癌症和非癌症相关性疲乏的系统综述报告了 7 项研究（包括 3 项随机研究、3 项非随机研究和 1 项病例系列分析），共招募了 584 名患者。安非他酮在 5 项研究中用于治疗 CRF，在两项研究中用于治疗非癌症相关的疲乏。7 项研究中有 6 项报告称，安非他酮显著减轻了疲乏负担，并且没有造成重大不良影响。然而，由于研究样本量小且质量较低，必须谨慎对待这些结果。

一项关于中医（TCM）治疗 CRF 疗效和安全性的随机对照试验的系统综述共纳入 78 项试验。结果显示，与对照组相比，使用 TCM 治疗 CRF 的总体疗效表现良好，其中有 33 项试验的疗效在统计学上有显著意义（$P<0.05$ 或 $P<0.01$）。然而，没有任何试验完全符合中药方剂随机对照试验报告标准（CONSORT-CHM），纳入试验的质量普遍较差，偏倚风险大多不确定。有随机对照研究显示，含人参皂甙的中成药正元胶囊（$n=72$）能明显减轻癌因性疲乏患者的疲乏程度、提高生活质量。显示一些含人参皂甙类的中药能显著缓解 CRF，如西洋参、人参养荣汤等。

一项关于 CRF 营养治疗的叙述性综述（NR）纳入 33 项研究。这些营养治疗包括褪黑素、黄芪多糖和腺苷甲硫氨酸，这些可能是治疗 CRF 的潜在选择。然而，该综述也指出了这些研究在质量上存在很大差异，大多数方法学上存在缺陷。

三、推荐意见

1. 推荐关注高发生率的 CRF 人群特征（强推荐，中等质量证据）。

2. 推荐预防 CRF 的相关因素: 抑郁、疼痛、身体状况、化疗和焦虑(强推荐,中等质量证据)。

3. 推荐使用 3P 模型预测 CRF(弱推荐,低质量证据)。

4. 推荐使用 NRS 用于 CRF 筛查(强推荐,高质量证据)。

5. 推荐使用 FACT-F、EORTC QLQ-C30 疲劳子量表、CIS 用于 CRF 评估(强推荐,高质量证据)。

6. 推荐使用 ESAS、PNPC、EORTC QLQ-C15-PAL、PQLI 用于缓和医疗中 CRF 评估(强推荐,中等质量证据)。

7. 推荐使用 FS-C/FS-A、PedsQL 用于儿科肿瘤患者 CRF 评估(强推荐,中等质量证据)。

8. 推荐运动干预管理 CRF(强推荐,中等质量证据)。

9. 推荐拉伸、瑜伽、综合运动、有氧运动和抗阻力运动管理乳腺癌患者的 CRF(强推荐,高质量证据)。

10. 推荐伴侣运动干预管理肿瘤幸存者的 CRF(弱推荐,中等质量证据)。

11. 推荐接纳 - 承诺疗法用于 CRF(弱推荐,中等质量证据)。

12. 推荐渐进性肌肉放松训练管理 CRF(强推荐,高质量证据)。

13. 推荐心理教育干预管理 CRF(弱推荐,中等质量证据)。

14. 推荐音乐治疗管理 CRF(强推荐,中等质量证据)。

15. 推荐艾灸治疗管理 CRF(弱推荐,中等质量证据)。

16. 推荐穴位敷贴治疗管理 CRF(弱推荐,中等质量证据)。

17. 推荐足底按摩、中式按摩用于管理 CRF(弱推荐,中等质量证据)。

18. 推荐芳香疗法用于管理 CRF（弱推荐，中等质量证据）。

19. 推荐明亮白光照明治疗管理 CRF（弱推荐，中等质量证据）。

20. 推荐甲基苯丙胺、莫达非尼、帕罗西汀、安非他酮治疗 CRF（弱推荐，低质量证据）。

21. 推荐中医药治疗 CRF（弱推荐，低质量证据）。

22. 推荐营养治疗管理 CRF（弱推荐，低质量证据）。

第八节 预期性恶心呕吐

一、背景

预期性恶心呕吐（ANV）是一种常见的化疗的不良反应，是化疗引起的恶心呕吐（CINV）中一种比较特殊的类型，即患者经历过化疗后恶心呕吐，在下一次化疗药物使用前发生的恶心呕吐。ANV 的特点是会被一些与化疗相关的环境因素诱发，如闻到医院的味道，看到装有化疗药物的治疗车，听到化疗药物的名称，甚至看到化疗期间为自己输液的护理人员都会出现恶心呕吐的反应。因此，ANV 也被称为是条件性、习得性，或者心理性的 CINV。

预期性恶心的发生率在 25%～50%。一旦发生 ANV，常规的镇吐治疗，如 5-HT$_3$ 拮抗剂昂丹司琼几乎起不到缓解作用，且 ANV 有可能在化疗全部疗程结束后仍持续存在。ANV 会增加化疗后恶心呕吐的风险，而化疗后恶心呕吐的体验也会增加 ANV 的频率和强度，形成恶性循环。在发生 ANV 的案例中，恶心比呕吐更常见。

二、证据

（一）病因

条件反射假说可以部分解释 ANV 发生的原因。很多患者在接受化疗后都会发生恶心呕吐，因此化疗药物是导致患者发生恶心呕吐的非条件刺激。而患者化疗时所处的环境（包括护士、病房、治疗室的一些细节，化疗药的名称等）原本属于中性刺激，但因反复与导致恶心呕吐的化疗药物同时出现便会建立起条件反射，成为诱导恶心呕吐的条件刺激，使患者发生 AVN。化疗后恶心呕吐控制越不好的患者越容易发展成 ANV。另外，随着化疗周期的增加，ANV 的发生率也会增加，这两点均符合经典条件反射的理论。研究发现，除了经典条件反射理论，化疗前焦虑和前一次化疗后恶心呕吐的严重程度也是 ANV 发生的预测因素。

有研究显示，年轻、女性、患晕动症、自主神经反应性高等因素也是 ANV 发生的危险因素。2014 年 Kamen 等在一篇关于 ANV 的综述中罗列了目前所知的与 ANV 相关的人口统计学因素及治疗相关性因素，包括年龄小于 50 岁、女性、易晕车、自主神经反应性高、怀孕期间晨起呕吐、前一个疗程化疗结束后出现恶心呕吐 / 感到浑身发暖或发热 / 容易出汗 / 全身乏力，注入化疗药的过程中出现恶心。

最近有研究关注了患者对于症状发生的信念与 ANV 的发生之间的关联，形成了一个 ANV 发生的患者信念模型。在这一模型中，当患者对医护人员诉说对治疗的恐惧和期望时，医护人员以告知患者治疗不良反应的方式做出回应，医患之间的这种沟通在患者"反应性预期"

(response expectancies)形成的过程中起到了非常关键的作用。Roscoe等人对194例采用多柔比星方案化疗的乳腺癌患者进行研究发现，那些相信自己"非常有可能"发生严重恶心的患者发生严重恶心的比例是那些相信自己"非常不可能"发生恶心呕吐患者的5倍，这种反应性预期在ANV发生中所起的预测作用甚至超过药物本身的致吐性、患者年龄、性别等其他预测因素。

2022年，一项大鼠ANV模型的基础研究发现，下丘脑视上核、杏仁核中央核、孤立束核和后脑区在内的多个大脑区域在ANV期间都没有被激活。这一结果解释了为何诸如昂丹司琼等针对以上静息后区域的疗法对ANV无效。ANV激活了雄性大鼠下丘脑额叶皮层、脑岛和室旁核，而雌性大鼠的这些区域没有被激活。今后的研究还需要进一步明确条件性恶心反应中激活的神经回路和细胞类型，这将有助于确定治疗ANV的新治疗靶点。

（二）评估

2017年加拿大的研究者通过一项大样本（n=1 198）前瞻性研究制定出了一套化疗引起恶心呕吐（CINV）的风险评估算法（0～32分）。但目前还没有针对ANV的风险预测工具或评估工具。很多研究提示，焦虑是CINV的一个重要的诱发因素，因此可以在化疗前评估患者焦虑水平。2021年一项研究（n=238）显示，在控制了年龄、性别、化疗药的致吐性后，疾病感知与ANV的发生仍然显著相关，该研究的受试者包含了进行术后辅助化疗的乳腺癌、结直肠癌和妇科恶性肿瘤患者，使用简明疾病感知量表（BIPQ）对患者的疾病感知进行评估，结果提示疾病感知可能是ANV的风险预测因素，可以在化疗前使用BIPQ对患者的疾病感知进行评估。

（三）干预

1. 药物治疗　　有前瞻性随机对照研究证实苯二氮䓬类药物，如阿普唑仑、地西泮、劳拉西泮能够预防 ANV 的发生。《2016 年更新的 MASCC/ESMO 共识推荐：接受化疗的成人和儿童的预期性恶心呕吐》（*2016 updated MASCC/ESMO consensus recommendations: Anticipatory nausea and vomiting in children and adults receiving chemotherapy*）中也推荐使用苯二氮䓬类药物来减少 ANV 的发生。

大样本（$n=380$）随机双盲安慰剂对照研究显示，对于接受高致吐性化疗药物治疗的患者，首次化疗第 1 天到第 4 天，每天给予患者 10mg 奥氮平能够显著降低恶心的发生率，且没有患者因为不耐受奥氮平的不良反应而退出研究。有两篇系统综述显示，奥氮平在预防化疗引起的恶心呕吐方面优于其他镇吐药物，在剂量方面每天 5mg 与 10mg 未显示出明显的效果差异，而为了降低药物不良反应，推荐使用 5mg。2024 年印度发表的一项单中心、开放标签、非劣效性、随机、对照的Ⅲ期临床试验显示，2.5mg 奥氮平的止吐效果不低于 10mg，并且在接受高致吐化疗的患者中减少了白天嗜睡的发生。

2. 非药物干预　　系统脱敏最早用来治疗恐惧症，而 ANV 的发生机制与表现特征与恐惧症有很多相似之处，有随机对照研究证明系统脱敏也能广泛地被用于缓解 ANV。系统脱敏疗法中会使用到渐进性肌肉放松训练和引导想象技术，有研究表明单纯使用放松训练也可以达到缓解 ANV 的目的。使用系统脱敏疗法治疗 ANV 需要三个步骤。第一，找出所有引发患者出现恶心呕吐的事件，并对这些事件按引发恶心呕吐的严重程度，从轻到重排序。第二，渐进性肌肉放松训练，一般需要多次练习，直到患者能熟练掌握，通过有步骤的放松达到全身肌肉松弛的效果。第三，系统脱敏练习：①想象脱敏训练，先让患者全身放松，然后想象着某一等级（从低级到高级）的刺激事件（如药水的颜色、病房的味道）等，当患者开始感到恶心时，停止想象并全身放松，反复重复以上过程，直到患者不再对想象中的刺激物产生恶心的感觉即可进入现实脱敏阶段。②依然是让患者从低级到高级依次接触引发恶心呕吐的刺激事件，当有恶心呕吐反应时进行全身放松，直到患者不再对刺激物产生恶心呕吐反应为止。2020年发表的一项系统综述纳入了6项研究，其中有4项使用了渐进性肌肉放松和引导想象放松，1项单独使用了引导想象放松，1项使用了包括以上两种疗法以及其他疗法的综合干预方法。结果显示，以上干预对于CINV具有预防和缓解的效果，具体表现为降低恶心呕吐发生率、发生频率、减少延迟性恶心呕吐的发生等，但研究人群局限在乳腺癌和肺癌，因此，结果的外推性受到一定限制。2020年发表的一项随机对照试验验证了正念放松和肌肉放松减轻ANV的疗效。结果显示，相对于常规治疗组，两行为干预效果均显著，而两干预组之间未发现显著性差异。

催眠疗法是最早的用于治疗ANV的心理治疗方法。催眠疗法首先是运用一定的技术使患者达到一种特殊的意识状态，然后通过暗示性的语言，帮助患者消除一些躯体或心理症状。2007年的一篇系统性综述报告了催眠能够显著缓解CINV。关于催眠疗法在预防ANV的作用尚缺乏大样本的随机对照研究。目前，催眠疗法常常被用于儿童和青少年患者,因为他们更易于被催眠。

2020年发表的一项系统综述和Meta分析,纳入了10项音乐干预(music intervention)缓解CINV的RCT研究,结果显示音乐干预能有效降低ANV的发生率,且减轻延迟性CINV的强度。

生物反馈疗法主要是利用现代生理科学仪器,通过人体内生理或病理信息的自身反馈,使患者在经过训练后,能有意识地控制自己身体的一些生理活动(如呼吸、心率、血压、胃肠道活动等),从而消除病理过程、恢复身心健康。利用生物反馈来缓解ANV,主要是通过让患者达到一种放松状态得以实现。

2023年发表的一项随机对照研究(n=70)显示,使用口腔冰冻治疗(oral cryotherapy)12周(前4个化疗周期),能够有效减少乳腺癌患者急性呕吐和ANV。

目前,ANV干预的证据等级比较高的研究基本来自国外,国内关于肿瘤化疗病人ANV研究的证据等级还比较低,大部分研究缺乏对随机方法的详细描述,所有研究都未涉及盲法、随访及意向性分析。

三、推荐意见

1. 预防ANV最好的方法是在第一次化疗开始时就最大限度地控制急性和延迟性预恶心呕吐(强推荐,高质量证据)。

2. 可以在化疗前评估患者的焦虑和疾病感知,对于焦虑水平高,负性疾病感知高的患者可在首次化疗的止吐方案中加入心理干预(弱推荐,低质量证据)。

3. 推荐使用苯二氮䓬类药物降ANV的发生率(强推

荐,高质量证据)。

4. 对于接受高致吐性化疗的患者,推荐使用奥氮平预防 ANV 的发生,推荐剂量 2.5mg/d(强推荐,高质量证据)。

5. 行为治疗如系统脱敏,放松技术(渐进性肌肉放松、引导想象放松、正念放松)以及催眠可用于预防和减轻ANV(弱推荐,中等质量证据)。

6. 音乐干预也可作为一种预防 ANV 发生的非药物治疗干预(弱推荐,中等质量证据)。

7. 推荐使用口腔冰冻治疗作为预防 ANV 的非药物干预(强推荐,中等质量证据)。

第九节　厌食及恶病质

一、背景

厌食和恶病质是晚期恶性肿瘤患者的常见症状。厌食和恶病质会影响患者的治疗、增加治疗不良反应,降低患者的生活质量。恶病质严重影响患者的生活质量,缩短患者生存期,影响抗肿瘤治疗的疗效,增加医疗费用,甚至直接造成至少 20% 恶性肿瘤患者的死亡。

厌食(anorexia)是指因食欲下降或消失,导致进食量下降和体重降低,是晚期恶性肿瘤患者的常见症状。恶病质(cachexia)是指进行性发展的骨骼肌量减少(伴有或不伴脂肪量减少),常规营养支持治疗无法完全逆转,最终导致进行性各器官功能障碍的一种多因素作用的综合征。厌食和恶病质常同时出现,临床上也统称为恶性肿瘤厌食恶病质综合征(CACS)。CACS 具有病因病理机制复杂、发病率高、危害大的特点,以恶性肿瘤患者食物摄入减少、异常高代谢导致的负氮平衡及负能量平衡为病理生理特征。

新诊断的恶性肿瘤患者中,有 40%～60% 存在厌食,化疗期间厌食的发生率为 22%～56%,晚期患者中 70% 存在厌食。CACS 困扰着至少 50%～80% 的恶性肿瘤患者,常见于上消化道肿瘤,其中在胃癌、胰腺癌和食管癌中占 80%,在头颈部恶性肿瘤中占 70%,在肺癌、结直肠癌和前列腺癌中占 60%。恶性肿瘤恶病质的总发生率在临终前 1～2 周可达 86%,在整个疾病过程中,45% 的患者体重减轻超过 10%。

厌食和恶病质影响患者的心理社会健康。患者因担心厌食可能会导致营养不良甚至死亡而焦虑,因厌食拒绝家属精心准备的食物也会产生内疚。有些患者会缺失饮食相关的幸福感体验,甚至对饮食产生恐惧,饮食相关幸福感的缺失易使患者情绪失控,出现愤怒、失望。患者感知生存威胁及家庭经济负担加重会出现悲伤情绪,CACS 作为长期消耗且难以治愈性疾病使患者的悲伤更为显著。预期死亡、被强迫进食、增重失败及缺乏 CACS 相关知识也会导致患者出现心理痛苦。非自愿性体重下降导致身体过度消瘦,体象改变,从而引发患者对自身形象不满,产生病耻感。

二、证据

(一)诊断依据

2011 年,欧洲缓和医疗研究协作组发布的国际专家共识提出恶性肿瘤恶病质的诊断标准:①无节食条件下,6 个月体重下降>5%;②体重指数(BMI)<20kg/m² 及体重下降

>2%；③四肢骨骼肌指数符合肌肉减少症（男性<7.26kg/m²；女性<5.45kg/m²）及体重下降>2%。

（二）评估工具

国际指南及系统综述推荐对所有接受抗肿瘤治疗的患者和预期寿命为几个月的患者定期进行营养不良风险的标准化筛查，应使用经过验证的筛查工具，如营养风险筛查2002（NRS 2002），营养不良通用筛查工具（MUST）或营养不良筛查工具（MST），老年患者可首选用简版微型营养评估（MNA-SF）。通过筛查没有发现营养不良风险的患者应定期重新筛查，通常为每3个月一次。对于确定存在营养不良风险的患者，建议对其营养和代谢状况（包括体重、体重减轻情况、身体成分、炎症状态、营养摄入和身体活动）进行客观评估，并检查是否存在影响营养状况的因素（包括影响营养状态的症状、胃肠道功能障碍、慢性疼痛和心理社会痛苦）。

恶病质的全面评估应包括三方面内容：①身体成分：可以通过计算机断层扫描、磁共振、双能X线吸收法或生物电阻抗分析法来评估身体成分。②生活质量：可以采用生活质量评估量表。③生理功能：包括体能状况、手握力测定、起立行走计时测定、6分钟步行测试，以及体动记录。其中握力是评价肌力的重要指标，握力可有效应用于营养评估，一般以"kg"为单位，国际标准测量握力的工具是Jamar握力器。

（三）干预

对于厌食和恶病质患者，应根据其预期生存期的不同提供不同的治疗指导。前瞻性队列研究表明，多学科、多模式的管理模式可以改善进展期恶性肿瘤患者的厌食。多学科管理团队成员包括医生、护士、营养师、理疗师,必要时可加入心理治疗师、药剂师、作业治疗师和社会工作者。多模式干预包括厌食前驱症状的管理、药物治疗、营养咨询及治疗、心理社会干预等方面。随机对照研究和回顾性研究表明,多学科、多模式干预可以改善进展期恶性肿瘤患者的恶病质。

1. 厌食前驱症状管理　首先评估并确定导致患者厌食的前驱症状,针对可逆性症状进行治疗。疼痛、抗肿瘤治疗引起的恶心呕吐、疲乏等均会导致患者出现厌食,应积极控制疼痛,改善因放化疗引起的恶心呕吐,改善疲乏等。评估患者是否伴有口腔问题,如口腔溃疡、口腔念珠菌感染,给予对症治疗。抑郁的患者会出现食欲减退,应转诊到精神科或请精神科医生会诊,若符合抑郁诊断标准应给予抗抑郁治疗。

2. 药物治疗　主要包括孕激素、糖皮质激素,还包括精神科药物米氮平、奥氮平和喹硫平。

(1)孕激素:临床上常用于改善恶性肿瘤恶病质患者的食欲和体重。醋酸甲地孕酮属于孕激素类药物,是目前临床上应用最广泛的食欲促进类药物。2022年的Meta分析显示,甲地孕酮不能有效改善晚期恶性肿瘤患者的厌食和恶病质,患者的体重没有增加,生活质量也没有改善。2021年一项随机对照研究显示,甲地孕酮(480mg/d)没有改善晚期恶性肿瘤患者的厌食。大剂量应用甲地孕酮时,呼吸困难、水肿、尿失禁、血栓栓塞性疾病等副反应增加,导致死亡率增加,因此使用孕激素时应权衡利弊,应充分告知患者可能的严重副反应,且应该从低剂量起始,并监测效果。

（2）糖皮质激素：包括地塞米松、甲泼尼龙、泼尼松。长期使用糖皮质激素会导致一系列并发症，如库欣综合征、高血糖、肾上腺功能不全、感染、骨质疏松和精神症状，2020年发布的《癌症恶病质的管理：ASCO指南》（*Management of Cancer Cachexia:ASCO Guideline*）推荐短期使用糖皮质激素。随机对照研究显示，与安慰剂组相比，晚期恶性肿瘤患者接受地塞米松治疗（4mg，b.i.d.）2周后，疲劳和厌食症状明显改善，但不良反应无显著差异。

（3）米氮平：可以改善恶性肿瘤患者的很多症状，包括抑郁、皮肤瘙痒、厌食、失眠和恶心，常见的不良反应包括口干、日间困倦和便秘。米氮平的药物相互作用较少，药品说明书上提示要避免联合使用可增加5-羟色胺综合征风险的药物。2024年一项随机对照研究显示，服用米氮平或安慰剂的患者在4周和8周后的食欲评分没有差异，米氮平组在4周时显著增加了非小细胞肺癌患者能量摄入，尤其脂肪摄入量明显增加，且在8周时显著降低了肌肉减少症患者的比例。

（4）奥氮平：鉴于奥氮平良好的预防和治疗恶心呕吐的作用，被推荐用于治疗恶性肿瘤恶病质，改善患者的恶心症状，增加食欲。奥氮平的不良反应包括短期的轻度镇静，持续使用6个月以上患糖尿病的风险会增加。2023年一项随机安慰剂对照研究显示，低剂量奥氮平（2.5mg/d）可显著改善晚期化疗患者的厌食，患者体重增加，且奥氮平组患者的生活质量、营养状况更好，化疗毒性更小。

（5）喹硫平：有研究关注低剂量喹硫平（25～200mg/d）治疗失眠的安全性，通过回顾性研究和案例报告显示，低剂量喹硫平常见的不良反应包括困倦、口干,严重的不良反应包括肝毒性、不宁腿综合征、静坐不能。鉴于喹硫平有增加体重的作用,因此临床上也用喹硫平来改善厌食患者的体重下降,但目前缺乏喹硫平改善厌食的研究证据,尚需进一步的研究证实。

3. 非药物治疗

(1)营养咨询:系统综述表明,营养咨询可以改善进展期恶性肿瘤患者的营养摄入并增加体重,减少厌食的发生,提高生活质量,但没有足够证据支持改善恶病质患者的体重和能量平衡。系统综述建议,营养咨询是提供营养支持的首选,以改善能够进食的恶病质或高危患者的口服摄入量和体重,营养咨询应强调蛋白质摄入、每天进食次数增加、治疗影响营养状况的症状,并在必要时提供营养补充剂。

(2)营养治疗:一项随机对照研究显示,营养治疗可以改善恶性肿瘤恶病质患者的能量和蛋白摄入,但对生活质量无改善。另一项随机对照研究显示,营养治疗联合锻炼(每周 2 次,每次 1 小时)可以改善恶性肿瘤缓和医疗患者的蛋白摄入,减轻恶心呕吐症状,对生活质量无改善。

(3)运动:2022 年一篇综述显示,运动可以延缓恶病质进程,维持肌肉量和肌肉功能,改善恶病质症状如食欲减退和厌食,恶病质患者通过抗阻运动可以从体重和肌肉质量的增加中获益。在专业人员指导下,适度运动锻炼对肿瘤恶病质患者是安全的。

(4)心理社会干预:系统综述显示,影响恶性肿瘤恶病质患者心理状态的主要因素包括对恶性肿瘤恶病质不可逆转的本质缺乏认识,以及通过营养治疗增加体重的尝试失败;患者和照护者应对策略的不同会影响恶病质的心理社会效应,早期识别这些心理社会效应有助于患者通过心理社会干预改善生活质量。2021 年一项随机对照研究发现,以家庭为中心的营养心理社会干预改善了晚期恶性肿瘤患者与饮食相关的心理痛苦,患者能量和蛋白质摄入显著增加,生活质量改善。

三、推荐意见

1. 推荐对所有接受抗肿瘤治疗的患者和预期寿命为几个月的患者定期进行营养不良风险的标准化筛查(强推荐,中等质量证据)。

2. 推荐使用糖皮质激素改善恶性肿瘤厌食和恶病质情况(强推荐,高质量证据)。

3. 推荐使用米氮平改善恶性肿瘤厌食患者的能量摄入(强推荐,高质量证据)。

4. 推荐使用奥氮平改善恶性肿瘤患者的厌食情况(强推荐,高质量证据)。

5. 推荐使用喹硫平改善恶性肿瘤患者的厌食情况(弱推荐,低质量证据)。

6. 推荐使用营养咨询和调节,营养治疗改善恶性肿瘤厌食和恶病质患者的营养摄入(强推荐,中等质量证据)。

7. 推荐使用运动改善恶性肿瘤的厌食和恶病质情况(弱推荐,低质量证据)。

8. 推荐使用心理社会干预改善恶性肿瘤患者厌食和恶病质情况(强推荐,中等质量证据)。

第十节 潮 热

一、背景

潮热（hot flashes）是一些肿瘤患者经历的一种长期而痛苦的症状，尤其是接受内分泌治疗或化疗导致卵巢功能衰竭的乳腺癌或卵巢癌患者和接受雄激素剥夺治疗的前列腺癌患者。潮热，也称"血管舒缩性潮红"，是面部和上半身反复出现的发热的感觉，随后可能会出现寒战。主要表现为突然始于前胸，延及颈面部皮肤的潮红、出汗。潮热是一种主观的热感觉，与皮肤血管舒张的客观迹象和随后的核心温度下降有关，它的发生突然且不可预测，常持续数秒至数分钟消退，尤以夜间发生较多，许多患者发作时往往伴有心悸、焦虑、恐慌感。既往研究发现，潮热出现的频率、强度和持续时间会影响患者的睡眠质量、情绪和性功能等，降低总体的生活质量，并可能导致对延长生命的肿瘤相关治疗耐受性差或过早停止治疗等。

二、证据

（一）病因

据报道，接受抗肿瘤治疗的女性比经历自然更年期的女性出现潮热的频率会更高且更加严重。接受抗肿瘤治疗的女性潮热的发生率为51%～81%，接受雄激素剥夺疗法（ADT）（即药物或睾丸切除术）治疗的男性前列腺癌患者中，潮热的发生率近80%，且这种情况可能会持续数年。

潮热的生理机制尚未完全明确，大多来自对更年期女性的研究。接受乳腺癌内分泌治疗的女性，通过降低体内雌激素水平，从而抑制激素依赖性癌细胞的生长。化疗诱导的过早更年期、更年期激素治疗的中断和/或长期使用雌激素抑制疗法（如他莫昔芬、芳香化酶抑制剂等药物）所发生的雌激素水平突然降低可能是引发潮热的原因。在接受前列腺癌去势治疗的男性患者中，潮热的发生归因于使用雄激素剥夺治疗（ADT）相关的睾酮抑制。手术去势或药物去势使患者体内促黄体生成素和卵泡刺激素水平明显降低，反射性导致下丘脑的儿茶酚胺激素，特别是去甲肾上腺素的释放。这些增加的激素像潮汐一样作用于下丘脑前部的体温调节中枢，导致身体外周血管扩张功能异常和调节不良，进而就出现了反复潮热和出汗的现象。

（二）评估

潮热是一种主观体验，因此，在临床中多采用自我报告的潮热日记来评估症状发生的频率、严重程度、强度、给患者带来痛苦和对日常活动的干扰。血管舒缩症状的严重程度分为轻度（有热感、无出汗），中度（有热感、有出汗但不影响活动），重度（有热感、有出汗且影响活动）。

血管舒缩症状对工作、社交与日常活动、睡眠、情绪、注意力、人际关系、性生活等影响的评估可基于潮热相关每日干扰量表（HFRDIS）进行评估。共包含 10 个条目：工作、社会活动、休闲活动、睡眠、情绪、注意力、人际关系、性生活、生活乐趣、整体生活质量，评分为 0~10 分，分值越高表示干扰越严重，0 分为一点不受干扰，10 分为严重受到干扰。该量表已在女性乳腺癌患者中进行了验证。

男性潮热信念行为量表（HFBBS-Men）可用于评估前列腺癌患者对潮热及盗汗症状的信念和行为，为潮热的认知行为治疗提供依据。量表共计 17 个条目，分为 3 个维度，其中社交/睡眠行为包含 10 个条目，平静/接受程度维度包含 4 个条目，开放/幽默包含 3 个条目。评分为 1～6分，根据自身符合程度设置为"非常不同意""中度同意""略微同意""略微不同意""中度不同意""非常不同意"。该量表中文版已被验证具有良好的信效度。

（三）干预

1. 药物干预

（1）选择性 5- 羟色胺再摄取抑制剂（SSRIs）和选择性5- 羟色胺去甲肾上腺素再摄取抑制剂（SNRIs）：SSRIs 和SNRIs 是治疗血管舒缩症状的有效非激素类替代品，可显著降低潮热的强度和频率，潮热评分下降 20%～65%，且作用迅速，在治疗 2 周后症状就会减轻。由于潮热被认为是由于雌激素缺乏引起的体温调节变化，从而导致血清素水平下降，因此 SSRIs 和 SNRIs 诱导的 5- 羟色胺和去甲肾上腺素受体的阻断可能会对抗血清素水平的失衡。

在 SSRIs 中，帕罗西汀、舍曲林、氟西汀、西酞普兰和艾司西酞普兰均可有效降低癌症幸存者的潮热，但由于SSRIs 对 CYP2D6 酶的抑制作用，可能会降低他莫昔芬的生物利用度，因此在使用中需要注意。帕罗西汀和氟西汀是 CYP2D6 酶的强效抑制剂，避免用于乳腺癌内分泌治疗中使用他莫昔芬的患者；舍曲林对 CYP2D6 酶有中度影响，在使用时需要注意；西酞普兰和艾司西酞普兰对CYP2D6 酶的抑制作用有限，可用于使用他莫昔芬的乳腺癌患者。

关于 SNRIs，研究最多的药物是文拉法辛。多项随机对照试验显示，文拉法辛可以显著降低乳腺癌患者的潮热,日剂量为 37.5～150mg。使用较高剂量的患者潮热减少更明显,但也会带来口干、食欲下降、恶心和便秘等不良反应。文拉法辛对 CYP2D6 酶的抑制作用低,是使用他莫昔芬患者最安全的选择,需要注意的是 SNRIs 可能会升高血压,因此在使用中要注意监测。度洛西汀对 CYP2D6 酶有中度影响,在使用时需要注意。

（2）抗惊厥药:抗惊厥药可以通过与下丘脑的钙通道结合来降低潮热的频率,从而更好地调节体温。抗惊厥药加巴喷丁和普瑞巴林可以有效减轻癌症幸存者的潮热。一项为期 4 周的多中心、随机交叉临床试验表明,加巴喷丁（300～900mg/d）和文拉法辛（37.5～75mg/d）在改善乳腺癌幸存者的潮热方面具有相似的疗效,潮热减少 66%。加巴喷丁已于 2016 年被美国癌症学会和美国临床肿瘤学会纳入《美国癌症学会 / 美国临床肿瘤学会乳腺癌幸存者照护指南》(*American cancer society/American society of clinical oncology breast cancer survivorship care guideline*)乳腺癌幸存者照护指南,用于缓解癌症幸存者的潮热。普瑞巴林（150～300mg/d）也可以缓解癌症幸存者的潮热,但研究证据有限。

2. 非药物干预

（1）认知行为治疗:可以通过影响乳腺癌幸存者对潮热的感知和认知来控制血管舒缩症状。一项针对乳腺癌患者治疗后血管舒缩症状的随机对照研究发现,与常规治疗相比,接受认知行为治疗 9 周后的患者潮热和盗汗的感知负担显著减轻,且在 26 周后持续有效,并且情绪、睡眠和生活质量也得到改善。该试验的脱落率较低,表明该干预措施的可接受性强。

（2）催眠疗法：研究表明，催眠疗法可以改善癌症幸存者的潮热。一项关于催眠治疗改善乳腺癌幸存者潮热的随机对照研究结果表明，与对照组相比，催眠治疗组患者的潮热（5次治疗后降低68%）、焦虑、抑郁和失眠等均有显著改善。另一项随机对照研究比较了催眠疗法与加巴喷丁改善乳腺癌幸存者潮热的疗效，结果显示两组患者的潮热评分都有所下降，两组间没有显著差异。因此，催眠疗法可能是一种有效的干预措施，并且与药物治疗相比，安全性更好。但这种干预措施的实施受到专业性的限制，对其广泛纳入癌症幸存者的常规照护面临着挑战。

（3）瑜伽和放松训练：一项小样本（$n=40$）随机对照研究，评估了为期12周的瑜伽和冥想放松训练对乳腺癌幸存者更年期症状的影响。结果显示，与常规照护组相比，瑜伽组患者在第12周和第24周的总更年期症状得分显著降低，且在第12周，瑜伽组报告更年期的躯体及心理症状减少，疲乏减轻，生活质量提高。但在第24周，除心理症状外，其余效果均消失。因此，瑜伽和冥想放松训练可作为癌症幸存者安全有效的补充干预措施，这种影响可能会持续至少3个月。

（4）针灸：研究表明，针灸可能是减少接受内分泌治疗乳腺癌幸存者潮热的有效选择，且不良反应发生率较低。Mao等人的一项随机对照研究发现，与假针灸、加巴喷丁或安慰剂组相比，接受真正针灸治疗的女性乳腺癌患者潮热综合评分的降低更显著。电针对潮热的作用与加巴喷丁相似，且电针的作用更持久，副作用更少。电针组在治疗完成后对潮热评分的有效影响持续了4个月，而加巴喷丁组没有发现相同的影响，且还可以改善癌症相关性疲乏和关节疼痛等其他症状。另一项大型多中心随机对照临床研究发现，与常规照护相比，针灸治疗在减少乳腺癌患者的潮热和改善生活质量方面效果更好。

但也有研究显示，不同中医诊断和临床特征的癌症潮热患者对针灸治疗的反应不同。一项回顾性研究，纳入了 151 例肿瘤患者的 558 项针灸记录，大多数患者是女性（90%），66% 患有乳腺癌，中位治疗反应是潮热评分降低 25%。结果发现，年龄较大、自我报告焦虑水平高和中医辨证湿气积聚与潮热评分下降幅度有较大相关。得出结论认为，中医辨证和其他临床特征可能是肿瘤患者对针灸治疗潮热反应的预测因素。未来的研究可进一步探索相关的预测因素从而为患者制定合适的针灸治疗方案。

（5）联合干预：一项关于有针对性的联合干预方案对更年期女性血管舒张症状、失眠以及生活质量的影响的研究，招募了 204 名女性（82% 曾罹患癌症），120 名完成了研究。有针对性的联合干预措施包括：①使用非激素药物治疗来管理血管舒缩症状；②使用 Sleepio（大健康）失眠认知行为数字疗法（dCBT-I）；③通过 myPatientSpace 移动应用程序提供血管舒缩症状自我管理策略；④为患癌后有中度至重度血管舒缩症状女性的生活质量提供额外的支持人员。结果发现，有针对性的联合干预方案可改善肿瘤患者的生活质量，并对血管舒缩症状的频率、给患者带来的困扰以及失眠有额外获益。

三、推荐意见

1. 潮热是一种主观体验，推荐采用自我报告的潮热日记来评估症状发生的频率、严重程度、强度、带来的痛苦和对日常活动的干扰(强推荐,高质量证据)。

2. 推荐使用潮热相关每日干扰量表评估血管舒缩症状对工作、社交与日常活动、睡眠、情绪、注意力、人际关系、性生活等的影响(强推荐,高质量证据)。

3. 推荐使用文拉法辛改善接受他莫昔芬治疗的乳腺癌患者的潮热,日剂量为 37.5~150mg,使用中注意监测血压(强推荐,高质量证据)。

4. 西酞普兰和艾司西酞普兰对 CYP2D6 酶的抑制作用有限,可用于改善接受他莫昔芬治疗的乳腺癌患者的潮热(强推荐,高质量证据)。

5. 推荐使用加巴喷丁改善癌症幸存者的潮热,日剂量 300~900mg,注意药物不良反应(强推荐,高质量证据)。

6. 推荐使用认知行为治疗,通过影响乳腺癌幸存者对潮热的感知和认知来控制血管舒缩症状(强推荐,高质量证据)。

7. 催眠疗法可以改善癌症幸存者的潮热,可作为潮热的非药物干预方式(强推荐,中等质量证据)。

8. 瑜伽和冥想放松训练可作为改善癌症幸存者潮热的安全有效的补充干预措施(强推荐,中等质量证据)。

9. 针灸治疗可作为改善乳腺癌幸存者潮热的非药物干预方式(弱推荐,中等质量证据)。

10. 推荐使用有针对性的联合干预方案改善肿瘤患者的血管舒缩症状(强推荐,中等质量证据)。

参考文献

[1] VANESA O, LUCY H, J S K, et al.Prevalence and risk of psychological distress, anxiety and depression in adolescent and young

adult（AYA）cancer survivors：A systematic review and meta-analysis［J］. Cancer medicine，2023，12（17）：18354-18367.

[2] LOPES C，LOPES L，FONTES F et al. Prevalence and Persistence of Anxiety and Depression over Five Years since Breast Cancer Diagnosis—The NEON-BC Prospective Study［J］. Current Oncology，2022，29（3）：2141-2153.

[3] L B A，CHRISTINA L，KIMLIN A，et al.Management of anxiety and depression in adult survivors of cancer：ASCO Guideline Update.［J］. Journal of clinical oncology：official journal of the American Society of Clinical Oncology，2023，41（18）：JCO2300293-JCO2300293.

[4] HARI S，WHISNU Y，A.M. J H，et al.Psychoeducation for breast cancer：A systematic review and meta-analysis［J］. The Breast，2022，62：36-51.

[5] R S Z，J C T，C L H，et al.Effects of a Cognitive behavioral digital therapeutic on anxiety and depression symptoms in patients with cancer：A Randomized Controlled Trial Anxiety and depression in adult cancer patients：ESMO Clinical Practice Guideline［J］. JCO oncology practice，2023，19（12）：OP2300210-OP2300210.

[6] GRASSI L，CARUSO R，RIBA MB，et al. Anxiety and depression in adult cancer patients：ESMO Clinical Practice Guideline［J］. ESMO Open，2023，8（2）：101155.

[7] CAN M L M，SONGUL L M，BASER E A，et al.The Effect of Art Therapy on Pain，Emesis，Anxiety，and Quality of Life in Operated Breast Cancer Patients：Randomized Control Trials［J］. J Integr Complement Med，2024，30（4）：371-382.

[8] SOHRAB A，AKBAR A E. Exercise and Anxiety in Cancer：A

Meta-Analysis of Randomized Control Trials[J]. Physical Occupational Therapy In Geriatrics, 2023, 41(2): 197-217.

[9] YASEMIN O, NURAY A.The effect of progressive relaxation exercise on physiological parameters, pain and anxiety levels of patients undergoing colorectal cancer surgery: a randomized controlled study[J]. Journal of PeriAnesthesia Nursing, 2022, 37(2): 238-246.

[10] LID, LI Y, BAI X, et.al. The effects of aromatherapy on anxiety and depression in people with cancer: a systematic review and meta-analysis[J]. Front Public Health, 2022, 10: 853056.

[11] ANDREA C, PATRIZIA M, PAOLA I, et al.Virtual reality and music therapy as distraction interventions to alleviate anxiety and improve mood states in breast cancer patients during chemotherapy [J]. Journal of cellular physiology, 2020, 235(6): 5353-5362.

[12] SARI C O, KILICARSLAN E T.Effectiveness of virtual reality in anxiety and pain management in children and adolescents receiving cancer treatment: a systematic review and meta-analysis of randomized controlled trials[J]. Journal of medical systems, 2023, 47(1): 103.

[13] 唐丽丽. 心理社会肿瘤学[M]. 北京: 北京大学医学出版社. 2022, 9.

[14] LU J, XU X, HUANG Y, et al. Prevalence of depressive disorders and treatment in China: a cross-sectional epidemiological study [J]. Lancet Psychiatry, 2021, 8(11): 981-990.

[15] GöTZE H, FRIEDRICH M, TAUBENHEIM S, et al. Depression and anxiety in long-term survivors 5 and 10 years after cancer diagnosis [J]. Lancet Psychiatry, 2020, 28(1): 211-220.

[16] THOM R, SIBERSEEIG D A, BOLAND R J. Major Depressive Disorder in Medical Illness: A Review of Assessment, Prevalence, and Treatment Options[J]. Psychosom Med, 2019, 81(3): 246-255.

[17] GRASSI L, CARUSO R, RIBA M B, et al. Anxiety and depression in adult cancer patients: ESMO Clinical Practice Guideline[J]. ESMO Open, 2023, 8(2): 101155.

[18] JOHNSON R J. A research study review of effectiveness of treatments for psychiatric conditions common to end-stage cancer patients: needs assessment for future research and an impassioned plea[J]. BMC Psychiatry, 2018, 18(1): 85.

[19] TEO I., KRISHNAN A., LEE G.L. Psychosocial interventions for advanced cancer patients: a systematic review[J]. Psycho-oncology. 2019, 28(7): 1394-1407.

[20] ZHANG Y, Li J J, HU X, The effectiveness of dignity therapy on hope, quality of life, anxiety, and depression in cancer patients: A meta-analysis of randomized controlled trials[J]. Int J Nurs Stud, 2022, 132: 104273.

[21] CHOCHINOV H M, KRISTJANSON L J, BREITBART W, et al. Effect of dignity therapy on distress and end-of-life experience in terminally ill patients: a randomised controlled trial[J]. Lancet Oncol, 2011, 12(8): 753-762.

[22] BREITBART W., PESSIN H., ROSENFELD B., et al. Individual meaning-centered psychotherapy for the treatment of psychological and existential distress: a randomized controlled trial in patients with advanced cancer. Cancer[J]. 2018, 124(15): 3231-3239.

[23] RODIN G., LO C., RYDALL A., et al. Managing Cancer and

Living Meaningfully(CALM): a randomized controlled trial of a psychological intervention for patients with advanced cancer[J]. J Clin Oncol, 2018, 36(23): 2422-2432.

[24] CARL E, SHEVORYKIN A, LISKIEWICZ A, et al. Increasing physical activity among breast cancer survivors by modulating temporal orientation with rtms: feasibility and potential efficacy[J]. Int J Environ Res Public Health, 2021, 18(19): 10052.

[25] PRICE L, BRILEY J, HALTIWANGER S, et al. A meta-analysis of cranial electrotherapy stimulation in the treatment of depression [J]. J Psychiatr Res, 2021, 135: 119-134.

[26] YENNUR S, KANG D H, HWU W J, et al. Cranial electrotherapy stimulation for the management of depression, anxiety, sleep disturbance, and pain in patients with advanced cancer: a preliminary study[J]. J Pain Symptom Manage, 2018, 55(2): 198-206.

[27] HILFIKER R, MEICHTRY A, EICHER M, et al. Exercise and other non-pharmaceutical interventions for cancer-related fatigue in patients during or after cancer treatment: a systematic review incorporating an indirect-comparisons meta-analysis[J]. Br J Sports Med, 2018, 52(10): 651-658.

[28] CHEN Y W, HUNT M A, CAMPBELL K L, et al. The effect of Tai Chi on four chronic conditions-cancer, osteoarthritis, heart failure and chronic obstructive pulmonary disease: a systematic review and meta-analyses[J]. Br J Sports Med, 2016, 50(7): 397-407.

[29] HUI D, DE LA ROSA A, WILSON A, et al. Neuroleptic strategies for terminal agitation in patients with cancer and delirium at an acute palliative care unit: a single-centre, double-blind, parallel-group, randomised trial[J]. Lancet Oncol, 2020, 21(7):

989-998.

[30] OH E S, FONG T G, HSHIEH T T, et al. Delirium in Older Persons: Advances in Diagnosis and Treatment[J]. JAMA, 2017, 318(12): 1161-1174.

[31] HSHIEH T T, YUE J, OH E, et al. Effectiveness of multicomponent nonpharmacological delirium interventions: a meta-analysis[J]. JAMA Intern Med, 2015, 175(4): 512-520.

[32] MARCANTONIO E R. Delirium in Hospitalized Older Adults[J]. N Engl J Med, 2017, 377(15): 1456-1466.

[33] WU Y C, TSENG P T, TU Y K, et al. Association of Delirium Response and Safety of Pharmacological Interventions for the Management and Prevention of Delirium: A Network Meta-analysis[J]. JAMA Psychiatry, 2019, 76(5): 526-535.

[34] MATSUDA Y, MORITA T, OYA K, et al. Drug Choice for Hyperactive Delirium in Terminally-Ill Cancer Patients: A Nationwide Survey[J]. J Pain Symptom Manage, 2022, 64(4): e231-e234.

[35] WANG Y Y, YUE J R, XIE D M, et al. Effect of the Tailored, Family-Involved Hospital Elder Life Program on Postoperative Delirium and Function in Older Adults: A Randomized Clinical Trial[J]. JAMA Intern Med, 2020, 180(1): 17-25.

[36] HOSIE A, PHILLIPS J, LAM L, et al. A Multicomponent Nonpharmacological Intervention to Prevent Delirium for Hospitalized People with Advanced Cancer: A Phase II Cluster Randomized Waitlist Controlled Trial(The PRESERVE Pilot Study)[J]. J Palliat Med, 2020, 23(10): 1314-1322.

[37] SMIT L, SLOOTER A J C, DEVLIN J W, et al. Efficacy of haloperidol to decrease the burden of delirium in adult critically ill

patients: the EuRIDICE randomized clinical trial[J]. Crit Care, 2023, 27(1): 413.

[38] TANIO A, YAMAMOTO M, UEJIMA C, et al. A Prospective Randomized Study of the Herbal Medicine Yokukansan for Preventing Delirium After Gastrointestinal Cancer Surgery[J]. Yonago Acta Med, 2023, 66(4): 432-439.

[39] VAN DER VORST M, NEEFJES E C W, BODDAERT M S A, et al. Olanzapine Versus Haloperidol for Treatment of Delirium in Patients with Advanced Cancer: A Phase III Randomized Clinical Trial[J]. Oncologist, 2020, 25(3): e570-e577.

[40] MAEDA I, INOUE S, UEMURA K, et al. Low-Dose Trazodone for Delirium in Patients with Cancer Who Received Specialist Palliative Care: A Multicenter Prospective Study[J]. J Palliat Med, 2021, 24(6): 914-918.

[41] LI Y, MA J, JIN Y, et al. Benzodiazepines for treatment of patients with delirium excluding those who are cared for in an intensive care unit[J]. Cochrane Database Syst Rev, 2020, 2(2): CD012670.

[42] FINUCANE A M, JONES L, LEURENT B, et al. Drug therapy for delirium in terminally ill adults[J]. Cochrane Database Syst Rev, 2020, 1(1): CD004770.

[43] HUI D, FRISBEE-HUME S, WILSON A, et al. Effect of lorazepam with haloperidol vs haloperidol alone on agitated delirium in patients with advanced cancer receiving palliative care: a randomized clinical trial[J]. JAMA, 2017, 318(11): 1047-1056.

[44] DU L, SHI H Y, YU H R, et al. Incidence of suicide death in patients with cancer: A systematic review and meta-analysis[J]. J Affect Disord, 2020, 276: 711-719.

[45] MARTÍNEZ M, ARANTZAMENDI M, BELAR A, et al. 'Dignity therapy', a promising intervention in palliative care: A comprehensive systematic literature review[J]. Palliat Med, 2017, 31(6): 492-509.

[46] BREITBART W, ROSENFELD B, PESSIN H, et al. Meaning-centered group psychotherapy: an effective intervention for improving psychological well-being in patients with advanced cancer[J]. J Clin Oncol, 2015, 33(7): 749-754.

[47] RODIN G, LO C, RYDALL A, et al. Managing cancer and living meaningfully(CALM): A randomized controlled trial of a psychological intervention for patients with advanced cancer[J]. J Clin Oncol, 2018, 36(23): 2422-2432.

[48] NABIPOUR S, RAFFEPOUR A, HAJI ALIZADEH K. The effectiveness of mindfulness based cognitive therapy training on anxiety of death and thoughts of suicide of patients with cancer[J]. Zahedan J Res Med Sci, 2018, 20: 1-7.

[49] LI L, WU C, GAN Y, et al. Insomnia and the risk of depression: A meta-analysis of prospective cohort studies[J]. BMC Psychiatry, 2016, 16: 1-16.

[50] HARROLD E C, IDRIS A F, KEEGAN N M, et al. Prevalence of insomnia in an oncology patient population: an Irish tertiary referral center experience[J]. J Natl Compr Canc Netw, 2020, 18(12): 1623-1630.

[51] BUYSSE D J, RUSH A J, REYNOLDS C F, et al. Clinical management of insomnia disorder[J]. JAMA, 2017, 318(20): 1973-1974.

[52] ZHOU T, WANG Z, QIAO C, et al. Sleep disturbances and the risk

of lung cancer: a meta-epidemiological study[J]. BMC Cancer, 2023, 23(1): 884.

[53] SOONG C, BURRY L, GRECO M, et al. Advise non-pharma-cological therapy as first line treatment for chronic insomnia[J]. BMJ, 2021, 372: n680.

[54] HE Y, SUN L Y, PENG K W, et al. Sleep quality, anxiety and depression in advanced lung cancer: patients and caregivers[J]. BMJ Support Palliat Care, 2022, 12: e194-e200.

[55] COLLINS K P, GELLER D A, ANTONI M, et al. Sleep duration is associated with survival in advanced cancer patients[J]. Sleep Med, 2017, 32: 208-212.

[56] CHANG W P, CHANG Y P. Meta-analysis of changes in sleep quality of women with breast cancer before and after therapy[J]. Breast care(Basel), 2020, 15(3): 227-235.

[57] COSTA A R, FONTES F, PEREIRA S, et al. Impact of breast cancer treatments on sleep disturbances-a systematic review[J]. Breast, 2014, 23(6): 697-709.

[58] GAO Y, LIU M, YAO L, et al. Cognitive behavior therapy for insomnia in cancer patients: a systematic review and network meta-analysis[J]. J Evid Based Med, 2022, 15: 216-229.

[59] LIU X L, CHENG H L, MOSS S, et al. Somatic acupoint stimu-lation for cancer-related sleep disturbance: a systematic review of randomized controlled trials[J]. Evid Based Complement Alternat Med, 2020, 2591320.

[60] KREUTZ C, SCHMIDT M E, STEINDORF K. Effects of physical and mind-body exercise on sleep problems during and after breast cancer treatment: a systematic review and meta-analysis[J]. Breast

Cancer Res Treat，2019，176（1）：1-15.

[61] 唐丽丽，詹淑琴，于恩彦，等 . 成人癌症患者失眠诊疗专家建议［J］. 中国心理卫生杂志，2021，35（6）：441-448.

[62] DE CRESCENZO F，DALO G L，OSTINELLI E G，et al. Comparative effects of pharmacological interventions for the acute and long-term management of insomnia disorder in adults：a systematic review and network meta-analysis［J］. Lancet，2022，400：170-184.

[63] YUE J L，CHANG X W，ZHENG J W，et al. Efficacy and tolerability of pharmacological treatments for insomnia in adults：A systematic review and network meta-analysis［J］. Sleep Med Rev，2023，68：101746.

[64] H. AR S，LINDA B，MAURICE T，et al.Update on Prevalence of Pain in Patients with Cancer 2022：A Systematic Literature Review and Meta-Analysis［J］. Cancers，2023，15（3）：591.

[65] ALEJANDRA R，FRANCISCO G，MARRIO G，et al.Psychological and non-pharmacologic treatments for pain in cancer patients：a systematic review and meta-analysis［J］. J Pain Symptom Manage，2022：63（5）：e505-e520.

[66] 中国医师协会疼痛科医师分会中华医学会疼痛学分会国家疼痛专业医疗质量控制中心，北京市疼痛治疗质量控制和改进中心. 癌症相关性疼痛评估中国专家共识（2023 版）［J］. 中国疼痛医学杂志，2023，29（12）：881-886.

[67] TREEDE RD，RIEFf W，BARKE A，et al. Chronic pain as a symptom or a disease［J］. Pain，2019，160：19-27.

[68] JUNFENG Z，DOROTHY NS.C，XINGLIN L，et al. Effects of self-management interventions for cancer patients with pain：A

systematic review of randomised controlled trials[J]. J Clin Nurs, 2023, 32(17-18): 5652-5667.

[69] H L E, KYEONG M J, P M J, et al. Hypnosis and relaxation interventions for chronic pain management in cancer survivors: a randomized controlled trial[J]. Support Care Cancer, 2022, 31(1): 50.

[70] FRANCOIS M, ARNAUD S, PATRICIA L. Cancer pain management: a narrative review of current concepts, strategies, and techniques[J]. Curr Oncol, 2023, 30(7): 6838-6858.

[71] MATSUOKA H.; IWASE S, MIYAJI T, et al.Additive duloxetine for cancer-related neuropathic pain nonresponsive or intolerant to opioid-pregabalin therapy: a randomized controlled trial(JORTC-PAL08)[J]. J Pain Symptom Manage, 2019, 58, 645-653.

[72] GUAN J, TANAKA S, KAWAKAMI K. Anticonvulsants or antidepressants in combination pharmacotherapy for treatment of neuropathic pain in cancer patients: a systematic review and meta-analysis[J]. Clin J Pain 2016, 32, 719-725.

[73] F X J, THARANI S, C E C. A systematic review of atypical antipsychotics in chronic pain management: olanzapine demonstrates potential in central sensitization, fibromyalgia, and headache/migraine[J]. Clin J Pain, 2018, 34(6): 585-591.

[74] KANG Y E, YOON J H, PARK N H, et al. Prevalence of cancer-related fatigue based on severity: a systematic review and meta-analysis[J]. Sci Rep, 2023, 13(1): 12815.

[75] MATSUNAGA M, HE Y, KHINE M T, et al. Prevalence, severity, and risk factors of cancer-related fatigue among working cancer survivors: a systematic review and meta-analysis[J]. J Cancer

Surviv, 2024, doi: 10.1007/s11764-024-01557-8.

[76] FORBES C, TANNER S, ENGSTROM T, et al. Patient reported fatigue among adolescent and young adult cancer patients compared to non-cancer patients: a systematic review and meta-analysis[J]. J Adolesc Young Adult Oncol 2023, 13(2): 242-250.

[77] ZHANG H, SHEN G, YANG P, et al. Incidence of antibody-drug conjugate-related fatigue in patients with breast cancer: A systematic review and meta-analysis[J]. Crit Rev Oncol Hematol, 2024, 196: 104292.

[78] F D S, SINGH P, JAVETH A. Determinants of cancer-related fatigue among cancer patients: a systematic review[J]. J Palliat Care 2023, 38(4): 432-455.

[79] WANG Y, TIAN L, LIU X, et al. Multidimensional predictors of cancer-related fatigue based on the predisposing, precipitating, and perpetuating(3P)model: a systematic review[J]. Cancers(Basel) 2023, 15(24): 5879.

[80] D'SILVA F, JAVETH A, SINGH P. Cancer-related fatigue-clinical evaluation scales and interventions: a systematic review[J]. Indian J Palliat Care 2022, 28(1): 88-98.

[81] MINTON O, STONE P. A systematic review of the scales used for the measurement of cancer-related fatigue(CRF)[J]. Ann Oncol, 2009, 20(1): 17-25.

[82] MONTAGUT-MARTINEZ P, PEREZ-CRUZADO D, GUTIER-REZ-SANCHEZ D. Cancer-related fatigue measures in palliative care: A psychometric systematic review[J]. Eur J Cancer Care (Engl) 2022, 31(5): e13642.

[83] TOMLINSON D, HINDS PS, ETHIER MC, et al. Psychometric

properties of instruments used to measure fatigue in children and adolescents with cancer: a systematic review[J]. J Pain Symptom Manage, 2013, 45(1): 83-91.

[84] ZHANG Y B, ZHONG X M, HAN N, et al. Effectiveness of exercise interventions in the management of cancer-related fatigue: a systematic review of systematic reviews[J]. Support Care Cancer 2023, 31(3): 153.

[85] WU T, YAN F, WEI Y, et al. Effect of exercise therapy on cancer-related fatigue in patients with breast cancer: a systematic review and network meta-analysis[J]. Am J Phys Med Rehabil, 2023, 102(12): 1055-1062.

[86] HOU L, WANG J, MAO M, et al. Effect of yoga on cancer-related fatigue in patients with breast cancer: A systematic review and meta-analysis[J]. Medicine(Baltimore), 2024, 103(1): e36468.

[87] SONG D, LIU Y, LAI C K Y, et al. Effects of dyadic-based physical activity intervention on cancer-related fatigue among cancer survivors: A scoping review[J]. Front Psychol, 2023, 14: 1102019.

[88] ZHANG Y, DING Y, CHEN X, et al. Effectiveness of acceptance and commitment therapy on psychological flexibility, fatigue, sleep disturbance, and quality of life of patients with cancer: A meta-analysis of randomized controlled trials[J]. Worldviews Evid Based Nurs, 2023, 20(6): 582-592.

[89] WANG Y, YANG L, LIN G, et al. The efficacy of progressive muscle relaxation training on cancer-related fatigue and quality of life in patients with cancer: A systematic review and meta-analysis of randomized controlled studies[J]. Int J Nurs Stud, 2024, 152:

104694.

[90] KARAKUS Z, YANGOZ S T, OZER Z. The Effect of Psychoed-ucational Interventions on Cancer-Related Fatigue: A Systematic Review and Meta-analysis of Randomized Controlled Studies[J]. Cancer Nurs 2024.doi: 10.1097/NCC.0000000000001315.

[91] TRIGUEROS-MURILLO A, MARTINEZ-CALDERON J, CASU-SO-HOLGADO M J, et al. Effects of music-based interventions on cancer-related pain, fatigue, and distress: an overview of system-atic reviews[J]. Support Care Cancer 2023, 31 (8): 488.

[92] WANG X Q, QIAO Y, DUAN P B, et al. Efficacy and safety of moxibustion on cancer-related fatigue: a systematic review and meta-analysis of randomized controlled trials[J]. Support Care Cancer, 2023, 31 (9): 508.

[93] TIAN H, CHEN Y, SUN M, et al. Acupuncture therapies for cancer-related fatigue: A Bayesian network meta-analysis and systematic review[J]. Front Oncol, 2023, 13: 1071326.

[94] SHAN S, LIN L, FANG Q, et al. Massage therapy significantly improves cancer-related fatigue in cancer patients: a meta-analysis of randomized controlled trials[J]. Support Care Cancer, 2023, 31 (8): 464.

[95] AHN J H, KIM M. Effects of Aromatherapy on Cancer Patients' Sleep and Fatigue: A Systematic Review and Meta-Analysis[J]. J Integr Complement Med, 2023, 29 (4): 212-223.

[96] HUNG C M, ZENG B Y, ZENG B S, et al. Cancer related fatigue-light therapy: updated meta-analysis of randomised controlled trials [J]. BMJ Support Palliat Care, 2023, 13 (e2): e437-e445.

[97] CHOW R, BRUERA E, SANATANI M, et al. Cancer-related

fatigue-pharmacological interventions: systematic review and network meta-analysis[J]. BMJ Support Palliat Care, 2023, 13 (3): 274-280.

[98] CORREA-MORALES J E, CUELLAR-VALENCIA L, MANTIL-LA-MANOSALVA N, et al. Cancer and Non-cancer Fatigue Treated With Bupropion: A Systematic Review[J]. J Pain Symptom Manage, 2023, 65(1): e21-e28.

[99] YANG J, LI Y, CHAU C I, et al. Efficacy and safety of traditional Chinese medicine for cancer-related fatigue: a systematic literature review of randomized controlled trials[J]. Chin Med, 2023, 18 (1): 142.

[100] LI M, ZHANG Y, LIU J, et al. Complementary and alternative medicine: A narrative review of nutritional approaches for cancer-related fatigue[J]. Medicine(Baltimore), 2024, 103(11): e37480.

[101] ZHANG Z J, ZHANG M, WU X T, et al. Zhengyuan capsule for the treatment of cancer-related fatigue in lung cancer patients undergoing operation: A study protocol for a randomized controlled trial[J]. J Tradit Chin Med, 2021, 41(3): 486-491.

[102] BERNANKE A, SETTE S, HERNANDEZ N, et al. Male and female rats exhibit comparable gaping behavior but activate brain regions differently during expression of conditioned nausea[J]. Behav Pharmacol, 2022, 33: 291-300.

[103] KUS T, AKTAS G, OZCELIK M, et al. Association of illness perception with chemotherapy-induced nausea and vomiting: a Turkish Oncology Group(TOG)study[J]. Future Oncol, 2021, 17: 1933-1942.

[104] TIAN X, TANG R, XU L, et al. Progressive muscle relaxation is effective in preventing and alleviating of chemotherapy-induced nausea and vomiting among cancer patients: a systematic review of six randomized controlled trials[J]. Support Care Cancer, 2020, 28: 4051-4058.

[105] HUNTER J J, MAUNDER R G, SUI D, et al. A randomized trial of nurse-administered behavioral interventions to manage anticipatory nausea and vomiting in chemotherapy[J]. Cancer Med, 2020, 9: 1733-1740.

[106] WEI T, TIAN X, ZHANG F, et al. Music interventions for chemotherapy-induced nausea and vomiting: a systematic review and meta-analysis[J]. Support Care Cancer, 2020, 28: 4031-4041.

[107] KURT B, KAPUCU S, ÇAKMAK O. Effects of oral cryotherapy on anticipatory, and acute nausea and vomiting in patients with breast cancer undergoing adjuvant chemotherapy: a randomized controlled clinical trial[J]. Clin Breast Cancer, 2024, 24(2): 112-121.

[108] BAJPAI J, KAPU V, RATH S, et al. Low-dose versus standard-dose olanzapine with triple antiemetic therapy for prevention of highly emetogenic chemotherapy-induced nausea and vomiting in patients with solid tumours: a single-centre, open-label, non-inferiority, randomised, controlled, phase 3 trial[J]. Lancet Oncol, 2024, 25: 246-254.

[109] ARENDS J, STRASSER F, GONELLA S, et al. Cancer cachexia in adult patients: ESMO Clinical Practice Guidelines[J]. ESMO Open, 2021, 6(3): 100092.

[110] LIM Y L，TEOH S E，YAOW C Y L，et al. A Systematic Review and Meta-Analysis of the Clinical Use of Megestrol Acetate for Cancer-Related Anorexia/Cachexia［J］. J Clin Med，2022，11（13）：3756.

[111] MAENG C H，KIM B H，CHON J，et al. Effect of multimodal intervention care on cachexia in patients with advanced cancer compared to conventional management（MIRACLE）：an open-label，parallel，randomized，phase 2 trial［J］. Trials，2022，23（1）：281.

[112] CURROW D C，GLARE P，LOUW S，et al. A randomised，double blind，placebo-controlled trial of megestrol acetate or dexamethasone in treating symptomatic anorexia in people with advanced cancer［J］. Sci Rep，2021，11（1）：2421.

[113] ARRIETA O，CÁRDENAS-FERNÁNDEZ D，RODRIGUEZ-MAYORAL O，et al. Mirtazapine as Appetite Stimulant in Patients With Non-Small Cell Lung Cancer and Anorexia：A Randomized Clinical Trial［J］. JAMA Oncol，2024，10（3）：305-314.

[114] SANDHYA L，DEVI SREENIVASAN N，GOENKA L，et al. Randomized Double-Blind Placebo-Controlled Study of Olanzapine for Chemotherapy-Related Anorexia in Patients With Locally Advanced or Metastatic Gastric，Hepatopancreaticobiliary，and Lung Cancer［J］. J Clin Oncol，2023，41（14）：2617-2627.

[115] MAVROPALIAS G，SIM M，TAAFFE D R，et al. Exercise medicine for cancer cachexia：targeted exercise to counteract mechanisms and treatment side effects［J］. J Cancer Res Clin Oncol，2022，148（6）：1389-1406.

[116] MOLASSIOTIS A, BROWN T, CHENG H L, et al. The effects of a family-centered psychosocial-based nutrition intervention in patients with advanced cancer: the PiCNIC2 pilot randomised controlled trial[J]. Nutr J, 2021, 20(1): 2.

[117] FRANCIS P A, REGAN M M, FLEMING G F, et al. Adjuvant ovarian suppression in premenopausal breast cancer[J]. N Engl J Med, 2015, 372: 436-446.

[118] QIN Z, ZANG Z, YU J, et al. Acupuncture versus sham acupuncture and usual care for Antiandrogen-Induced hot flashes in prostate cancer(AVAIL): study protocol for a randomized clinical trial [J]. BMC complement Med Ther, 2023, 23: 388.

[119] REEVES K W, PENNELL M, FORAKER R E, et al. Predictors of vasomotor symptoms among breast cancer survivors[J]. J Cancer Surviv, 2018, 12: 379-387.

[120] HICKEY M, SAUNDERS C M, STUCKEY B G. Management of menopausal symptoms in patients with breast cancer: an evidence-based approach[J]. Lancet Oncol, 2005, 6: 687-695.

[121] FISHER W I, JOHNSON A K, ELKINS G R, et al. Risk factors, pathophysiology, and treatment of hot flashes in cancer[J]. CA Cancer J Clin, 2013, 63: 167-192.

[122] QAN'IR Y, DEDEAUX D, GODLEY P A, et al. Management of androgen deprivation therapy-associated hot flashes in men with prostate cancer[J]. Oncol Nurs Forum, 2019, 46: 107-118.

[123] KAPLAN M, MAHON S. Hot flash management: update of the evidence for patients with cancer[J]. Clin J Oncol Nurs, 2014, 18: 59-67.

[124] VRSELJA A, LATIFI A, BABER R J, et al. Q-122 as a novel,

non-hormonal, oral treatment for vasomotor symptoms in women taking tamoxifen or an aromatase inhibitor after breast cancer: a phase 2, randomized, double-blind, placebo-controlled trial[J]. Lancet, 2022, 400: 1704-1711.

[125] CARPENTE J S. The hot flash related daily interference scale: a tool for assessing the Impact of hot flashes on quality of life following breast cancer[J]. J Pain Symptom Manage, 2001, 22: 979-989.

[126] 张志强, 杨琳琳, 王苗苗, 等. 男性潮热信念行为量表中文版在前列腺癌患者中的应用[J]. 中国男科学杂志, 2018, 32: 13-18.

[127] HANDLEY A P, WILLIAMS M. The efficacy and tolerability of SSRI/SNRIs in the treatment of vasomotor symptoms in menopausal women: A systematic review[J]. J Am Assoc Nurse Pract, 2015, 27: 54-61.

[128] VILAR-GONZALEZ S, PEREZ-ROZOS A, CABANIL-LAS-FARPON R. Mechanism of hot flashes[J]. Clin Transl Oncol, 2011, 13: 143-147.

[129] SANCHEZ-SPITMAN A, DEZENTJE V, SWEN J, et al. Tamoxifen pharmacogenetics and metabolism: results from the prospective CYPTAM study[J]. J Clin Oncol, 2019, 37: 636-646.

[130] BIGLIA N, BOUNOUS V E, DE SETA F, et al. Non-hormonal strategies for managing menopausal symptoms in cancer survivors: An update[J]. Ecancermedicalscience, 2019, 13: 909.

[131] CARPENTER J S, STORNIOLO A M, JOHNS S, et al. Randomized, doubleblind, placebo-controlled crossover trials of venlafaxine for hot flashes after breast cancer[J]. Oncologist, 2007, 12: 124-135.

[132] BOEKHOUT A H, VINCENT A D, DALESIO O B, et al. Management of hot flashes in patients who have breast cancer with venlafaxine and clonidine: a randomized, double-blind, placebo-controlled trial[J]. J Clin Oncol, 2011, 29: 3862-3868.

[133] BORDELEAU L, PRITCHARD K L, LOPRINZI C L, et al. Multicenter, randomized, cross-over clinical trial of venlafaxine versus gabapentin for the management of hot flashes in breast cancer survivors[J]. J Clin Oncol, 2010, 28: 5147-5152.

[134] RUNOWICZ C D, LEACH C R, HENRY N L, et al. American cancer society/American society of clinical oncology breast cancer survivorship care guideline[J]. CA Cancer J Clin, 2016, 66: 43-73.

[135] MANN E, SMITH M J, HELLIER J, et al. Cognitive behavioral treatment for women who have menopausal symptoms after breast cancer treatment(MENOS 1): a randomized controlled trial[J]. Lancet Oncol, 2012, 13: 309-318.

[136] ELKINS G, MARCUS J, STEARNS V, et al. Randomized trial of a hypnosis intervention for treatment of hot flashes among breast cancer survivors[J]. J Clin Oncol, 2008, 26: 5022-5026.

[137] MACLAUGHLAN D S, SALZILLO S, BOWE P, et al. Randomised controlled trial comparing hypnotherapy versus gabapentin for the treatment of hot flashes in breast cancer survivors: a pilot study[J]. BMJ Open, 2013, 3: e003138.

[138] CRAMER H, RABSILBER S, LAUCHE R, et al. Yoga and meditation for menopausal symptoms in breast cancer survivors: A randomized controlled trial[J]. Cancer, 2015, 121: 2175-2184.

[139] GARCIA M K, GRAHAM-GETTY L, HADDAD R, et al.

Systematic review of acupuncture to control hot flashes in cancer patients[J]. Cancer, 2015, 121: 3948-3958.

[140] MAO J J, BOWMAN M A, XIE S X, et al. Electroacupuncture versus gabapentin for hot flashes among breast cancer survivors: a randomized placebo-controlled trial[J]. J Clin Oncol, 2015, 33: 3615-3620.

[141] LESI G, RAZZINI G, MUSTI M A, et al. Acupuncture as an integrative approach for the treatment of hot flashes in women with breast cancer: a prospective multicenter randomized controlled trial(AcCliMaT)[J]. J Clin Oncol, 2016, 34: 1795-1802.

[142] MAO J J, FARRAR J T, BRUNER D, et al. Electroacupuncture for fatigue, sleep, and psychological distress in breast cancer patients with aromatase inhibitor-related arthralgia: a randomized trial[J]. Cancer, 2014, 120: 3744-3751.

[143] HERSHMAN D L, UNGER J M, GREENLEE H, et al. Effect of acupuncture vs sham acupuncture or waitlist control on joint pain related to aromatase inhibitors among women with early-stage breast cancer: a randomized clinical trial[J]. JAMA, 2018, 320: 167-176.

[144] LIU W, QDAISAT A, LOPEZ G, et al. Acupuncture for hot flashes in cancer patients: clinical characteristics and traditional Chinese medicine diagnosis as predictors of treatment response[J]. Integr Cancer Ther, 2019, 18: 1534735419848494.

[145] FRANZOI M A, AGOSTINETO E, PERACHINO M, et al. Evidence-based approaches for the management of side-effects of adjuvant endocrine therapy in patients with breast cancer[J]. Lancet oncol, 2021, 22: e303-e313.

[146] DONOHOE F, OMEARA Y, ROBERTS A, et al. Multimodal, technology-assisted intervention for the management of menopause after cancer improves cancer-related quality of life-results from the menopause after cancer (mac) study [J]. Cancers (Basel), 2024, 16 (6): 1127.

[147] VANDER Z T, BISDOUNIS L, KYLE S D, et al. Cognitive behavioral therapy for insomnia: a meta-analysis of long-term effects in controlled studies [J]. Sleep Med Rev, 2019, 48: 101208.

第九章

‹‹‹‹‹‹‹

晚期肿瘤患者的缓和医疗和安宁疗护

第一节　缓和医疗概述及其意义

一、背景

缓和医疗的通用英文为"palliative care"。这个词语引入国内之初曾被译为"姑息治疗"，但由于"姑息"一词在中文含义中存在贬义的成分（无原则地宽容别人），常常被患者和家属误解。由国家卫生健康委员会组织编写并出版的最新《常用临床医学名词（2023版）》对上述词汇给予了官方修订，正名缓和医疗（palliative care），又称"姑息治疗"；正名安宁疗护（hospice care），又称"临终关怀"。美国国立癌症综合网（NCCN）对缓和医疗的定义：一种以患者/家庭/照护者为中心的健康照护，重点是对引起患者痛苦的症状给予最佳管理，同时根据患者/家庭/照护者的需求、价值观、信仰、文化背景融入心理社会照护和灵性照护。缓和医疗的目标是预测、预防并减轻患者/家庭/照护者的痛苦，帮助他们采用适应性的方式应对疾病，获得最好的生活质量，无论疾病处于哪个阶段或是否需要接受其他治疗。缓和医疗在疾病诊断时就可以开始介入；可以以疾病为导向、与延长生命的治疗同时进行；也可以是为了促进患者的自主性、帮助患者获得信息并作出决策。当以疾病为导向、延长生命的治疗方法不再有效、不适用或非必需时,缓和医疗就成为了照护的重点。在患者预期生存在 6个月以内的缓和医疗即为安宁疗护,或称"临终关怀。"

二、证据

早期介入的缓和医疗可以给患者的生活质量和生存带来显著的积极影响。ENABLE 是由美国阿拉巴马大学伯明翰分校创立的一种早期介入的远程缓和医疗模式。近年来 ENABLE 的系列临床研究持续开展,并陆续发表了研究结果。2015 年 ENABLE Ⅲ研究显示,早期启动缓和医疗的晚期肿瘤患者,1 年生存率显著高于延迟启动的患者(63% $vs.$ 48%,$P=0.038$)。Lam 等对中国香港 43 家医院肿瘤死亡病例回顾性分析显示,接受缓和医疗的患者中位生存期显著长于未接受缓和医疗的患者(5.10 个月 $vs.1.96$个月);缓和医疗照护组患者接受了更多的强阿片类药物处方、更少接受心肺复苏及入住重症监护室、生命末期使用无效化疗比例减少。这一结论也在进展期胰腺癌患者人群得到证实。另一项对淋巴瘤患者的回顾性分析结果显示,确诊 140 天内启动缓和医疗可能会改善患者的总生存期。Huo 等近期的一项 Meta 分析显示,接受早期缓和医疗照护的患者生活质量更高($SMD=0.737$),症状更少($SMD=0.304$),情绪状态更好($SMD=-0.443$),生存率更高($HR=1.521$)。缓和医疗的获益在白血病患者中也得到了验证,Jawahri 等的研究证实,接受缓和医疗的急性髓性白血病(AML)患者生活质量显著改善,不良心理症状显著减轻,且在生命末期选择安宁疗护及非化疗的比例显著提高。对疾病进展或生命有限的儿童或青少年患者的研究显示，居家专业缓和医疗照护有助于改善患者的生活质量和症状负担，也增加了居家离世的选择。Hwang 等的一篇系统综述显示，居家缓和医疗照护可以显著改善进展期肿瘤患者的生活质量，因居家缓和医疗照护的内容不同对患者生活质量具体部分带来的影响存在差异。同期也有一些阴性结果的研究报道，Patil 等的研究显示早期缓和医疗转诊与常规治疗组相比，并未显著改善进展期头颈部恶性肿瘤患者的生活质量和死亡风险，但该研究干预组仅在常规治疗外提供了缓和医疗转诊，并未确认患者确实接受了缓和医疗照护。Aslakson 首次评估了围手术期加入缓和医疗照护对患者报告结局的影响，结果显示围手术期缓和医疗与外科医生联合照护并未改善上消化道治愈性手术患者的自我报告结局指标，因此缓和医疗介入的时间点仍有待进一步研究证实。

缓和医疗有助于生命末期的患者更准确了解预后，减少临终无效和激进治疗的比例。实施缓和医疗的患者由于居家照护增多、住院及抢救比例降低，在改善生活质量的同时也节省了医疗支出。Kim 等的一项针对末期肿瘤患者安宁缓和医疗的成本效益分析结果显示，居家照护比住院照护成本效益显著提升，接受居家照护的患者一周花费225 688 韩元，而接受住院照护的患者则为 2 481 479 韩元。Hashimoto 等的研究也证实缓和医疗可以使Ⅳ期肿瘤患者入院总费用减少 1 732 美元，平均健康效益提高 0.002 8 个质量调整生命年（QALYs）。

接受安宁疗护的患者有创救治和治疗费用都会少于没有接受安宁疗护的患者。Liu 等对老年末期恶性肿瘤患者的研究表明，与常规治疗患者相比，接受多学科安宁疗护患者的症状及情绪功能均显著改善，医疗花费显著下降。

缓和医疗的框架和流程包括筛查、评估、干预、再评估、转诊评估以及居丧照护。肿瘤患者基本的缓和医疗可由肿瘤团队成员来完成，必要时需要由多学科协作提供照护方案或将患者转诊至其他缓和医疗领域的专业人员接受治疗。多学科团队缓和医疗照护是更加推荐的照护模式（包括肿瘤临床医生、认证的缓和医疗专业人员、护士、精神科医生、心理治疗师、营养师、社会工作者、药剂师、志愿者等）。在不同的医疗设置下缓和医疗的具体实施模式也有所差异，门诊、住院、急诊、社区以及安宁疗护机构的缓和医疗服务于不同疾病阶段的患者，应相互补充，确保全程缓和医疗照护的开展。Schenker 等的研究显示仅由护理人员提供的初级缓和医疗干预未能有效改善进展期肿瘤患者的自我报告结局指标；但在不具备缓和医疗专业人员的条件下，增加护理人员提供的缓和医疗干预也可能获益。对所有肿瘤患者在首次就诊、重要的疾病转折点及出现临床指征时都应进行缓和医疗筛查，筛查内容包括：躯体症状、心理社会状况、是否为进展期肿瘤、有无不良预后、患者和家属对缓和医疗的需求等。对于筛查发现有缓和医疗需求的患者应给予进一步评估，评估内容包括：抗肿瘤治疗的风险和获益、躯体 - 心理 - 社会 - 灵性痛苦、患者的个人目标、宣教和知情需求、影响照护的文化背景因素等。干预前，肿瘤学团队人员应基于筛查和评估的结果与患者及家属、照护者进行充分沟通，提供与患者目标相一致的抗肿瘤治疗及疾病相关的症状管理，对于更加复杂的身体 - 心理 - 社会 - 灵性痛苦应联合多学科缓和医疗团队人员提供照护策略。干预后需要再评估,对干预难以达到满意疗效的患者以及生命末期的患者,应转诊至专业的缓和医疗团队和安宁疗护机构。

对照护者的关怀也是缓和医疗的重要任务。研究显示,尽早启动的缓和医疗可以显著降低进展期肿瘤患者照护者的抑郁情绪和照护负担。肿瘤给家庭带来的影响可能会持续到患者去世后,照护者在患者去世后可能会经历居丧反应,有些甚至会发展为复杂的居丧反应或严重抑郁。因此,全程缓和医疗服务应该延伸至患者去世后对照护者的居丧关怀。

三、推荐意见

1. 缓和医疗照护能够给患者和家属带来生活质量和生存获益,是整合肿瘤照顾模式中的重要组成部分。建议对进展期肿瘤患者和家属尽早提供缓和医疗照护(强推荐,高等质量证据)。

2. 肿瘤缓和医疗照护应该由肿瘤专科医生与其他多学科团队联合实施,且从门诊、住院、急诊、社区及安宁疗护机构形成联动机制,提供全程、综合的照护服务(强推荐,低质量证据)。

第二节　姑息性抗肿瘤治疗及症状管理

一、姑息性抗肿瘤治疗

(一)背景

对于进展期肿瘤患者,抗肿瘤治疗应该考虑纳入缓和医疗因素。抗肿瘤治疗能够缓解肿瘤相关症状,改善生活质量,并延长生存时间。在开始抗肿瘤治疗之前,需要评估其利弊,考虑肿瘤的自然病程、治疗效果、副作用、耐受性,以及患者的愿望和目标。当疾病进展至生命末期,抗肿瘤治疗的临床证据有限。对于预期生存期为3～6个月的患者,应该从抗肿瘤治疗转向以缓和医疗和安宁疗护为主的治疗方向。

（二）证据

预期生存数月至数年的进展期肿瘤患者,多数能够从姑息性化疗、放疗、靶向治疗、免疫治疗中获益,在抗肿瘤治疗的同时应积极预防和治疗副反应。2023年中国的一项随机对照研究表明,在姑息性抗肿瘤治疗的同时联合缓和医疗相比单纯的姑息性抗肿瘤治疗更能够延长生存,生活质量更好,抑郁症状更少,心理状态更稳定,疼痛管理和营养状况更满意。

预期生存小于6个月的患者,难以从化疗中获益。一项纵向队列研究评价了化疗对濒死患者生活质量的影响,化疗不仅没能改善体能评分中等或较差患者的生活质量,反而还降低了体能评分较好患者的生活质量。此阶段应该将照护的重心转移至保持患者生活质量不下降,启动缓和医疗。

患者对疾病的客观认识,是做出合理选择的前提。一项前瞻性队列研究显示,在1 193例晚期结直肠癌和肺癌患者中,69%肺癌患者和81%结直肠癌患者对化疗抱有不切实际的期望,此种情况下会做出错误的"治愈性治疗"的选择。因此,与晚期肿瘤患者沟通病情和预后以及治疗结局非常重要。

（三）推荐意见

1. 姑息性抗肿瘤治疗与缓和医疗的联合使用，不仅可以延长患者的生存期，而且能够提升生活质量，减轻抑郁症状，保持心理状态的稳定，以及更好地管理疼痛和维持良好的营养状况（强推荐，高质量证据）。

2. 应与晚期肿瘤患者充分沟通病情和预后以及治疗结局（强推荐，低质量证据）。

二、常见症状管理

研究发现，随着死亡的临近，患者的功能状况、生活质量会恶化，疼痛、恶心、焦虑、抑郁在临终前 6 个月可能相对稳定，但食欲下降、呼吸困难、疲乏、总体健康状况却会逐步恶化。2022 年一项全国多中心横断面调查研究显示，晚期肿瘤患者存在多种心理和生理症状，61% 的患者至少有一种中重度症状，约 27% 的患者报告超过 3 种中重度症状，16% 报告超过 5 种，9% 报告超过 7 种，而这些症状缺乏恰当的管理。"第八章 肿瘤相关症状的精神科管理"一章已介绍了焦虑、抑郁、疼痛、疲乏、恶心呕吐、厌食等症状的管理，本节主要介绍晚期肿瘤患者常见的症状之一——呼吸困难。

呼吸困难

1. 背景 呼吸困难（dyspnoea）是晚期肿瘤患者常见的症状之一，患者主观感受到呼吸不畅，常表现为不同性质和不同程度的缺氧、胸闷及呼吸费力。晚期肿瘤患者中 70% 可有呼吸困难，肺癌患者死亡前 90% 有呼吸困难。呼吸困难是多种因素相互作用的结果，包括生理、心理、社会和环境因素，晚期肿瘤患者的疲乏、焦虑、抑郁等会使呼吸困难进一步加重。对所有呼吸困难的患者要进行综合评估，评估症状强度，并分析病因。

2. 证据　首先应针对一些潜在可逆性因素和共病采取针对性治疗，如抗肿瘤治疗、抗感染治疗，针对慢性阻塞性肺疾病的治疗，上腔静脉压迫或肿瘤压迫气道引起梗阻的姑息性放疗，胸腔、腹腔、心包积液时给予穿刺置管引流及利尿治疗，肺动脉栓塞的抗凝治疗，纠正贫血、焦虑、抑郁等协同因素。

常规处理未能奏效的患者，可考虑药物治疗。吗啡对缓解晚期恶性肿瘤呼吸困难结论较为明确。2023 年一项系统综述及 Meta 分析纳入了 12 项随机对照试验，涉及300 多名患者。研究发现，阿片类药物治疗呼吸困难比安慰剂更有效，没有明确的证据表明阿片类药物会显著增加嗜睡或严重不良事件；在药物特异性分析中发现吗啡比安慰剂更有效，芬太尼的疗效轻微，羟考酮和氢吗啡酮因病例少无法充分研究。对于阿片初治者出现呼吸困难，可即刻口服吗啡 2.5～10mg，每两小时一次，或静脉推注 1～3mg，每两小时一次。如果是阿片耐受者，可在前者基础上增加 25% 吗啡剂量。

临床上常用于缓解呼吸困难的药物还有苯二氮䓬类镇静药、呋塞米（速尿）、地塞米松等，这些药物单独使用疗效欠佳，可分别在合并焦虑、水肿、气道痉挛等情况时选择性运用。2023 年一项系统综述及 Meta 分析纳入了 3 项随机对照试验，与阿片类药物单独使用相比，单独使用苯二氮䓬类药物不能显著改善恶性肿瘤患者的呼吸困难，但苯二氮䓬类药物和阿片类药物联合使用可能更有效。但需要注意苯二氮䓬类药物与阿片类联合有增加呼吸抑制的风险。对于过多分泌物导致的呼吸困难可用东莨菪碱、山莨菪碱、阿托品、格隆溴胺等抗胆碱药物治疗。

非药物干预措施包括手持风扇直接对面部吹风、调低室内温度、室内通风、氧疗和限定时间尝试无创通气。根据 2021 年美国临床肿瘤学会（ASCO）发布的《晚期肿瘤患者呼吸困难的管理：ASCO 指南》（*Management of Dyspnea in Advanced Cancer:ASCO Guideline*），低质量证据表明呼吸放松训练、冥想、物理疗法、音乐治疗和穴位按压也可以用于改善呼吸困难。

对于合并低氧血症的患者，各种形式的氧疗有助于缓解呼吸困难，无创机械通气对合并低氧血症和高碳酸血症更为有效，但也有部分患者（11%）因无法耐受面罩而终止治疗。对于无低氧血症的患者，氧疗并未带来明确获益，不推荐常规使用。

临终患者可通过吗啡、抗胆碱能药物降低水负荷、减少甚至终止肠内外营养，给予手持电扇、室内通风等简单方式缓解呼吸困难，比用氧疗及无创机械通气的方式负担更小。

濒死阶段患者呼吸困难的处理要与家属沟通治疗的意愿及可能达到的目标，患者还可能会出现临终痰鸣、临终喉鸣，会给患者及家属带来心理痛苦，给予抑制分泌物的治疗会有更好疗效，对顽固性呼吸困难还可以考虑姑息性镇静治疗。

3. 推荐意见

（1）病因治疗无效或者疗效欠佳的患者可增加药物治疗，推荐吗啡作为缓解晚期肿瘤患者呼吸困难症状的首选治疗药物（强推荐，高质量证据）。

（2）推荐呼吸放松训练、冥想、物理疗法、音乐治疗和穴位按压，用于改善晚期肿瘤患者的呼吸困难（弱推荐，低质量证据）。

第三节 生命末期照护

一、生命末期及死亡预测

1. 背景 生命末期（end-of-life）无统一定义，多指死亡前数日至数周时间。濒死（impending death）则多指死亡前数小时至数日阶段。

生命末期患者的症状负担加重，抗肿瘤治疗需求减少，安宁疗护需求增加。目前，多种因素导致肿瘤患者在生命末期仍难以享有充足的安宁疗护服务。美国一项调查显示，6% 的患者在生命最后 1 个月仍接受了化疗，尽管 55% 的患者死前接受了安宁疗护服务，但平均时长仅为 8.7 天。

2. 证据 目前尚无标准方法能够精准预测患者预后，但临终患者会出现一些相对特征性的症状、功能状态明显下降及生化指标改变等。其中，功能评分下降、厌食 / 恶病质、呼吸困难、谵妄、认知能力下降是最重要改变。欧洲缓和医疗协会联合欧美学者进行系统综述后，于 2005 年发表了《晚期肿瘤患者预后预测因素：循证医学推荐意见》，临床生存预测（CPS）和姑息预后评分（PaP Score）成为预测预后的 A 类推荐。其中，姑息预后评分兼具主客观指标，运用更为简便（表 9-1）。临终患者姑息预后评分为 11.1～

17.5分,生存30日以上的可能性小于30%。姑息功能量表(PPS)评分也被广泛使用,该评分包含自主性、活动能力、疾病、自我照护能力、营养摄取、意识状态等总共11个条目。一项包含11 374例样本的队列分析证实其良好的预后判断价值。

表9-1　姑息预后评分

预后因子	分值
1. 呼吸困难	
无	0
有	1
2. 厌食	
无	0
有	1.5
3. 卡氏功能评分(KPS)	
≥50	0
30~40	0
10~20	2.5
4. 临床预测生存/周	
>12周	0
11~12周	2.0
9~10周	2.5
7~8周	2.5
5~6周	4.5
3~4周	6.0
1~2周	8.5

续表

预后因子	分值
5. 白细胞计数 /(个·mL⁻)	
正常：4 800～8 500	0
高：8 501～11 000	0.5
非常高：>11 000	1.5
6. 淋巴细胞比例	
正常：20%～40%	0
低：12%～19.9%	1.0
非常低：0%～11.9%	2.5

注：1. 姑息预后评分和死亡风险分组，A 组：0～5.5 分，30 天生存概率>70%；B 组：5.6～11.0 分，30 天生存概率 30%～70%；C 组：11.1～17.5 分，30 天生存概率<30%。

2. 姑息预后评分 = 呼吸困难评分 + 厌食评分 +KPS 评分 + 临床生存预测评分 + 白细胞计数评分 + 淋巴细胞比例评分。

　　MD Anderson 的学者研究了生命末期患者（3 日内死亡）的临床特征，结果表明桡动脉搏动消失、下颌抬举样呼吸、潮式呼吸、尿量减少（<200mL/d）、临终喉鸣（death rattle）、外周发绀是 3 日内死亡高度特异性提示。该团队进一步研究发现，出现生命末期 8 项床旁体征，能特异性预测 3 日内死亡，包括瞳孔对光反射减弱或消失、对声音刺激反应弱、对视觉刺激反应弱、眼睑无法闭合、鼻唇沟下垂、颈部过伸、临终喉鸣、上消化道出血，上述征象在 3 日内死亡的患者出现比例为 5%～78%。

　　上述研究有助于相对准确判断预后，利于和患方沟通及辅助治疗决策。当预测患者生命进入生命末期阶段时，应与患者及家属 / 照料者讨论是否需要生命支持系统、药物维持等治疗，并给患者和家属预留交流和告别机会。

3．推荐意见　当患者进入生命末期时，建议使用预后量表结合临床征象预判预后。可选量表包括 PaP Score、CPS、PPS（强推荐，中等质量证据）。

二、生命末期的沟通及决策

1．背景　当患者处于生命末期状态（预期生存数日至数周），治疗的重心应从抗肿瘤治疗过渡至提高生活质量的照护为主。医疗团队人员应与患者、家属、照护者进行生命末期事项的充分沟通，以便为安宁疗护过渡，并为死亡做好准备。研究表明，越早开始生命末期的沟通就越能减少有创的救治，增加安宁疗护的利用率。沟通的主要内容包括预立照护计划、患者的决策能力、后续的治疗和护理、临终过程、关于是否使用心肺复苏及维持生命治疗的决定（预立照护计划的内容）、临终场所的选择、是否需要转诊至专业的缓和医疗机构等。

2．证据

（1）预立照护计划（ACP）：ACP 是支持任何年龄或健康阶段的成年人，分享个人价值观、生活目标和未来医疗照护偏好的过程。肿瘤患者 ACP 的内容包括：关于缓和医疗的选择，如安宁疗护、个人对缓和医疗照护的想法和偏好、患方及照护团队之间想法的一致性。正式的存档资料包括预立医疗指示（advance directives）、生前预嘱（living will）、医疗代理人，关于维生医疗使用等。肿瘤患者应尽早开始 ACP 的沟通，生命末期应该对 ACP 中的预立医疗指示进行逐条确定和落实。多项研究表明，大多数患者希望了解疾病相关的预后详细信息。

Mack JW 调查了 1 231 例晚期结直肠癌和肺癌患者，死亡前 30 天内医患之间就临终照护进行过沟通的患者择化疗、急症抢救、有创抢救（机械通气、心肺复苏）的比例低于未进行沟通者。另有研究表明，接受临终抢救的肿瘤患者生活质量更低，照料者在居丧期间抑郁发生率更高。

我国对 ACP 的知晓率比较低，ACP 的研究还处于起步阶段，是缓和医疗发展的重要内容。

（2）终止抗肿瘤治疗：美国及加拿大的研究数据显示，约 30% 患者在生命末期阶段仍接受了化疗，2%～5% 在生命最后的 14 天内接受了化疗。化疗延长了在院时间并增加了死于 ICU 的概率。生命末期抗肿瘤治疗缺乏循证医学证据，患者对抗肿瘤治疗的耐受性也下降，该阶段抗肿瘤治疗弊大于利。放疗对于健康状况差（如 ECOG 为 4 级）的患者的益处有限，且不建议在生命的最后 1 个月治疗。单次放疗可在 2 周内对转移性骨痛或 2 天内对肿瘤出血提供有效的症状缓解。另有研究显示，在生命末期接受免疫疗法与院内死亡的风险增加相关，并且可能导致患者家庭财务困境。因此，生命末期不应该使用免疫治疗。为了避免将抗肿瘤治疗作为"安慰性质"治疗，医生需要认识到预后沟通的重要性，提升告知坏消息的技能。

（3）是否转诊至安宁疗护机构：已有证据显示，生命末期接受安宁疗护的患者比未接受安宁疗护的患者症状减轻、生活质量提高，患者和家属、照料者满意度更高，安宁疗护并不会缩短生存。尽管如此，在缓和医疗发达的国家仍面临安宁疗护利用率低的现实。转诊至安宁疗护机构的障碍可来自患者、医生以及医保政策。为了让更多患者能够接受安宁疗护的服务，医护人员应该认识到安宁疗护是提升生命末期照护质量的重要选择，应对患者进行及时的预后沟通，加强医保政策扶持。

（4）死亡场所的选择：晚期肿瘤患者多数愿意居家离世，居家离世有更好的生活质量，症状控制也更好。离世场所的选择受到多种因素的影响，已婚、有临终访视、有预立医疗指示倾向于选择居家离世，而未婚、中 - 重度疼痛、高龄等则倾向于不愿意居家离世。医护人员需要和患者进行沟通，主动了解患者对死亡场所的偏好，为患者选择意愿离世的场所创造条件。

（5）维生医疗的选择（LST）：缓和医疗的目的是尽可能减少患者的痛苦，提高生活质量。随着生命末期到来，一方面要着力减轻痛苦症状，另一方面要避免无效医疗带来的痛苦和负担。生命末期的维生医疗的决策面临伦理和现实诸多的困境，可能存在患者和家属不一致、医患之间不一致的情况。此种情况下，需要和家属进行充分的沟通和权衡。医生要告诉患者预后、了解医患双方治疗的目标和期望、权衡维生治疗是否有助于实现目标、是否有医疗之外的因素影响治疗的选择、是否需要伦理和心理人员参与讨论。以下几种情况可以作为撤离 LST 的决策框架：①医生认为，LST 弊大于利或者患者感到治疗带来的负担超过获益（主观感觉）。②撤离 LST 是为了缓解患者痛苦而非导致死亡。③维持还是撤离，LST 对患者而言无区别，其目的都是为了减轻痛苦。④患者感觉到 LST 带来的负担和痛苦是决定撤离 LST 的最重要标准。不能以干预手段简单还是复杂来支持患者放弃治疗。

1）人工水化（aAH）和营养（AN）：生命末期的患者摄食明显减少，口干较为常见，部分患者出现脱水症状，如谵妄、肌阵挛等，但多数患者不会因此而产生不适主诉。此时的营养治疗对生存已无延长作用，还会带来水肿、腹泻、感染、代谢产物蓄积等副反应。该阶段的大部分患者几乎无法从肠内或肠外人工营养获益，因此对患者的营养支持需要与家属的深入讨论，明确营养干预的目的。总体而言，目前缺乏对于营养支持及水化对各种痛苦症状缓解的证据，是否给予营养和水化要考虑患者的宗教、文化背景，并与患方充分沟通预后和治疗利弊，如果水化和营养弊大于利，可以不予或者撤离。

2）抗感染：27%～78%患者在生命末期使用抗生素，在生命最后1周使用抗生素的患者，体温控制率仅为28.4%，且基本没有发现生活质量的改善，所以目前无法确定抗生素的使用是否带来益处。终末期抗生素使用还有产生耐药菌、感染结核、有限资源被无效医疗占用等公共问题的担忧。总体上建议在生命末期阶段关注患者的舒适度而不是提供获益不明的治愈性治疗。

3）输血：一项系统性分析纳入653例晚期输血的肿瘤患者，31%～70%的患者疲乏和呼吸困难得到短期缓解，但缓解持续时间多不超过14天，有23%～35%的患者于输血后2周内死亡。目前，缺乏生命末期患者输血的随机对照研究来评估其安全性和疗效，生命末期输血界值也没有统一规定，输血获益短暂。因此，输血的决策应基于预后、症状、治疗目标以及利弊权衡。

4）心肺复苏：一项纳入332例临终患者的多中心前瞻性队列研究表明，实施临终心肺复苏的患者生活质量更差,家属、照护者居丧抑郁发生率更高。有部分肿瘤晚期患者发生突然的病情变化,在紧急情况下医护人员可能会做出违背患者和家属的本意的选择。因此,应在患者意识清醒的情况下适时与患方沟通心肺复苏的目的、适应证、利弊并提前签署预立医疗计划,客观告知患方心肺复苏无法挽救生命末期患者的生命以及可能带来的痛苦。发达国家法律允许患方在缓和医疗阶段做出撤离生命支持系统的决定,即当发现生命支持系统给患者带来的痛苦超过获益时,或者没有带来任何改善时,允许撤离部分或者全部支持系统。我国在这方面还无相关立法,有待于进一步发展完善。

3. 推荐意见

(1) 当患者处于生命末期状态,医疗团队人员应与患者、家属、照护者进行生命末期事项的充分沟通并签署相应医疗文书(强推荐,中等质量证据)。

(2) 生命末期阶段的患者应考虑终止抗肿瘤治疗(强推荐,低质量证据)。

(3) 生命末期阶段维生医疗无获益的充分证据,应与患者充分沟通利弊,尊重患者选择(强推荐,低质量证据)。

(4) 生命末期阶段人工水化改善或预防口渴症状(弱推荐,低质量证据)。

(5) 在生命的最后几周不应使用化疗和免疫疗法(强推荐,低质量证据)。

(6) 放疗可能对于疼痛或出血等症状有益处,但不建议在生命的最后几天使用(强推荐,中等质量证据)。

(7) 在生命的最后几周输血红蛋白或血小板对患者获益极为有限(强推荐,中等质量证据)。

三、生命末期症状处理与姑息性镇静

1. 背景 生命末期照护的一个重要目标是缓解痛苦症状,但随着生存时间的缩短,肿瘤患者症状负荷会逐渐加重,功能评分进一步下降,多个症状之间相互影响并形成症状簇,增加了治疗的难度。

美国一项涉及 10 752 例死亡的肿瘤患者观察性队列研究提示,在生命最后 6 个月,PS 评分逐步下降,疼痛、恶心、焦虑、抑郁评分相对稳定,而呼吸困难、嗜睡、食欲下降、疲乏以及总体健康状况下降(well-being)却逐步加重,临终前 1 个月内最为明显,超过 1/3 患者在生命最后 1 个月有中 - 重度评分的症状,研究提示在生命终末阶段对恶化的症状要加强处理。

2. 证据

(1)谵妄:在生命末期阶段发生率高达 50%~90%,多数为淡漠型谵妄,患者意识减弱,少部分患者表现为激越型或混合型谵妄。谵妄增加了与患者沟通的难度,并且很容易给家属、照护者带来心理痛苦。

缺氧、代谢紊乱、药物不良反应、脱水是生命末期阶段谵妄主要病因。终末期谵妄的处理缺乏随机对照研究,因此对于谵妄症状的控制证据不一。氟哌啶醇通常用作一线药物,也可选择奥氮平、利培酮和喹硫平等替代药物,应使用尽可能低的剂量,以达到最佳效果。美国 MD Anderson 癌症中心对 45 名安宁疗护病房患者进行 RCT 随机对照研究。研究将患者分为三组(①静脉注射氟哌啶醇,每 4 小时 2mg;②使用氯丙嗪,每 4 小时 25mg,轮换抗精神病药物;③联合使用氟哌啶醇 1mg 和氯丙嗪 12.5mg,每 4 小时

1 次）。研究发现用药后 30 分钟，三组患者的谵妄症状分数均出现下降，24 小时后仍可以保持较低分数，三组没有显著组间差异。日本一项多中心、前瞻性、观察性研究，对 14 个安宁疗护机构和 9 个肿瘤医院出现谵妄狂躁症状并接受药物治疗的进展期肿瘤患者的精神科药物干预情况进行了统计分析。研究发现，对比氟哌啶醇、氯丙嗪、奥氮平、喹硫平和利培酮的用量，在用药后第 3 天，使用奥氮平的患者谵妄狂躁症状有显著改善。然而，也有其他研究发现不同的证据。澳大利亚一项在 11 家安宁疗护中心开展的双盲随机对照研究，对出现谵妄的患者的用药情况进行统计分析。在 72 小时内，每 12 小时给予患者口服利培酮、氟哌啶醇或安慰剂溶液，并进行个体化的解除谵妄诱因的治疗。结果发现，在 218 名肿瘤患者中，利培酮组和氟哌啶醇组的患者谵妄症状评分显著高于安慰剂组参与者。进一步分析发现，使用安慰剂的患者的总生存期率优于氟哌啶醇组患者，与利培酮组患者的生存期没有显著差异。因此，在生命末期出现谵妄的肿瘤患者中，针对患者谵妄诱因的个体化治疗比使用利培酮或氟哌啶醇更有效。另一项针对 ICU 中肿瘤患者的双盲随机对照研究发现了类似结论。566 名患者被随机分配接受安慰剂、氟哌啶醇，或齐拉西酮治疗，结果显示，与安慰剂组相比，使用氟哌啶醇或齐拉西酮的患者在 14 天干预期无谵妄的存活天数没有显著差异。荷兰一项随机对照双盲研究显示，对 ICU 高风险谵妄患者给予预防性氟哌啶醇治疗（1mg 或 2mg），对比安慰剂组，氟哌啶醇无法改善患者的 28 天生存率、谵妄发生率、ICU 住院时间或不良反应数量。针对终末期患者的谵妄症状，基于现有的混合性证据，建议在考虑使用抗精神病药物之前,尽最大可能先采取非药物干预措施。

（2）临终喉鸣（death rattle）：生命末期患者常因无力清除咽喉和上气道常积聚的分泌物,导致临终喉鸣。临终喉鸣是患者生命末期特征之一,12%~80%的末期患者会在生命最后3天出现临终喉鸣。临终喉鸣对意识逐渐衰弱的患者影响不明确,但却会给家属或照顾者带来痛苦感受。

临终喉鸣可以分为两类：一类由于唾液分泌物积聚引起,用抗胆碱能药物抑制分泌能使90%患者缓解;另一类又称为"假性临终喉鸣",多由于肿瘤、感染、误吸、体液潴留引起深部气道的分泌,此类喉鸣缺乏有效治疗手段。虽然缺乏研究支持,但是大多数家庭护理人员报告吸痰会增加患者的不适感,并且不会带来持久的改善。改变患者体位,如头朝下或转侧面可缓解喉鸣。此外,向家属、照护者交代临终喉鸣的发生机制,告知喉鸣为死亡过程中的自然现象,与呼吸困难无关,将有助于缓解家属痛苦。

现有的针对临终喉鸣的治疗研究涉及多种抗胆碱能及抑制分泌的药物（如阿托品、东莨菪碱、奥曲肽、格隆溴铵、氢溴酸东莨菪碱）,但与安慰剂相比,均未获得改善喉鸣的阳性结果,各药物之间也未见疗效差异。虽然缺乏明确证据,但临床仍会用抑制分泌药物来缓解症状。荷兰一项多中心随机对照研究针对生存期大于3天的临终患者（n=162）皮下注射丁溴东莨菪碱或安慰剂,每天4次。研究结果发现,丁溴东莨菪碱组患者出现临终喉鸣（13%）明显低于对照组（27%）。因此,在临终患者中,预防性皮下注射丁溴东莨菪碱可显著减少临终喉鸣的发生。

（3）疲乏：疲乏是终末期最常见症状，发生率超过75%，且程度逐步加重，由于常合并营养不良、睡眠 / 觉醒紊乱、贫血、多种药物治疗等协同增加疲乏的因素，使该阶段疲乏的治疗难度增大（具体见"第八章 第七节 癌症相关性疲乏"）。

（4）呼吸困难：在临终前数周至数日会逐步加重，预示死亡临近，是一个给患者、家属、照护者均带来明显痛苦的症状。不同肿瘤出现呼吸困难的概率为21%～90%，肺癌及生命末期患者发生率最高（具体见"第九章 第二节 姑息性抗肿瘤治疗及症状管理"）。

（5）疼痛：生命末期阶段疼痛发生率为30%～75%，多数疼痛随死亡的临近会得到减轻。若患者存在谵妄，将影响疼痛的评估（具体见"第八章 第六节 癌痛"）。

（6）顽固性症状与姑息性镇静：在生命末期阶段，患者可能出现所有常规治疗皆无法缓解的顽固性症状。通过镇静药物降低患者的意识水平，缓解患者痛苦的姑息性镇静（palliative sedation，PS）被认为是缓解患者顽固性症状的最后治疗手段。姑息性镇静不同于安乐死和辅助自杀，其目的是缓解患者痛苦，而不是结束生命。目前，尚无随机对照研究比较不同药物的镇静效果及对死亡的影响，无证据显示姑息性镇静会加速死亡。系统性分析表明，18.0%～34.4% 生命末期阶段的患者实施了姑息性镇静，姑息性镇静的时长多为数日之内，激越型谵妄、呼吸困难、疼痛位于姑息性镇静需求前 3 位。一项中等质量证据的系统性分析纳入 11 个前瞻性和回顾性非随机对照研究，其中 1 807 例终末期患者中有 621（34.4%）例患者实施了镇静,姑息性镇静与未姑息性镇静的患者相比,前者生存时间为 7.0～36.6 天,后者为 4.0～39.5 天,差异无统计学意义。日本一项多中心前瞻性观察性队列研究共纳入 102 例晚期肿瘤实施姑息性镇静的患者,83% 患者的顽固性症状得到改善,3.9% 患者在镇静后出现致死性血压和呼吸改变。

姑息性镇静多用于缓解患者躯体痛苦,心理、精神层面的痛苦使用姑息性镇静仍存争议。在使用姑息性镇静前必须充分多学科评估患者痛苦程度以及是否除姑息性镇静外无更合理手段缓解痛苦,向家属和患者充分沟通姑息性镇静的性质,镇静过程中会出现的情况,镇静的结局,要考虑到宗教、文化背景,并签署知情同意后由有经验的缓和医疗专科医师实施。

虽然姑息性镇静广泛用于生命末期阶段顽固症状的控制,但仍有待随机对照研究来证实其疗效。不同国家姑息性镇静指南中关于适应证、镇静深度、维持时间、姑息性镇静期间维生医疗的使用均存在差异,并没有统一规定,因此,在许多情况下需要结合患者实际情况个体化考虑。

姑息性镇静最常用药物是苯二氮䓬类,如咪达唑仑、劳拉西泮。二线药物为低效精神镇静药与苯二氮䓬类药物联合使用,可以使用氯丙嗪。阿片类药物和氟哌啶醇存在争议,不推荐。

一项随机对照研究对比 ICU 患者使用右美托咪定或咪达唑仑。研究发现,机械通气患者的镇静时间上没有差异,接受右美托咪定治疗的患者使用呼吸机的时间更少,出现谵妄的情况也更少,心动过速和高血压的发生也更少；右美托咪定最显著的不良反应是心动过缓。另一项随机双盲对照研究发现，与劳拉西泮相比，接受右美托咪定治疗的患者谵妄和昏迷更少。近年来，右美托咪定的应用越来越广泛，尽管有研究证明右美托咪定很多特性优于咪达唑仑，但目前仍无法完全取代咪达唑仑。药物的使用和疗程存在经验性和个体化，原则是应用使患者痛苦达到能耐受的最低剂量。多数患者可以在非完全镇静基础上使痛苦降低到可耐受程度。

3. 推荐意见

（1）推荐治疗谵妄的药物有氟哌啶醇、氯丙嗪、奥氮平、喹硫平、利培酮。在考虑抗精神病药物之前尽最大可能首先采取非药物干预措施（强推荐，高质量证据）。

（2）临终喉鸣是死亡过程中的自然现象，临床医生应向患者、家属、照护者解释，有助于缓解家属、照护者的痛苦。调整患者体位可以缓解口咽分泌物引起的喉鸣（强推荐，低质量证据）。

（3）预防性皮下注射丁溴东莨菪碱可显著减少临终喉鸣的发生（强推荐，高质量证据）。

（4）如果常规治疗无法缓解生命末期患者的痛苦症状，可考虑姑息性镇静治疗，最常用药物是苯二氮䓬类，如咪达唑仑、劳拉西泮（强推荐，高质量证据）。

第四节　居丧哀伤和居丧期关怀

一、背景

失去亲人是一个人生命中灾难性的体验。几乎所有人都有居丧哀伤，其中 50%～70% 的亲属、照护者有居丧关怀的需求。因此，全面的安宁疗护应延续至患者死后，该阶段主要针对患者家属及照护者给予居丧关怀。其内容包括去除死者身上留存的管道、线路，整理遗体，帮助解决器官捐献及尸检事宜，提供葬礼服务信息及吊唁，通过电话、信件等方式给予后期居丧支持。整个过程中，要注意尊重患方文化、宗教、风俗，给患方充分表达感情的机会。

50%～85% 的丧亲者有哀伤反应属正常情况，包括一系列复杂的、个体化的、时间长短不一的情绪、心理反应和痛苦，如情绪麻木、震惊、不相信、否认、分离焦虑、做梦、幻想、幻觉、悲伤、绝望、失眠、厌食、疲乏、对事物失去兴趣、日常生活混乱等。正常哀伤反应大致分为四个阶段，分别为麻木和不相信、分离痛苦、抑郁悲伤，以及恢复。多数人的痛苦基本在 6 个月内达到高峰，随着时间推移，在丧亲后 6 个月至 2 年哀伤反应会减轻或消失，少数人会持续数年之久。

10%～20% 的丧亲者将出现复杂、延长的哀伤反应，复杂哀伤的诊断参照美国《精神障碍诊断与统计手册》中的标准。这部分丧亲者表现为哀伤期或哀伤程度超过正常反应，并对其社会、职业及其他领域的职能产生了具有临床意义的损伤。除了哀伤时间长、程度重以外，还有一些特征有助于提示存在复杂哀伤，比如过度的孤独感、寻找死者、对将来感到无望、生活失去目标、感觉生命失去意义、世界观变得残缺（如没有安全感、失去信任等），这些症状源于不愿意或无法接受丧亲事实以及无法开始丧亲后的生活。

复杂哀伤的高危因素：①照护者<60岁；②缺少社会支持；③既往或现在有抑郁症；④低收入；⑤想法容易悲观；⑥生活中应激性事件的严重程度。其中⑤、⑥两项是预测照护者在患者去世前出现复杂悲伤的独立因子。其他容易导致复杂悲伤的相关因素还有男性、非预期死亡、矛盾型性格、缺乏宗教信仰等。除此之外，失去亲人后家庭关系恶化，家庭功能下降也是丧亲者出现抑郁症和复杂性哀伤的风险因素。

有文献报道11%的肿瘤患者家属在患者去世后会出现自杀意念，而其中高抑郁风险的人群自杀意念的发生率可达42%。自杀意念的风险因素：①家属的抑郁状态；②家属在照护患者期间自身躯体健康状况不佳；③家属在照护患者期间自身心理健康状况不佳；④家属先前存在精神疾病；⑤家属对丧亲的准备不足；⑥家属感知到的社会支持不足。

丧亲的家庭成员也会因为在居丧阶段遭遇应激性生活事件而出现心理痛苦，主要包括意外事件、日常生活困难、经济问题、与他人的关系问题和家庭关系恶化。

二、证据

对居丧哀伤的干预手段：①医务人员对家属、照护者的居丧支持；②心理动力学（psychodynamic）干预，比如人际心理治疗；③认知行为治疗；④团体治疗；⑤以家庭为中心的哀伤治疗；⑥基于网络技术的治疗；⑦药物干预。由于多数正常居丧哀伤能够恢复正常，并且研究发现干预的效果并不一致，因此，对正常的哀伤是否需要干预仍存在争议。

国际上对于复杂性哀伤的评估，最常用的量表有简明哀伤问卷（BGQ）和复杂性哀伤量表（ICG），研究发现对于同一个肿瘤患者丧亲家属样本（$n=3\,173$），使用 BGQ 量表，临界值 =8，筛查出的复杂性哀伤的比例为 7.8%，而使用 ICG 临界值 =26，筛查出的复杂性哀伤的比例为 15.5%，目前尚未发现以上两个量表的汉化版本。标准化量表的汉化和修订对国内临床筛查复杂性哀伤非常重要。

对复杂性哀伤的干预则能让患者在不同程度上受益，复杂哀伤的治疗无统一方案，研究多集中于心理社会干预和药物治疗。

意大利的一项横断面研究（$n=101$）显示，不安全的依恋模式、低家庭功能和居家照护的终末期肿瘤患者家属更容易出现丧亲前的哀伤症状，该研究提示了评估终末期肿瘤患者家属依恋模式和家庭功能的重要性，以及相对于住院接受安宁疗护的患者家属，居家安宁疗护患者家属的心理痛苦更为突出。网络分析结果显示，不安全依恋维度与丧亲前哀伤症状呈正相关。对死亡的心智化和对死亡的准备与丧前哀伤症状呈负相关，该研究为如何为终末期肿瘤患者家属心理干预的设计提供了证据支持。

日本的一项研究对丧亲的肿瘤患者家属（$n=965$）进行了问卷调查显示，超过 90% 的家庭成员希望在患者去世时在场，其中 79% 的家属在患者去世时在场。患者去世时家属是否在场与抑郁和复杂哀伤的发生无显著相关，但临终患者事先与家人道别，能显著减少家属在居丧期的抑郁和复杂性哀伤。

Shear K 进行了一项中等证据质量的随机对照研究，比较了复杂哀伤治疗（complicated grief treatment）与人际心理治疗（interpersonal psychotherapy）的疗效，该研究共纳入 95 例复杂哀伤患者，结果显示复杂性哀伤治疗疗效优于后者（51% vs.28%）。Boelen PA 进行的另一项中等证据质量的随机对照研究比较了认知行为治疗与支持性咨询的疗效，研究共纳入 54 例患者，结果显示认知行为治疗对总体精神病理状态和症状改善优于支持性咨询。

2023 年发表的一项大样本随机对照研究（n=249）比较了团体认知行为哀伤治疗（CBGT）与团体心理教育和情绪表达干预（PSDEEI）对于患有复杂性哀伤的肿瘤患者家属的干预效果，两种团体治疗均为连续 16 周，每周一次（2 小时）干预。在 12 个月的随访中，CBGT 组的复杂性哀伤病例数下降了 81.1%，而 PSDEEI 组下降了 31.7%。CBGT 治疗对复杂性哀伤、抑郁、焦虑、绝望等症状和心理健康有效，优于 PSDEEI 治疗。

日本的一项研究对意义中心疗法（MCP）进行了跨文化调适，并应用于丧亲后哀伤的肿瘤患者家属（n=5），并采用混合方法学研究，初步验证了干预效果。结果显示，调适后的 MCP 被日本的丧亲家庭所接受，干预促进了对生命意义的重新发现，并有可能减轻失去亲人家属的抑郁和与悲伤有关的症状，并促进他们创伤后的成长。

药物治疗研究多为小样本非随机对照研究，研究显示地昔帕明、去甲替林、盐酸安非他酮等抗抑郁药物能有效改善复杂哀伤患者哀伤强度和抑郁症状，但哀伤强度的改善不如抑郁的改善明显。一项纳入 395 例复杂哀伤患者的随机对照研究显示，每周 1 次，连续 16 次的复杂哀伤疗法缓解率优于对照组（药物安慰剂组）（82.5% vs.54.8%），而复杂哀伤疗法联合西酞普兰对复杂性哀伤的有效率没有提高,但联合西肽普兰有助于减轻哀伤合并的抑郁症状。

三、推荐意见

1. 医护人员应促进家庭成员和患者在死亡来临之前进行有意义的沟通及道别,并尽量让患者的临终时刻有家人的陪伴(强推荐,中等质量证据)。

2. 临床医护人员对丧亲家属、照护者应给予常规的居丧关怀(强推荐,中等质量证据)。

3. 当丧亲家属遭遇应激性生活事件,如意外任务、日常生活困难、经济问题、与他人的关系问题和家庭关系恶化时,应关注其可能出现的心理痛苦(强推荐,低质量证据)。

4. 对复杂哀伤应给予心理干预,首选认知行为复杂哀伤治疗。此外,人际心理治疗、心理教育与情绪表达干预,以及意义中心疗法也可尝试(强推荐,中等质量证据)。

5. 对于复杂性哀伤合并抑郁的患者,加用抗抑郁药物有助于减轻哀伤合并的抑郁(弱推荐,中等质量证据)。

参考文献

[1] 国家卫生健康委员会,北京市医院管理研究所,中华医学会. 常用临床医学名词(2023 版)[M]. 北京:人民卫生出版社. 2024.

[2] DANS M,KUTNER J S,AGARWAL R,et al. NCCN Guidelines® Insights:Palliative Care,Version 2.2021[J]. J Natl Compr Canc Netw,2021,19(7):780-788.

[3] BAKITAS M A,TOSTESON T D,LI Z,et al. Early versus delayed initiation of concurrent palliative oncology care:patient outcomes in the ENABLE Ⅲ randomized controlled trial[J]. J Clin Oncol,

2015, 3 (13): 1438-1445.

[4] LAM T C, CHAN S K, CHOI C W, et al. Integrative palliative care service model improved end-of-life care and overall survival of advanced cancer patients in Hong Kong: A review of ten-year territory-wide cohort [J]. J Palliat Med, 2021, 24 (9): 1314-1320.

[5] BRUGEL M, DUPONT M, CARLIER C, et al. Association of palliative care management and survival after chemotherapy discontinuation in patients with advanced pancreatic adenocarcinoma: A retrospective single-centre observational study [J]. Pancreatology, 2023, 23 (4): 403-410.

[6] MORISAKU M, ITO K, SHIMOMURA T, et al. Early palliative care improves overall survival in patients with lymphoma: a single-institution retrospective study [J]. In Vivo, 2022, 36 (6): 2910-2917.

[7] HUO B, SONG Y, CHANG L, et al. Effects of early palliative care on patients with incurable cancer: A meta-analysis and systematic review [J]. Eur J Cancer Care (Engl), 2022, 31 (6): e13620.

[8] EL-JAWAHRI A, LEBLANC T W, KAVANAUGH A, et al. Effectiveness of integrated palliative and oncology care for patients with acute myeloid leukemia: a randomized clinical trial [J]. JAMA Oncol. 2021, 7 (2): 238-245.

[9] HAMMER N M, BIDSTRUP P E, BROK J, et al. Home-based specialized pediatric palliative care: a systematic review and meta-analysis [J]. J Pain Symptom Manage, 2023, 65 (4): e353-e368.

[10] HWANG IY, WOO G U, LEE S Y, et al. Home-based supportive

care in advanced cancer: systematic review[J]. BMJ Support Palliat Care. 2023, 30: 004721.

[11] ASLAKSON R A, RICKERSON E, FAHY B, et al. Effect of perioperative palliative care on health-related quality of life among patients undergoing surgery for cancer: A randomized clinical trial [J]. JAMA Netw Open. 2023, 6(5): e2314660.

[12] KIM Y S, HAN E, LEE J W, KANG H T. Cost-effectiveness analysis of home-based hospice-palliative care for terminal cancer patients[J]. J Hosp Palliat Care. 2022, 25(2): 76-84.

[13] HASHIMOTO Y, HAYASHI A, TENG L, IGARASHI A. Real-world cost-effectiveness of palliative care for terminal cancer patients in a Japanese general hospital[J]. J Palliat Med. 2021, 24 (9): 1284-1290.

[14] LIU Y, SHEN Y, PAN Q, et al. Application of interdisciplinary collaborative hospice care for terminal geriatric cancer patients: a prospective randomized controlled study[J]. Support Care Cancer. 2022, 30(4): 3553-3561.

[15] HUI D, BRUERA E. Models of palliative care delivery for patients with cancer[J]. J Clin Oncol. 2020, 38(9): 852-865.

[16] SCHENKER Y, ALTHOUSE AD, ROSENZWEIG M, et al. Effect of an oncology nurse-led primary palliative care intervention on patients with advanced cancer: The CONNECT Cluster Randomized Clinical Trial[J]. JAMA Intern Med. 2021, 181(11): 1451-1460.

[17] DIONNE-ODOM J N, AZUERO A, LYONS K D, et al. Benefits of early versus delayed palliative care to informal family caregivers of patients with advanced cancer: Outcomes from the ENABLE Ⅲ

randomized controlled trial[J]. J Clin Oncol. 2015, 33(13): 1446-1452.

[18] SHIMIZU Y, HAYASHI A, MAEDA I, et al. Changes in depressive symptoms among family caregivers of patients with cancer after bereavement and their association with resilience: A prospective cohort study[J]. Psycho-oncology. 2022, 31(1): 86-97.

[19] CHEN M, YU H, YANG L, et al. Combined early palliative care for non-small-cell lung cancer patients: a randomized controlled trial in Chongqing, China[J]. Front Oncol, 2023, 13: 1184961.

[20] HE Y, PANG Y, SU Z, et al. Symptom burden, psychological distress, and symptom management status in hospitalized patients with advanced cancer: a multicenter study in China[J]. ESMO Open, 2022, 7(6): 100595.

[21] TAKAGI Y, SATO J, YAMAMOTO Y, et al. Opioids for the management of dyspnea in cancer patients: a systematic review and meta-analysis[J]. Int J Clin Oncol, 2023, 28(8): 999-1010.

[22] YASUDA S, SUGANO K, MATSUDA Y, et al. Systematic review and meta-analysis of the efficacy of benzodiazepines for dyspnea in patients with cancer[J]. Jpn J Clin Oncol, 2023, 53(4): 327-334.

[23] HUI D, BOHLKE K, BAO T, et al. Management of dyspnea in advanced Cancer: ASCO guideline [J]. J Clin Oncol, 2021, 39(12): 1389-1411.

[24] AGAR M R, LAWLOR P G, QUINN S, et al. Efficacy of oral risperidone, haloperidol, or placebo for symptoms of delirium among patients in palliative care: A randomized clinical trial [J]. JAMA Intern Med, 2017, 177(1): 34-42.

[25] BUTOW P, PRICE M A, SHAW J M, et al. Clinical pathway for the screening, assessment and management of anxiety and depression in adult cancer patients: Australian guidelines [J]. Psycho-oncology, 2015, 24(9): 987-1001.

[26] CHERNY N I; ESMO Guidelines Working Group. ESMO clinical practice guidelines for the management of refractory symptoms at the end of life and the use of palliative sedation [J]. Ann Oncol, 2014, 25(3): 143-152.

[27] CRAWFORD G B, DZIERŻANOWSKI T, HAUSER K, et al. Care of the adult cancer patient at the end of life: ESMO clinical practice guidelines [J]. ESMO Open, 2021, 6(4): 100225.

[28] GIRARD T D, EXLINE M C, CARSON S S, et al. Haloperidol and ziprasidone for treatment of delirium in critical illness [J]. N Engl J Med, 2018, 379(26): 2506-2516.

[29] GRASSI L, CARUSO R, SABATO S, et al. Psychosocial screening and assessment in oncology and palliative care settings [J]. Front Psychol, 2015, 5: 1475.

[30] HUI D, MADDOCKS M, JOHNSON M J, et al. Management of breathless-ness in patients with cancer: ESMO Clinical Practice Guidelines [J]. ESMO Open, 2020, 5(6): e001038.

[31] HUI D, DE LA ROSA A, WILSON A, et al. Neuroleptic strategies for terminal agitation in patients with cancer and delirium at an acute palliative care unit: A single-centre, double-blind, parallel-group, randomised trial [J]. Lancet Oncol, 2020, 21(7): 989-998.

[32] KURISU K, INADA S, MAEDA I, et al. Effectiveness of antipsychotics for managing agitated delirium in patients with advanced

cancer: a secondary analysis of a multicenter prospective observational study in Japan(Phase-R)[J]. Support Care Cancer, 2024, 32(3): 147.

[33] MICCINESI G, CARACENI A, MALTONI M. Palliative sedation: Ethical aspects [J]. Minerva Anestesiol, 2017, 83(12): 1317-1323.

[34] PANDHARIPANDE P P, PUN B T, HERR D L, et al. Effect of sedation with dexmedetomidine vs. lorazepam on acute brain dysfunction in mechanically ventilated patients: The MENDS randomized controlled trial [J]. JAMA. 2007, 298(22): 2644-2653.

[35] RIKER R R, SHEHABI Y, BOKESCH P M, et al. Dexmedetomidine vs midazolam for sedation of critically ill patients: A randomized trial [J]. JAMA, 2009, 301(5): 489-499.

[36] VAN DEN BOOGAARD M, SLOOTER A J C, BRÜGGEMann R J M, et al. Effect of haloperidol on survival among critically ill adults with a high risk of delirium: The REDUCE randomized clinical trial [J]. JAMA, 2018, 319(7): 680-690.

[37] VAN ESCH H J, VAN ZUYLEN L, GEIJTEMAN E C T, et al. Effect of prophylactic subcutaneous scopolamine butylbromide on death rattle in patients at the end of life: The SILENCE randomized clinical trial [J]. JAMA, 2021, 326(13): 1268-1276.

[38] HAMAN J, MORITA T, IGARASHI N, et al. The association of family functioning and psychological distress in the bereaved families of patients with advanced cancer: a nationwide survey of bereaved family members[J]. Psycho-oncology, 2021, 30: 74-83.

[39] MAH K, SWAMI N, POPE A, et al. Caregiver bereavement

outcomes in advanced cancer: associations with quality of death and patient age[J]. Support Care Cancer, 2022, 30: 1343-1353.

[40] HIRATSUKA R, AOYAMA M, MASUKAWA K, et al. The association of family functioning with possible major depressive disorders and complicated grief among bereaved family members of patients with cancer: results from the J-HOPE4 Study, a nationwide cross-sectional follow-up survey in Japan[J]. J Pain Symptom Manage, 2021, 62: 1154-1164.

[41] AOYAMA M, MIYASHITA M, Masukawa K, et al. Factors related to suicidal ideation among bereaved family members of patients with cancer: Results from a nationwide bereavement survey in Japan[J]. J Affect Disord, 2022, 316: 91-98.

[42] SHIMIZU Y, MASUKAWA K, AOYAMA M, et al. The Impact of Stressful Life Events after Bereavement: A Nationwide Cross-sectional Survey[J]. J Pain Symptom Manage, 2023, 65: 273-284.

[43] LGARASHI N, AOYAMA M, ITO M, et al. Comparison of two measures for Complicated Grief: Brief Grief Questionnaire(BGQ) and Inventory of Complicated Grief(ICG)[J]. Jpn J Clin Oncol, 2021, 51: 252-257.

[44] OTANI H, YOSHIDA S, MORITA T, et al. Meaningful communication before death, but not present at the time of death itself, is associated with better outcomes on measures of depression and complicated grief among bereaved family members of cancer patients[J]. J Pain Symptom Manage, 2017, 54: 273-279.

[45] LACASTA M A, CRUZADO J A. Effectiveness of a cognitive-behavioral group therapy for complicated grief in relatives of patients with cancer: A randomized clinical trial[J]. Palliat Support Care,

2023，2（24）：1-7.

[46] KODA R，FUJISAWA D，KAWAGUCHI M，et al. Experience of application of the meaning-centered psychotherapy to Japanese bereaved family of patients with cancer-A mixed-method study[J]. Palliat Support Care，2023，21（4）：594-602.

[47] FREITAS M J，REMONDES-COSTA S，VEIGA E，et al. Life beyond loss：a retrospective analysis of the impact of meaning of life therapy on the grieving process of cancer patients' family caregivers[J]. Healthcare（Basel），2024，12（4）：471.

[48] LOMBARDO L，VENEZIANI G，GIRALDI E，et al. How attach-ment style，mentalization and preparedness for death are associated with pre-loss grief symptoms' severity：A network analysis study in caregivers of terminally ill cancer patients[J]. Death Stud，2024，48（6）：537-549.

[49] LAI C，CIACCHELLA C，PELLICANO G R，et al. The role of family functioning，attachment style，and care setting on pre-loss grief symptoms and burden in caregivers of terminally cancer patients[J]. Palliat Support Care，2023：1-9.

[50] B GWILLIAM，V KEELEY，C TODD，et al. Prognosticating in patients with advanced cancer：observational study comparing the accuracy of clinicians' and patients' estimates of survival[J]. Ann Oncol，2013，24：482-488.

[51] HAGERTY R G，BUTOW P N，ELLIS P A，et al. Cancer patient preferences for communication of prognosis in the metastatic setting[J]. J Clin Oncol，2004，22：1721-1730.

[52] HAGERTY R G，BUTOW P N，ELLIS P M，et al. Communicat-ing with realism and hope：incurable cancer patients' views on the

disclosure of prognosis [J]. J Clin Oncol, 2005, 23: 1278-1288.

[53] NIEDER C, ANGELO K, DALHAUG A, et al. Palliative radio-therapy during the last month of life: predictability for referring physicians and radiation oncologists [J]. Oncol Lett, 2015, 10 (5): 3043-3049.

[54] YERRAMILLI D, PARKER G, LEBARON V, et al. Ethical issues in patients referred for palliative radiation therapy [J]. Ann Palliat Med, 2019, 8: 231-239.

[55] LUTZ S T, CHOW E L, HARTSELL W F, et al. A review of hypofractionated palliative radiotherapy [J]. Cancer, 2007, 109 (8): 1462-1470.

[56] GLISCH C, HAGIWARA Y, GILBERTSON-WHITE S, et al. Immune checkpoint inhibitor use near the end of life is associated with poor performance status, lower hospice enrollment, and dying in the hospital [J]. Am J Hosp Palliat Med, 2020, 37 (3): 179-184.

[57] DAVIS M P, PANIKKAR R. Checkpoint inhibitors, palliative care, or hospice [J]. Curr Oncol Rep, 2018, 20 (1): 2.

[58] ZHANG B, NILSSON M E, PRIGERSON H G. Factors important to patients' quality of life at the end of life [J]. Arch Intern Med, 2012, 172 (15): 1133-1142.

[59] ARENDS J, STRASSER F, GONELLA S, et al. Cancer cachexia in adult pa-tients: ESMO Clinical Practice Guidelines [J]. ESMO Open, 2021, 6 (3): 100092.

[60] ROELAND E J, BOHLKE K, BARACOS V E, et al. Management of cancer cachexia: ASCO Guideline [J]. J Clin Oncol, 2020, 38 (21): 2438-2453.

[61] DRUML C, BALLMER P E, DRUML W, et al. ESPEN guideline on ethical as pects of artificial nutrition and hydration [J]. Clin Nutr, 2016, 35(3): 545-556.

[62] PRESTON N J, HURLOW A, BRINE J, et al. Blood transfusions for anaemia in patients with advanced cancer [J]. Cochrane Database Syst Rev, 2012, 2012(2): CD009007.

第十章

<<<<<<<

肿瘤患者心理干预

第一节 临床医护人员能做的心理干预

一、支持性干预

（一）背景

恶性肿瘤给患者及其家庭带来了巨大的心理压力。一项纳入 58 项研究的 Meta 分析发现，恶性肿瘤患者的抑郁发病率明显高于普通人群。2010 年我国一项调查发现，恶性肿瘤患者心理痛苦的发生率为 24.2%，在有显著心理痛苦的患者中，超过 50% 的患者心理痛苦是由于情绪问题所引起的。患者所承受的严重的精神打击和痛苦对其预后、生活质量、治疗依从性、住院时间和生活自理能力均有负面影响。支持性心理干预（supportive psychotherapy）是一种间断的或持续进行的治疗性干预，旨在帮助患者处理痛苦情绪，强化自身目前的优势，促进对疾病的适应性应对。它能在相互尊重与信任的治疗关系中，帮助患者探索自我，适应体象改变和角色转换。医护人员通过与患者建立信任关系，及对患者病情上的掌握和知识上的权威性，更容易为患者提供心理支持。支持性干预常常以团体的方式进行，最为常见的是作为团体干预的一个重要元素而出现，但一对一的简单的个体支持性干预也能够起到积极的作用。

（二）证据

有证据表明，支持性干预能够有效处理恶性肿瘤患者的心理问题，缓解其焦虑、抑郁情绪，帮助其更好地应对疾病。Hershbach 等随机选择 174 名恶性肿瘤患者，给予 4 次认知行为治疗或者支持经验治疗，发现在一年时间内，与对照组的 91 名患者相比，试验组成员对于病情进展的恐惧（fear of progress，FOP）及焦虑和抑郁明显下降，而对照组仅在短期内出现改善。Spiegel 等发现与随机选择的对照组相比，每周一次，每次 90 分钟，为期一年的支持性团体能够改善转移性乳腺癌女性的情绪，提高其应对能力，减轻恐惧。Cella 等在社区的恶性肿瘤患者中组织了一个 8 周的支持团体。在最后一次支持团体活动结束前，患者自我报告的生活质量比干预开始时报告的生活质量有了显著改善。参与者提到社区和同伴支持是这个项目中最有用处的一个部分，且小组评估在各方面均显示出很高的满意度，遗憾的是该研究缺乏随机对照设计。Goodwin 及同事验证了团体支持性心理治疗在转移性乳腺癌患者中的效果，患者被随机分为两组，两组患者都接受相同的患教内容，但是一组每周接受支持表达团体心理治疗，另一组为不接受心理治疗的对照组。结果显示，干预组患者的生存期虽然没有明显延长，但是干预可以改善情绪症状（psychological symptoms）和疼痛强度。周广美等对晚期伴疼痛的恶性肿瘤患者所做的随机对照研究（$n=120$）发现，与普通护理组相比，支持性心理干预能显著改善恶性肿瘤患者疼痛，提高其生活质量。国内还有随机对照研究发现，支持性心理干预能够减轻化疗期间患者的自我负担及焦虑、抑郁情绪。国内外研究中均没有证据表明支持性心理干预会给患者带来负面影响的风险，但干预涉及潜在的时间和经济方面的负担。国内研究在设计上普遍存在一些缺陷，如样本量小，随机过程介绍不清等。

罹患肿瘤是一个家庭事件，对患者的整个家庭及每一位家庭成员都会造成困扰。因此，针对患者及其家属、照护者的支持性心理干预可以改善患者的症状。一项包括 23 项随机对照试验的 Meta 分析显示，针对患者及照护者的干预对患者生活质量、婚姻功能、抑郁和焦虑均有改善作用。另一项 Meta 分析（$n=12$）显示，与对照组相比，针对患者及伴侣的支持性干预可改善抑郁、焦虑和婚姻满意度。另一项包括 23 项研究的系统综述评估了夫妻心理干预，得出夫妻心理干预效果不比个体心理干预差的结论。一项针对乳腺癌患者的系统综述分析了 10 种夫妻心理干预法，结果虽然参差不齐，但均呈现好的效果。

支持性心理干预不仅对患者有帮助，对照护者同样有益。一项系统综述包含 9 个针对肿瘤患者伴侣的支持性治疗，结果显示这类干预可以有效缓解照护者的心理痛苦。另一个包含 11 个研究的系统综述结果显示，这类针对患者家属的干预可以提高进展期患者家属、照护者的生活质量、自我效能及照护能力。

随着智能手机的普及，线上支持性干预治疗受到关注，但现有证据级别颇低。一项循证医学综合评定（cochrane review）纳入了 6 项研究，涉及 492 名患有乳腺癌的女性，基于低质量的证据基础显示线上支持性干预对抑郁有轻度到中度的影响。一项随机对照试验调查了基于互联网的支持团体治疗作用,结果显示这种干预对非转移性乳腺癌患者($n=184$)的抑郁和焦虑没有减轻作用。另有一项系统综述显示,未加管理的基于互联网同伴支持性干预甚至可能有伤害作用。

(三)推荐意见

1. 推荐医护人员在恶性肿瘤患者全病程中都应提供一般性心理支持,包括主动关心患者,了解患者的感受和需求,倾听并给予共情的反应,同时给予患者信息和知识上的支持,减轻其不确定感,特别是在患者的诊断期、治疗期以及晚期伴有严重躯体症状时给予支持性干预尤为重要(强推荐,中等质量证据)。

2. 推荐临床医生采取团体干预的方式为患者提供心理支持,团体活动频率通常为每周一次,每次 90～120 分钟,团体的领导者应包含了解疾病的医护人员,在团体活动中主要关注患者遭遇的现实困难、对疾病的感受和态度以及与家庭成员的关系。对于晚期患者团体讨论还应涉及对死亡的感受,将来的丧失以及对生存的担忧等话题(弱推荐,中等质量证据)。

3. 推荐临床医生根据患者的具体情况决定支持性心理治疗的方式、地点、时间和频次。可以是面对面的,也可以通过电话和书信;可以在心理治疗室,也可以在床旁甚至是患者家中;根据患者的精力、体力和需求来安排治疗时间和频次(强推荐,低质量证据)。

4. 推荐将整个家庭作为支持性干预的对象,因为家庭是患者重要的支持来源(强推荐,高质量证据)。

二、教育性干预

(一) 背景

教育性干预 (educational intervention) 是指通过健康教育，提供信息来进行的干预的方法，教育内容包括疾病及治疗相关信息、行为训练、应对策略和沟通技巧以及可以利用的资源等。其中行为训练即通过催眠、引导想象、冥想及生物反馈训练等向患者教授放松技巧；而应对技巧训练则是通过教授患者积极的应对方式和管理压力的技巧来提高其应对应激事件的能力。

有些患者对疾病有误解，甚至对疾病基本没有概念，也有患者对于询问疾病相关信息抱有迟疑的态度。教育性干预不仅为他们提供了有关疾病诊断和治疗的具体信息，而且增强了患者的应对技巧。研究结果显示，以提供信息为主的单纯教育性干预或许会有帮助，当教育干预作为综合性干预的一部分时，干预的有效性更为明显。

(二) 证据

Jacobs 等对霍奇金淋巴瘤患者进行的随机对照研究 (n=81) 发现，单纯的教育性干预不但能提升患者的知识水平，而且焦虑、抑郁和生活节奏被打乱的发生率也有所下降。Gordon 等对 157 名参加一项结合咨询的教育项目恶性肿瘤患者 (混合癌种) 进行了调查，在患者出院后第 3 个月和第 6 个月分别对其进行了评估。结果显示，与两个对照组的 151 名患者相比，接受综合干预的患者的抑郁、焦虑和敌对情绪有所下降，同时其回归日常生活和户外活动的能力也有较大提升，但单纯的教育干预则没有显示出同样的效果。Pruitt 等将混合癌种的患者随机分成两组，其中一组给予 3 次教育性干预，而另一组作为对照组。结果显示，两组患者的知识水平并没有改变，但干预组患者的抑郁症状有所改善。Ali 和 Khalil 的研究评估了教育性心理干预对改善膀胱癌患者焦虑的影响。结果显示，试验组在术后三天及出院前的焦虑水平显著低于对照组。Richardson 等将新确诊的恶性血液病患者随机分组进入对照组或三个实验组中的其中一组。通过回归分析之后得出结论，对于新确诊的恶性血液病患者，疾病严重程度低、被分入教育性干预组（任何一组）和患者对于口服别嘌醇（化疗期间辅助用药）的依从性高，是提高患者生存率的预测因素。Fawzy 在新确诊的恶性黑色素瘤患者中进行的研究发现，接受心理教育护理干预的患者在第 3 个月随访时心理痛苦显著低于对照组，简明躯体症状指数（brief symptom index somatization）也显著降低，且较少运用无效的"被动顺从"应对策略。Weisman 等研究发现，无论教育性干预是以教授患者认知技巧训练为内容，还是以教给患者澄清、表达情绪以及明确个人问题为内容，均能有效降低患者的心理痛苦。刘彦华等对我国肿瘤患者（$n=112$）的随机对照研究发现，接受教育性干预的患者焦虑情绪显著改善，提供教育性干预的途径包括面对面谈话、电话咨询和发放教育宣传册。以上证据结果均趋于一致，且随机对照研究没有明显缺陷，没有证据显示教育性干预会对患者产生不良影响。此外，很多关于恶性肿瘤患者心理干预的研究都将教育性干预作为综合干预的一部分，普遍运用于处于各个疾病阶段的恶性肿瘤患者，包括诊断期、围手术期、康复期以及疾病晚期，帮助患者更好地管理疾病、管理症状、应对各类负性事件和负性情绪。

2018 年发表的一项全球中心的大样本（*n*=408）非随机对照研究报告显示，放疗医生在放疗计划制订前，以及放疗第 1 天，给予乳腺癌患者教育性心理干预，能够帮助患者减轻心理痛苦，更好地为接受放疗做准备。教育性心理干预的内容主要包括放疗操作步骤、接受放疗时可能会出现的感受，以及如何缓解放疗前的焦虑情绪。因为该研究被试均为乳腺癌患者，且患者自愿选择是否接受干预，因此可能会带来取样偏倚，影响研究结果，今后还需要随机对照研究，在其他癌种的患者中进一步进行验证。

一项包含 3 857 名肿瘤患者、19 项心理教育干预的大样本 Meta 分析显示，教育性干预对治疗后的情绪心理痛苦、焦虑、抑郁和生活质量的影响效果较小。唯一对长期生活质量有良性效果。另一项 Meta 分析包括了 11 项针对妇科肿瘤患者的研究，结果显示教育性干预对抑郁症状缓解有效。一项 Meta 分析证实，动机访谈对于肿瘤患者的健康行为改善有效。此研究显示动机访谈对果蔬摄入、体育活动、戒烟、压力管理和睡眠等行为方面有良性效果。

近年来很多在线教育性干预的研究出现，多项研究证实线上症状管理的心理教育性干预有效。一项纳入 7 项研究（*n*=1 220）的系统综述分析了包括网页程序、邮件咨询、一对一心理咨询，研究结果显示线上心理教育干预措施可减少肿瘤患者的疲劳和抑郁症状。未来有必要进行更严格、大样本、长期随访研究。

一项针对前列腺癌患者的随机对照研究（*n*=142）显示，对过去五年内接受过治愈性治疗的前列癌患者，以认知行为治疗（CBT）为基础的在线模块化心理教育干预能有效减轻患者的心理痛苦，但该研究的样本量相对较小且样本的代表性不够（大部分患者之前接受的是放疗），还需要进一步的研究验证。

（三）推荐意见

1. 推荐临床医护人员通过面对面咨询、电话访谈、团体干预以及发放宣传资料的方法给予患者教育性干预（强推荐，中等质量证据）。

2. 建议教育性干预的内容要根据患者人群的不同而有所区别，例如诊断期患者所需要的干预内容主要是诊断和治疗相关信息，关于疾病的一些基本术语的含义等；治疗期患者需要给予治疗选择、疗效、药物不良反应及不良反应处理的相关知识；而康复期患者则需要提供康复相关的饮食、锻炼及心理应对方面的知识，及复查、自我监督和自我管理疾病的知识（弱推荐，中等质量证据）。

3. 如果条件允许，教育性干预除提供信息和知识外，最好还能包括行为训练和应对技巧训练（弱推荐，中等质量证据）。

4. 推荐教育性干预最好与支持性干预及其他的心理干预方法联合应用，以获得更好的疗效（弱推荐，中等质量证据）。

5. 推荐尝试通过网络及在线课程的方式为更多患者提供教育性干预（弱推荐，中等质量证据）。

第二节　专业的心理干预

一、背景

专业的心理治疗师除了能够为患者提供教育性心理

干预和支持性心理干预之外，还可以利用其他多种干预方法来帮助恶性肿瘤患者。干预形式包括个体干预、团体干预、夫妻及家庭干预。而在某一干预形式下，又可以根据干预的理论依据而分成更细的类别（表 10-1）。

表 10-1　恶性肿瘤患者常用心理干预方法

个体干预	团体干预	夫妻/家庭干预
<ul><li>支持治疗</li><li>认知行为治疗（CBT）</li><li>认知分析治疗（CAT）</li><li>正念疗法</li><li>叙事疗法</li><li>尊严疗法</li><li>写作情感宣泄疗法</li><li>意义中心疗法</li><li>接纳承诺疗法</li><li>CALM 治疗</li><li>战胜恐惧疗法</li></ul>	<ul><li>支持表达性团体（SEGT）</li><li>短期结构性心理教育团体</li><li>意义中心团体</li><li>夫妻团体</li></ul>	<ul><li>晚期恶性肿瘤患者的夫妻治疗（聚焦亲密关系和生命意义）</li><li>性功能障碍的治疗</li><li>以家庭为中心的哀伤疗法（FFGT）</li></ul>

二、证据

（一）认知行为治疗

认知行为治疗（CBT）是通过帮助来访者识别他们自己的歪曲信念和负性自动思维，并用他们自己或他人的实际行为来挑战这些歪曲信念和负性自动思维，以改善情绪并减少焦虑、抑郁症状的心理治疗方法。美国精神病学学会（APA）发布的《重型抑郁障碍的治疗指南（第 3 版）》（*Practice Guideline for the treatment of Patients with Major Depressive Disorder*）指出，在心理治疗中认知行为治疗和人际心理治疗是改善重度抑郁最有效的方法。英国国家卫生与临床优化研究所通过文献综述也指出，对成年慢性疾病共病抑郁的患者来说，认知行为治疗的疗效是有确切证据的。

2022 年发表的一篇 Meta 分析纳入了 151 项临床研究，结果显示 CBT 能有效改善肿瘤患者或幸存者的功能健康、心理健康和总体健康状况。但在健康行为和社会关系结局指标上的效果不显著，另外不同 CBT 的有效性受到疾病相关因素（如癌症分期等）和干预相关因素（CBT 的实施方式）的影响。另外一项小样本随机对照研究分析了面对面 CBT 与电话 CBT 的成本效益（cost-effectiveness）。结果显示，面对面 CBT 的成本效益优于电话 CBT。2023 年日本一项去中心化的随机对照研究显示，基于智能手机应用程序的 CBT 能够有效缓解乳腺癌幸存者对肿瘤复发的恐惧，且随访至 24 周效果依然显著。

2024 年发表的一项 Meta 分析纳入了 15 项研究（$n=1\,597$），其中 12 项研究报告了 CBT 对进展期肿瘤患者焦虑症状的改善，15 项研究报告了 CBT 对进展期肿瘤患者抑郁症状的改善。结果显示，持续 2～8 周的 CBT 能够中等程度改善进展期肿瘤患者的焦虑和抑郁。

失眠认知行为治疗（CBT-I）在肿瘤患者中也有广泛的应用。2022 年发表的一篇纳入 16 项 RCT 的 Meta 分析显示，CBT-I 能够有效改善肿瘤患者的失眠状况，但在短期随访过程中会观察到疗效减弱，目前的 RCT 在研究质量和样本方面还存在局限性，导致证据等级偏低；同年发表的另一篇纳入 22 项研究的 Meta 分析显示了 CBT-I 在癌症幸存者中能有效改善失眠和其他伴随症状（如焦虑、抑郁、疲劳），因此推荐 CBT-I 作为癌症幸存者失眠的一线治疗，对于难以获得面对面 CBT-I 的患者，推荐自助 CBT-I。同时也指出，目前的 CBT-I 研究纳入的女性患者较多，因此今后的研究应当进一步探索 CBT-I 对于不同性别患者有效性的差异，以及面对面 CBT-I 与自助 CBT-I 的效果差异。

（二）认知分析治疗

认知分析治疗（CAT）是近年来发展起来的一种综合性心理治疗模型，主要关注的是关系的发展与心理痛苦。CAT 符合有效治疗的一般标准，特别是对有童年期创伤，或者更"严重和复杂的"以及"难治性"的人格障碍。尽管这是一个相对较新的模型，但是近 10 年来越来越多的"正式"证据出现（自然观察或是对照研究均有），目前尚无在肿瘤患者中使用 CAT 的随机对照研究。

（三）正念疗法

正念（mindfulness）是指自我调整注意力到即刻的体验中，更好地觉察当下的精神活动，并对当下的体验保持好奇心并怀有开放和接纳的态度。2021 年发表的一篇 Meta 分析纳入了 10 篇正念疗法在癌症幸存者当中应用的系统综述和 Meta 分析，结果显示正念减压训练（MBSR），正念认知行为治疗（MBCT）和正念癌症康复（MBCR）在改善肿瘤患者心理健康（如减轻焦虑、抑郁、压力）和提高生活质量方面均有小到中等效应，且很多研究观察到了正念疗法对生物学指标的影响，如提高 T 细胞和 NK 细胞的活性，提高免疫恢复能力，以及增加端粒活性等，但长期随访显示正念疗法的维持效果欠佳。2021 年一篇针对年轻乳腺癌幸存者的随机对照研究显示，连续 6 周，每周 2 小时的团体正念疗法与同等时长和频率的团体幸存者教育对比不做任何干预的完全等待组，均能够显著改善受试者的抑郁症状。除此之外，正念疗法还能显著减轻患者的疲劳、失眠症状以及血管舒缩性，并且干预效果在6个月随访时依然显著，而幸存者教育在改善以上症状方面疗效不显著。2022年发表的一篇综述提出，抑郁与恶性肿瘤有共同的炎症机制且与肿瘤预后相关，而正念能够减轻抑郁和炎症反应，因此有望成为延长肿瘤患者生存期的干预手段，目前还缺乏长期纵向研究验证正念疗法对于生存期的潜在影响。

（四）接纳-承诺疗法

接纳-承诺疗法是（ACT）是一种基于现代行为心理学的心理干预方法，应用正念、接纳、承诺和行为改变来创造心理的弹性，能够接纳自己的认知，活在当下，选择适宜的价值观，并付诸行动。

ACT疗法是让我们学会对自己的思想保持觉察，随时能够意识到阻止我们按照一致的价值观行事的想法。ACT疗法的目的是增加人的心理弹性，能同时体验和接纳好的感受和不好的感受，行为能够创造更有意义更丰富的生活。ACT包括以下策略。

1. 了解并尝试用比喻或体验为导向的练习。

2. 将患者置于一种"创造性的绝望"状态。

3. 帮助患者区分一级痛苦和二级痛苦，接纳一级痛苦，认识并摆脱二级痛苦。

4. 帮助患者与自我伤害的语言和思维模式保持距离。

5. 帮助患者不带有任何预期和评判地去体验一种全新的自我。

6. 帮助患者了解他们自己的价值观，制定相关的目标,并在每天的生活中坚持践行这些目标。

2021 年发表的一篇关于 ACT 在肿瘤患者中应用的 Meta 分析,纳入了 17 项 RCT 研究,其中包括 7 项中国的研究。研究显示,ACT 能显著改善患者的抑郁、焦虑、心理痛苦、压力和生活质量,疗效在干预结束后 1~3 个月或 3~6 个月随访时依然显著,但纳入的研究质量普遍较低。

2023 年发表的一篇关于 ACT 对进展期肿瘤患者疗效 Meta 分析,纳入了 8 项随机对照研究,研究显示 ACT 能够显著改善进展期肿瘤患者的焦虑、抑郁、心理痛苦和疲乏,对疼痛和心理灵活性的改善不显著,证据等级从低到中。

(五)战胜恐惧疗法

战胜恐惧疗法(conquer fear)是一种基于常识模型(CSM),接纳承诺疗法(ACT)和自我调节执行功能模型(SREF)的一种短程个体心理治疗。治疗目的不是完全消除对于复发的担心,而是帮助高恐惧复发转移(FCR)的患者减少对这一问题的重视和关注,为未来制订目标,为生活赋予目的、意义和方向。2017 年澳大利亚发表的一篇战胜恐惧疗法的多中心(纳入 17 个分中心)大样本($n=121$)随机对照研究显示,战胜恐惧疗法在干预结束时、干预结束后 3 个月和 6 个月,对减轻复发恐惧的疗效均优于对照组(注意力控制疗法)。2020 年一项研究报道了基于战胜恐惧疗法开发的名为 iConquerFear 的线上自助战胜恐惧心理疗法,该治疗模式的开发有望提高患者对战胜恐惧疗法的可及性。2022 年发表的一项单臂临床试验也验证了 iConquerFear 在乳腺癌幸存者中使用的可行性,以及减轻对疾病复发恐惧的有效性。目前还有一项以治疗师引导的 iConquerFear 随机对照研究正在实施当中,该研究的完成有望为该疗法提供更高级别的研究证据。

（六）叙事疗法

叙事疗法（narrative therapy）是在叙事医学理论基础上形成的，叙事疗法关注来访者带到治疗过程中的故事、观点和词汇，以及这些故事、词汇和观点对患者本人及周围人的影响。叙事治疗的基本方法可以在个体、夫妻和团体干预中应用。目前，叙事治疗通常被应用于儿童、青少年和老年肿瘤患者以及居丧人群，此外，叙事治疗还被用于对护士和医生进行督导。叙事治疗是一种相对新型的治疗方式。2007 年，Michael White 在他去世前不久才刚刚从理论学和方法学中建立了一致的、清晰的叙事治疗理论。2020 年一篇报道以个案的方式呈现了晚期肿瘤患者家庭书信交流（叙事疗法中的一种）对于患者和家属表达爱、应对死亡和丧亲的重要意义。截至目前，有关叙事治疗效果的研究十分有限，证据等级也偏低。

（七）尊严疗法

尊严（dignity）是一种有价值感、被尊重或尊敬的生活状态，对于濒死的患者尊严还意味着要维持躯体舒适、功能自主、生命意义、灵性慰藉、人际交往和归属关系。尊严疗法（dignity therapy）是对生存期已很短暂的患者所面临的现实困难和心理社会痛苦施予的帮助，其独特性在于鼓励患者追忆生命中重要的、难忘的事件，并以此提高他们的生活质量。尊严疗法更多的是在接受姑息治疗的晚期肿瘤患者中进行。第一项尊严疗法的临床研究在 2001—2003 年间进行，入组了 100 例患者，绝大部分是晚期患者，中位生存时间为 51 天。91% 的患者对尊严治疗感到满意或很满意；86% 的患者认为治疗有帮助或很有帮助；76%

的患者认为他们的尊严感得以强化；68%的患者目标感更强了；67%的患者认为活着的意义更大了；47%的患者认为活着的信念增加了。尊严疗法让患者更多地感受到了生命的意义和目标，痛苦程度也较低。对于家庭成员来说，78%的人认为尊严治疗时留下的记录有助于他们度过居丧期，并延续成一份慰藉的源泉。2017年发表的一篇纳入28项研究的系统综述显示，对于身患威胁生命的疾病的患者来说，尊严疗法能够使他们获益。其中一项高质量的随机对照研究（$n=60$）显示，对于心理痛苦水平高的患者，尊严疗法能够显著改善患者的焦虑、抑郁情绪。其他研究显示，尊严疗法能够改善患者在生命末期的体验。心理痛苦水平比较高的患者能够在尊严疗法中获益更多。2022年一篇关于尊严疗法对肿瘤患者疗效的 Meta 分析，纳入了2011—2021年间发表的14项 RCT 研究，其中包括5项来自中国的研究，结果显示尊严疗法能有效改善患者的焦虑、抑郁，提高希望水平，但在改善生活质量方面未见显著性差异，因纳入的研究大部分样本量在100以内，所以可能存在样本偏倚而影响研究证据的等级。

（八）写作情感宣泄疗法

写作情感宣泄疗法又称"表达性写作干预（EWI）"，是让参与者将自己感受创伤最深的想法和感受写下来，尤其是自己之前从未对别人谈起的想法和感受。虽然文献普遍认为该疗法有利于促进心理和身体健康，但结果仍不明确，并且有的研究还得出了无效结论，甚至有些研究得出了加重症状的负面结论。Frattaroli 的一篇 Meta 分析显示，男性、身体状况较差且应激水平较高、创伤性事件发生时间较近的参与者更有可能在该疗法中获益。2019年，上海的一项纳入 90 例 Ⅰ～Ⅲ期乳腺癌患者的 RCT 研究显示,让患者在化疗期间写出癌症经历中积极的感受或写出与癌症经历相关的现实(每周 30 分钟,连续 4 周)都能够提高患者化疗期的生活质量。2019 年意大利发表的一项的随机对照研究($n=71$)报告了对于首次得知恶性肿瘤诊断的患者,单次的 EWI 有助于减轻恶性肿瘤诊断对患者心理健康的损害。2018 年发表的一项对美国华人乳腺癌幸存者进行的随机对照研究($n=136$)显示,为期 3 周的 EWI 能够改善患者的生活质量。后续该研究在 2020 年、2023 年又陆续发表论文显示,EWI 不仅能减轻患者的创伤后应激障碍,还有助于缓解焦虑、抑郁情绪。2022 年美国的一项小样本非随机对照研究报告了 EWI 对于改善老年肿瘤患者(≥70岁)抑郁、志气缺失(demoralization)、灵性健康和行为疏离(behavior disengagement)有显著疗效,但在 4 个月随访时观察到疗效减弱。

2020 年中国的一项随机对照研究($n=118$)显示,对于新诊断的乳腺癌患者,EWI 能显著改善其生活质量,而在 3 组不同的 EWI 干预组接受的写作任务中,情绪表露写作的疗效要优于肿瘤事实写作和自我调节写作。2023 年发表的一篇 EWI 对中国肿瘤患者疗效的 Meta 分析,纳入了 10 项 RCT 研究,这些研究中的 EWI 通常包括 4～6 个写作环节;最常见的写作主题是"情感表达""认知评价""发现获益""应对策略""展望未来"。虽然这些研究的结果无法进行综合统计,但其个体研究结果表明,在我国肿瘤患者中,EWI 可能有助于减轻焦虑、自我感知负担和抑郁症状,并提高自我效能感,尤其在改善焦虑方面疗效最为确切。

（九）支持 - 表达性团体心理干预

支持 - 表达性团体心理干预（SEGT）最初是为转移性乳腺癌患者设计的，主要目的是帮助这些患者应对生存危机的严峻考验。目前，该疗法除了主要被应用于乳腺癌患者，也被应用于其他类型的恶性肿瘤患者，是一种密集的每周一次的团体心理治疗，处理恶性肿瘤患者所面临的最基本的生存、情绪及人际关系问题。SEGT 是否能有效改善原发性乳腺癌女性心境和适应的研究结果还不甚明确。尽管非随机实验提供的初步证据显示，12 周的 SEGT 就能让原发性乳腺癌患者获益，但一个多中心的随机对照试验却没有发现明显的心理获益。一项对患原发性乳腺癌的女同性恋者的研究发现，12 周的 SEGT 减轻了她们的心理痛苦、创伤应激症状，提高了她们的应对能力，但没有预期到的结果是患者的实际支持和信息支持减少了。2021 年加拿大发表的一项单臂临床试验，创造性地将 SEGT 用于胃肠道恶性肿瘤的男性患者（$n=31$），每两周 1 次，每次 90 分钟。通过定性加定量的混合方法学研究设计，患者接受干预 6 个月时焦虑、抑郁和愤怒都有显著下降，生活质量改善不显著。男性患者参与团队的主要期望是与病情相似的男性患者建立联系，并了解他人如何应对恶性肿瘤。

（十）意义中心疗法

意义中心疗法有两种干预形式，一种是意义中心团体心理治疗（MCGP），其本质上还是一种教育性团体心理治疗，通过让患者学习关于意义的概念，并将意义来源转化为自己应对晚期恶性肿瘤时的一种资源，其目的是改善患者的灵性幸福和意义感，并减少焦虑和对死亡的渴求。该治疗主要适用于预后不良的进展期恶性肿瘤患者，且身体状况允许患者参加团体活动（如 KPS>50）。如果患者有中等强度及以上的心理痛苦（如心理痛苦温度计评分>4），且主要为情绪和灵性／信仰问题，该疗法尤为适用。2015年发表的一篇关于意义中心疗法的大样本随机对照研究显示，该疗法能够显著改善进展期恶性肿瘤患者的心理痛苦、生存痛苦和灵性痛苦，且干预效果显著优于支持性团体。

意义中心疗法还能够以个体心理治疗的方式进行，2018 年发表的一篇意义中心疗法的大样本随机对照研究（n=321）显示，意义中心疗法个体心理治疗能有效降低进展期恶性肿瘤患者的痛苦。相对于一般性治疗有小到中度效应量，相对于支持性心理治疗也有小效应量。

尽管意义中心疗法最初是为进展期恶性肿瘤患者所设计，但近年来也有研究者将这种疗法进行了一些调适，并应用于完成了治愈性治疗的肿瘤幸存者，且发现同样有效。调适包括将之前治疗中的有关生命末期和死亡相关的议题改为与幸存者生命的意义相关的议题，并增加一些正念的内容。调适后的议题包括生命意义的来源、患癌前和患癌后生命的意义、未来的生命故事、生命意义的体验来源，以及生命的课程。结果显示，这一疗法对于有抑郁症状的男性最为有效。2019 年发表的一项随机对照研究发现，对肿瘤幸存者进行意义中心团体心理治疗后两年，对患者与他人积极关系的影响和对患者个人成长的影响依然显著，而意义感和心理健康的积极影响已经消退。2021 年葡萄牙的一项研究对意义中心疗法团体心理治疗的方案进行了本土化调试，将治疗方案由原来的 8 次改为 4 次，并通过小样本（n=91）的随机对照研究初步验证了该方案对于本土人群的可行性及改善心理健康和生活质量的有效性。该研究为意义中心疗法的跨文化调试提供了参考。

（十一）针对早期乳腺癌患者及配偶的团体治疗

这项干预的主要目的是帮助早期乳腺癌患者及配偶处理认知、情感及社会问题，促进配偶双方的心理调适，同时增进夫妻间的亲密度。该活动适用于诊断为 0 期（导管原位癌）～ⅢA 期乳腺癌患者，这些患者须经过积极治疗，已婚或者有稳定的伴侣关系，无严重精神疾患或药物滥用状态。干预过程只有 6 次，每次 90 分钟，每个团体包含 3～5 对配偶。因为时间短暂，严格来说这并不是一项治疗，不适用于有严重心理痛苦的夫妻。已有大样本（$n=238$）的随机对照研究证实了该干预能够显著缓解患肿瘤夫妻的心理痛苦。

（十二）晚期肿瘤患者的夫妻治疗

夫妻关系的质量与每个人的心理适应能力密切相关，包括能否适应临终阶段，能否平稳进入居丧期。如果这个过程中夫妻之间是相互支持并且无话不谈的，这种关系对于双方来说都是至关重要的心理痛苦缓冲剂。Kuijer 等采用设置等待组的随机对照研究证实，一项包含 5 次夫妻干预的治疗能提高夫妻关系质量，减少误解，并促进夫妻之间的相互支持。McLean 和 Nissim 的案例分析研究也证实，夫妻干预能够帮助一些晚期肿瘤患者夫妻处理情感互动中的分歧。2012 年的一篇恶性肿瘤患者夫妻干预的系统综述指出，夫妻干预的效果至少不低于只针对患者或患者配偶一方的干预。且有证据表明，夫妻干预能强化双方的心理社会适应能力，但目前这种干预还没有广泛应用于临床。2022 年发表的一篇系统综述纳入了 20 篇晚期肿瘤患者夫妻治疗的文献。结果显示,情感聚焦夫妻治疗、存在治疗、艺术治疗、支持治疗、促进夫妻沟通和亲密关系的治疗都对患者及配偶双方有益,同时能改善婚姻功能。

(十三)性功能障碍的干预

早在1981年,Derogatis 和 Kourlesis 就已报道,恶性肿瘤治疗后多数患者会有性方面的问题。恶性肿瘤患者治疗相关的性功能障碍常由于性行为的生理、心理和社会维度的改变和性反应周期一个或多个阶段的中断引起。性功能障碍干预的第一步是性教育,另外一些辅助的药物或工具会对患者有所帮助。Schover 报道,患者往往更喜欢从医护人员那里获取知识,而不是被转诊到性专家那里。证据表明,在谈及性问题后,医护人员、患者及其伴侣之间建立起了更为亲密的联系。如果性生活对他们很重要,患者愿意尝试使用任何能够改善性功能的方式。即使干预无效,他们也会对有人曾试图帮助他们而心存感激。2023年发表的一项小样本的随机对照研究($n=68$),发现为期4周的正念夫妻团体治疗或者 CBT 夫妻团体治疗都能够有效地帮助夫妻适应和应对前列腺癌治疗后患者性功能的变化,可以帮助改善前列腺癌幸存者对夫妻性亲密关系的担忧,研究的局限性是样本量较小,尤其是对照组仅有9对夫妻,降低了统计检验效力。

(十四)癌症管理与生命意义治疗

加拿大玛嘉烈公主癌症中心 Rodin 教授团队开创了一种新的个体心理治疗方法,即通过半结构化设置为进展期恶性肿瘤患者提供简短的个体心理干预,称之为癌症管理与生命意义(CALM)。该心理治疗模式包含3~6次治疗,每次治疗持续45~60分钟,可根据临床需求增加两次额外治疗。CALM 涉及四个治疗领域：①症状管理及与医务人员的沟通；②自我变化和与亲人间的关系变化；③灵性健康或寻找生存意义和目的；④进展期疾病照顾计划和生命末期相关的话题（思考将来、希望和死亡），为治疗师提供了基本的治疗框架，便于统一治疗模式并使治疗过程易化，同时也有助于开展进一步的研究工作。CALM 治疗弹性较大，一般首次治疗要求必须对患者进行面对面的治疗，其后的治疗过程如果限于交通和其他不便因素，可通过电话、视频等方式进行。由于易操作性，不仅心理治疗师可使用，其他通过培训的社工、精神科医生、肿瘤科医护人员均可使用这种模式为进展期患者提供帮助。该治疗特别适用于刚诊断为进展期的恶性肿瘤患者。2017 年发表的一篇关于 CALM 治疗疗效的高质量大样本随机对照研究（$n=305$）显示，CALM 治疗能够显著改善进展期恶性肿瘤患者的抑郁情绪，帮助他们更好地应对预期的挑战，并且没有观察到 CALM 治疗给患者带来任何的不良反应。

（十五）治疗性生命回顾

生命回顾干预是协助生命末期的患者回顾整个生命历程，从比较正面的角度重新诠释旧的生活经历，通过重新整理、分析、评估过去的岁月，达到生命的整合，为即将到来的死亡做好准备。2017 年发表的一篇纳入 12 项研究的 Meta 分析显示，治疗性生命回顾对于接近生命末期的患者，特别是老年患者在改善灵性健康、缓解心理痛苦和提高生活质量方面有潜在获益，但随机对照研究的数量非常有限，研究的方法学设计也不够严谨，未来还需要设计更为严谨的随机对照研究来进一步验证该干预方法的疗效。2022 年中国一项小样本随机对照研究研究（$n=84$）将基于思维导图生命回顾（MBLRP）用于化疗期的患者，结果显示与常规护理组相比 MBLRP 组患者焦虑、抑郁显著降低。

（十六）家庭为中心的哀伤疗法

以家庭为中心的哀伤疗法（FFGT）模型特别适用于功能不良的家庭。该干预适用于两种功能失调家庭和中等功能的家庭。两种功能失调家庭，其中一种是敌对家庭，其特点是高冲突、低凝聚力和低表达力，且往往拒绝帮助。另一种是沉闷家庭，这种家庭在沟通状态、凝聚力和解决冲突的功能方面也存在障碍，但他们的愤怒是无声的，且他们愿意寻求帮助。而中等功能家庭则表现出适度的凝聚力，但在丧亲的压力下家庭功能趋于恶化。最初可信的证据来自于澳大利亚的一项随机对照试验，该研究将 81 个家庭（363 人）按 2∶1 的比例随机分为两组，分析时应用了广义估计方程，对肿瘤部位进行了配对，且进行了意向性分析。FFGT 组的患者家属在患者去世后第 13 个月时的哀伤感明显减轻。基线时症状和抑郁量表分值较高的个体的哀伤和抑郁程度均有明显改善。中等功能和沉闷的家庭倾向于整体各个方面的改善，然而在敌对家庭中治疗对抑郁的影响相对较小。

三、推荐意见

1. 对于抑郁患者特别是重度抑郁的患者，推荐认知行为治疗作为首选的心理治疗方式，基于智能手机或电话的 CBT 同样有效（强推荐，高质量证据）。

2. 对于有焦虑、抑郁症状的进展期肿瘤患者，推荐 2~8 周的认知行为治疗（强推荐，高质量证据）。

3. 推荐 CBT-I 作为肿瘤幸存者失眠的一线治疗，对于难以获得面对面 CBT-I 的患者,推荐自助 CBT-I(强推荐,高质量证据)。

4. 如果患者的心理问题严重且复杂,或患者有人格障碍,可以建议他们去接受认知分析治疗(弱推荐,低质量证据)。

5. 无论肿瘤种类和分期如何,可以向所有患者介绍正念减压训练(强推荐,高质量证据)。

6. 当治疗对象是儿童、青年或老年时,可以尝试使用叙事治疗的方法(弱推荐,低质量证据)。

7. 推荐使用叙事疗法中的家庭书信交流缓解家属丧亲的痛苦(弱推荐,低质量证据)。

8. 推荐对进行 PICC 治疗的患者采用叙事护理,有助于缓解患者的焦虑情绪(弱推荐,低质量证据)。

9. 推荐处于生命末期但意识清晰,并具有一定精力和体力的患者接受尊严疗法(强推荐,高质量证据)。

10. 对于新近发生过创伤事件、患者身体状况差、应激水平高的患者,特别是男性患者、老年患者、新诊断的肿瘤患者可以推荐其使用表达性写作(强推荐,高质量证据)。

11. 当患者因为疾病进展而面临生存危机、情绪及人际关系问题时,推荐使用支持 - 表达团体干预,尤其是转移性乳腺癌患者、胃肠道恶性肿瘤患者(弱推荐,中等质量证据)。

12. 当患者处于疾病晚期,因为情绪问题或灵性问题而有中度以上心理痛苦,且体力尚可(KPS>50 分)时,推荐使用以意义为中心的团体干预(强推荐,高质量证据)。

13. 可尝试将意义中心疗法用于早中期肿瘤幸存者,特别是患有抑郁的男性患者(弱推荐,低质量证据)。

14. 早期（0～ⅢA期）且结束了积极治疗的乳腺癌患者，有稳定的伴侣关系，但因为患病和治疗的原因影响了夫妻关系并存在负性情绪，推荐使用夫妻团体干预（弱推荐，中等质量证据）。

15. 对于晚期肿瘤患者（特别是生存期在1～2年以内），如果夫妻双方或其中一方出现心理痛苦，推荐使用夫妻干预，包括情感聚焦夫妻治疗、存在治疗、艺术治疗、支持治疗、促进夫妻沟通和亲密关系的治疗都可尝试。（强推荐，高质量证据）。

16. 建议肿瘤临床医护人员主动询问患者性功能方面的问题，对于有需求的患者给予一些改善性功能的基本指导或是转诊至肿瘤心理或精神科专业人员（强推荐，低质量证据）。

17. 可尝试用基于CBT的夫妻团体干预改善患者性生活及亲密关系问题（弱推荐，低质量证据）。

18. 对于功能失调或中等功能的家庭，在姑息治疗期或居丧期推荐使用以家庭为中心的哀伤干预（强推荐，中等质量证据）。

19. 对于进展期肿瘤患者，特别是生存期大于6个月，存在抑郁情绪和存在痛苦的患者，推荐使用CALM治疗或个体意义中心疗法（强推荐，高质量证据）。

20. 对于已完成治愈性治疗但存在中高度转移复发恐惧的肿瘤患者，推荐使用战胜恐惧疗法（强推荐，高质量证据）。

21. 对于处于生命末期（生存期在6个月以内）的肿瘤患者，推荐使用尊严疗法，改善患者的生命末期体验（强推荐，高质量证据）。

参考文献

[1] GOODWIN P J, LESZCZ M, ENNIS M, et al. The effect of group psychosocial support on survival in metastatic breast cancer [J]. N Engl J Med, 2001, 345(24): 1719-1726.

[2] HU Y, LIU T, LI F. Association between dyadic interventions and outcomes in cancer patients: a meta-analysis [J]. Support Care Cancer, 2019, 27: 745-761.

[3] WANG F, LUO D, FU L, et al. The efficacy of couple-based interventions on health-related quality of life in cancer patients and their spouses: a meta-analysis of 12 randomized controlled trials [J]. Cancer Nurs, 2017, 40: 39-47.

[4] REGAN T W, LAMBERT S D, GIRGIS A, et al. Do couple-based interventions make a difference for couples affected by cancer: A systematic review [J]. BMC Cancer, 2012, 12: 279.

[5] BRANDÃO T, SCHULZ M S, MATOS P M. Psychological intervention with couples coping with breast cancer: a systematic review [J]. Psychol Health, 2014, 29(5): 491-516.

[6] KLEINE A K, HALLENSLEBEN N, MEHNERT A, HÖNIG K, ERNST J. Psychological interventions targeting partners of cancer patients: A systematic review [J]. Crit Rev Oncol Hematol, 2019, 140: 52-66.

[7] AHN S, ROMO R D, CAMPBELL C L. A systematic review of interventions for family caregivers who care for patients with advanced cancer at home [J]. Patient Educ Couns, 2020, 103: 1518-1530.

[8] HONG Y, PENA-PURCELL NC, ORY M G. Outcomes of online

support and resources for cancer survivors: a systematic literature review [J]. Patient Educ Couns, 2012, 86: 288-296.

[9] MCCAUGHAN E, PARAHOO K, HUETER I, et al. Online support groups for women with breast cancer [J]. Cochrane Database Syst Rev, 2017, 3: CD011652.

[10] LEPORE S J, BUZAGLO J S, LIEBERMAN M A, et al. Comparing standard versus prosocial internet support groups for patients with breast cancer: a randomized controlled trial of the helper therapy principle [J]. J Clin Oncol, 2014, 32: 4081-4086.

[11] HU J, WANG X, GUO S, et al. Peer support interventions for breast cancer patients: a systematic review [J]. Breast Cancer Res Treat, 2019, 174: 325-341.

[12] BOROSUND E, CVANCAROVA M, MOORE S M, et al. Comparing effects in regular practice of e-communication and Web-based self-management support among breast cancer patients: preliminary results from a randomized controlled trial [J]. J Med Internet Res, 2014, 16: e295.

[13] FANN J R, HONG F, HALPENNY B, et al. Psychosocial outcomes of an electronic self-report assessment and self-care intervention for patients with cancer: a randomized controlled trial [J]. Psycho-oncology, 2017, 26: 1866-1871.

[14] URECH C, GROSSERT A, ALDER J, et al. Web-based stress management for newly diagnosed patients with cancer (STREAM): A randomized, wait-list controlled intervention study [J]. J Clin Oncol, 2018, 36: 780-788.

[15] WANG Y, LIN Y, CHEN J, WANG C, et al. Effects of Internet-based psycho-educational interventions on mental health and

quality of life among cancer patients: a systematic review and meta-analysis [J]. Support Care Cancer, 2020, 28 (6): 2541-2552.

[16] RODROGUES P, WATSON M, WHITE C, et al. Cost-effectiveness analysis of telephone-based cognitive behaviour therapy compared to treatment as usual CBT for cancer patients: Evidence from a small, randomised controlled trial [J]. Psycho-oncology, 2021, 30: 1691-1698.

[17] AKECHI T, YAMAGUCHI T, UCHIDA M, et al. Smartphone psychotherapy reduces fear of cancer recurrence among breast cancer survivors: A fully decentralized randomized controlled clinical trial (J-SUPPORT 1703 study) [J]. J Clin Oncol, 2023, 41: 1069-1078.

[18] GAO Y, LIU M, YAO L, et al. Cognitive behavior therapy for insomnia in cancer patients: a systematic review and network meta-analysis [J]. J Evid Based Med, 2022, 15: 216-229.

[19] SQUIRES L R, RASH J A, FAWCETT J, et al. Systematic review and meta-analysis of cognitive-behavioural therapy for insomnia on subjective and actigraphy-measured sleep and comorbid symptoms in cancer survivors [J]. Sleep Med Rev, 2022, 63: 101615.

[20] PEDRO J, MONTEIRO-REIS S, CARVALHO-MAIA C, et al. Evidence of psychological and biological effects of structured mindfulness-based interventions for cancer patients and survivors: A meta-review [J]. Psycho-oncology, 2021, 30: 1836-1848.

[21] BOWER J E, PARTRIDGE A H, WOLFF A C, et al. Targeting depressive symptoms in younger breast cancer survivors: the pathways to wellness randomized controlled trial of mindfulness meditation and survivorship education [J]. J Clin Oncol, 2021, 39:

3473-3484.

[22] MARINOVIC D A, HUNTER R L. Examining the interrelation-ships between mindfulness-based interventions, depression, inflammation, and cancer survival[J]. CA Cancer J Clin, 2022, 72: 490-502.

[23] LI Z, LI Y, GUO L, et al. Effectiveness of acceptance and commit-ment therapy for mental illness in cancer patients: A systematic review and meta-analysis of randomised controlled trials[J]. Int J Clin Pract, 2021, 75(6): e13982.

[24] FANG P, TAN L, CUI J, et al. Effectiveness of acceptance and commitment therapy for people with advanced cancer: a systematic review and meta-analysis of randomized controlled trials[J]. J Adv Nurs, 2023, 79(2): 519-538.

[25] SMITH A', BAMGBOJE-AYODELE A, BUTOW P, et al. Devel-opment and usability evaluation of an online self-management intervention for fear of cancer recurrence(iConquerFear)[J]. Psychooncology, 2020, 29: 98-106.

[26] SMITH A', BAMGBOJE-AYODELE A, JEGATHEES S, et al. Feasibility and preliminary efficacy of iConquerFear: a self-guided digital intervention for fear of cancer recurrence[J]. J Cancer Surviv, 2024, 18(2): 425-438.

[27] LYHNE J D, SMITH A', FROSTHOLM L, et al. Study protocol: A randomized controlled trial comparing the efficacy of therapist guided internet-delivered cognitive therapy(TG-iConquerFear) with augmented treatment as usual in reducing fear of cancer recur-rence in Danish colorectal cancer survivors[J]. BMC Cancer, 2020, 20(1): 223.

[28] NIRK T L. Family Letter Writing in Terminal Cancer[J]. Omega (Westport). 2022, 84（3）: 746-770.

[29] ZHANG Y, LI J, HU X. The effectiveness of dignity therapy on hope, quality of life, anxiety, and depression in cancer patients: A meta-analysis of randomized controlled trials[J]. Int J Nurs Stud. 2022, 132: 104273.

[30] LA MARCA L, MANISCALCO E, FABBIANO F, et al. Efficacy of Pennebaker's expressive writing intervention in reducing psychiatric symptoms among patients with first-time cancer diagnosis: a randomized clinical trial[J]. Support Care Cancer, 2019, 27（5）: 1801-1809.

[31] LU Q, GALLAGHER M W, LOH A, et al. Expressive writing intervention improves quality of life among Chinese-American breast cancer survivors: a randomized controlled trial[J]. Ann Behav Med, 2018, 52（11）: 952-962.

[32] CHU Q, WU I H C, LU Q. Expressive writing intervention for posttraumatic stress disorder among Chinese American breast cancer survivors: The moderating role of social constraints[J]. Qual Life Res, 2020, 29（4）: 891-899.

[33] LU Q, YEUNG N C Y, TSAI W, et al. The effects of culturally adapted expressive writing interventions on depressive and anxiety symptoms among Chinese American breast cancer survivors: a randomized controlled trial[J]. Behav Res Ther, 2023, 161: 104244.

[34] TUTINO R C, SARACINO R M, KELMAN J, et al. Cancer and aging: reflections for elders-expressive writing intervention: a pilot study[J]. J Geriatr Oncol, 2022, 13（5）: 706-714.

[35] JI L, LU Q, WANG L, et al. The benefits of expressive writing among newly diagnosed mainland Chinese breast cancer patients [J]. J Behav Med, 2020, 43 (3): 468-478.

[36] ZHANG C, XU S, WEN X, et al. The effect of expressive writing on Chinese cancer patients: A systematic review and meta-analysis of randomized control trails [J]. Clin Psychol Psychother, 2023, 30 (6): 1357-1368.

[37] OBEROI D, MARTOPULLO C, BULTZ B D, et al. The effectiveness of a men-only supportive expressive group therapy intervention for psychosocial health outcomes in gastrointestinal cancer patients: A 6-month longitudinal study. Health Qual Life Outcomes [J]. 2021, 19 (1): 47.

[38] HOLTMAAT K, VAN DER SPEK N, LISSENBERG-WITTE B, et al. Long-term efficacy of meaning-centered group psychotherapy for cancer survivors: 2-Year follow-up results of a randomized controlled trial [J]. Psycho-oncology, 2020, 29 (4): 711-718.

[39] DA PONTE G, OUAKININ S, SANTO J E, et al. Meaning-centered group psychotherapy in Portuguese cancer patients: a pilot exploratory trial [J]. Palliat Support Care, 2021, 19 (4): 464-473.

[40] HASDENTEUFEL M, QUINTARD B.Dyadic experiences and psychosocial management of couples facing advanced cancer: A systematic review of the literature [J]. Front Psychol, 2022, 13: 827947.

[41] KEMERER B M, ZDANIUK B, HIGANO C S, et al. A randomized comparison of group mindfulness and group cognitive behavioral therapy vs control for couples after prostate cancer with sexual dysfunction [J]. J Sex Med, 2023, 20 (3): 346-366.

[42] CHEN Y, ZHENG J, XIAO H, et al. Effects of a mind map–based life review program on anxiety and depressive symptoms on cancer patients undergoing chemotherapy: a randomized controlled trial[J]. Cancer Nurs, 2022, 45（1）: 116-123.

[43] XIA W, ZHENG Y, GUO D, et al. Effects of cognitive behavioral therapy on anxiety and depressive symptoms in advanced cancer patients: A meta-analysis[J]. Gen Hosp Psychiatry, 2024, 87: 20-32.

第十一章

««««««

不同肿瘤类型患者的特定心理社会问题

第一节 乳 腺 癌

一、背景

国家癌症中心 2024 年最新发布的报告显示，2022 年中国女性乳腺癌发病率为 357.2/10 万，是我国女性发病率仅次于肺癌的恶性肿瘤，占女性所有恶性肿瘤病例的 15.6%。2022 年全球共 230 万例新发乳腺癌，发病率在所有癌种中位居第二。在亚洲，女性乳腺癌发病年龄峰值为 40～50 岁，中位年龄是 48 岁，比西方国家早 10 年。

乳腺癌的诊断及其治疗都有可能给患者带来心理痛苦。既往的 Meta 分析发现，乳腺癌患者的焦虑和抑郁患病率分别为 41.9% 和 32.2%。中国香港的研究者发现，在被诊断为乳腺癌后，中国乳腺癌患者的心理痛苦轨迹可分为 4 种类型：①约 66.3% 的患者呈现立即复原型，也就是说这部分患者自诊断起就维持着比较低的心理痛苦水平。②约 11.6% 的患者属于逐渐恢复型，这部分患者在诊断初期心理痛苦水平较高，但随着时间延长心理痛苦水平逐渐降低，在诊断后 4～8 个月时心理痛苦水平稳定于较低水平。③约 6.6% 的患者属于延迟恢复型，这部分患者在得知诊断后，心理痛苦在一定时间内逐渐加重，诊断后 4 个月时达到最高，之后缓慢下降，在诊断后 8 个月降至较低水平。④约 15.4% 的患者属于慢性痛苦型，这部分患者自诊断起就呈现出较高的心理痛苦水平，且难以随着时间延长而缓解。随访研究显示，这部分患者如果得不到及时干预，会长期存在心理痛苦，甚至在诊断后第 6 年的心理痛苦水平依然显著高于其他患者，且社会适应及生活质量显著低于其他患者。研究表明，有 49% 的乳腺癌患者术后的心理共病会持续到术后 8 个月或更长时间。因此，重视乳腺癌患者的心理痛苦，及时评估、干预以提高其生活质量并减轻家庭、社会负担，势在必行。

二、证据

（一）躯体状况影响心理状况

影响乳腺癌患者生活质量的症状包括躯体症状及心理症状，如疲乏、焦虑、烦躁、失眠、疼痛、便秘、口干、出汗、麻木或刺痛感、皮肤改变、腹泻、恶心、食欲下降、气促或呼吸困难等。2008 年对上海市乳腺癌患者的大样本调查（$n=1\,172$）显示，乳腺癌患者存活期、诊断时的分期、治疗状况、体能（KPS）评分和疼痛评分是患者抑郁发生率的重要影响因素。生存期长、诊断时分期较早、接受手术治疗、KPS 评分在 80 分以上，没有疼痛的乳腺癌患者抑郁的发生率较低。2013 年对北京 255 例乳腺癌患者进行的研究显示，躯体症状与焦虑、抑郁情绪呈正相关（$r=0.56$, $r=0.44$, $P<0.01$）。有重度躯体症状的患者焦虑、抑郁发生率分别为 50.0% 和 42.3%。研究表明，手术类型并不会影响患者术后心理共病的风险，但如果患者在术前对于手术类型的决

策有困难，通常能够预测患者在术后较长时间存在心理共病的风险较高。

（二）乳房缺失对夫妻关系及性关系的影响

国外研究显示，33% 的患者认为乳房切除术对夫妻关系有负面影响，31% 的患者认为自己的吸引力减弱，30% 的配偶认为她们吸引力减弱，80% 的年轻患者和 58% 的老年患者在性生活的过程中会有意遮盖自己的身体。对 186 例术后一年的、年轻（年龄 25～45 岁）的早期乳腺癌患者调查显示，57% 的患者在性生活过程中存在润滑障碍，53.8% 的患者存在性满足障碍，42.5% 的患者存在性欲障碍，37.0% 的患者存在性唤起障碍。其中，接受内分泌治疗的患者报告更多性功能障碍（$P=0.006$）。接受过放疗、化疗和激素治疗的乳腺癌患者其性功能障碍的发生率是同年龄健康女性的 6 倍。晚期乳腺癌患者性关系方面的困扰与抑郁显著相关，患者与配偶的沟通方式在性关系困扰与抑郁间起到调节作用。即如果患者能与配偶更开放地交流性关系方面的困扰，那么这些困扰导致抑郁的可能性就会降低。国内这方面研究较少，2003 年对 90 例乳腺癌术后乳房缺损患者的心理调查显示，有 58% 的患者报告有性欲减退。2009 年国内一项对乳腺癌患者根治术后婚姻体验的质性研究显示，患者术后感到婚姻质量下降，对婚姻的前景和期望值降低，性生活减少甚至消失，患者对婚姻状况的改变感到自责和无能为力。而乳腺癌及治疗对夫妻关系及性关系的负面作用严重影响着患者心理状态及家庭支持程度，从而导致治疗困难，引起心理痛苦的加重与复发。

（三）体象痛苦和低自尊

国外研究显示，接受乳房全切的患者会比接受保乳治疗的患者体验到更多体象痛苦和低自尊的问题，特别是年轻患者在保乳手术后会有更多体象方面的获益。年轻、在职及治疗后脱发、上肢水肿等不良反应往往预示着患者更容易出现体象痛苦。而年轻、治疗后不良反应重、社会支持差则预示着患者更容易出现低自尊的问题。国内调查也显示，有 64% 的乳房缺失患者会存在体象障碍的问题。2016 年发表的一篇年轻乳腺癌幸存者体象问题的系统综述显示，年轻患者更希望进行乳房重塑，年龄在 60 岁以下的乳腺癌幸存者接受乳房重塑手术后有显著的体象获益，而 60 岁以上的幸存者接受乳房重塑手术后的体象获益则不显著。对年轻乳腺癌幸存者体象问题与情绪问题、亲密关系乃至生活质量及个人福祉显著相关。2021 年发表的一项系统综述显示，团体心理治疗、运动疗法等能够同时改善体象痛苦和低自尊。

（四）对乳腺癌复发的恐惧

国外一项对乳腺癌长期幸存者（生存期在 10 年以上）大样本（n=2 671）调查显示，即便生存期已经超过 10 年，几乎所有接受调查的被试都存在着对肿瘤复发的恐惧，其中 82% 为轻度恐惧，11% 为中度恐惧，6% 为重度恐惧。另有研究显示，在恐惧转移复发的患者中，43% 符合疑病症的筛查标准，36% 符合焦虑的筛查标准。2015 年发表的一项纵向研究（n=396）追踪了乳腺癌患者从术前到术后 6 个月对复发恐惧的变化情况，发现非独居、体验到更多灵性生活的改变、焦虑水平高、应对困难等特征的患者术前对复发的恐惧水平更高，而术前复发恐惧水平高但整体健康状况好的患者在术后对复发的恐惧在短期内下降最明显。2020 年发表的一项 RCT 研究证明，正念疗法对缓解乳腺癌患者复发恐惧疗效良好。2023 年发表的 RCT 研究证明，基于网络及移动设备的症状管理和心理治疗能够有效缓解复发恐惧，并易于大规模推广。

（五）生育需求

国外研究综述报道，很多年轻乳腺癌患者存在生育方面的困扰。大部分年轻乳腺癌患者都需要接受化疗。2018 年《英国生育学会原则和实践指南》（*British Fertility Society Policy and Practice Guideline*）要求，对于有生育要求的患者，如果患者身体状况允许，应当在其治疗前就采用低温贮存技术帮其保留卵子或胚胎以备日后生育。为了降低复发风险，通常会建议患者在治疗结束两年后再怀孕，如果患者接受激素治疗，通常会建议患者在治疗结束 5 年后再考虑生育。

（六）乳腺癌带来的积极的心理改变

肿瘤诊断有时也会给患者带来积极的心理改变，如创伤后成长。国内的一项纵向研究（$n=155$）追踪了乳腺癌患者在诊断后 3 个月、6 个月和 9 个月对于创伤后成长的变化，发现创伤后成长在诊断后 3 个月已经出现，且随着时间的延长会逐渐增加，随着创伤后成长的逐渐增加，患者的心理痛苦呈现下降趋势。

（七）乳腺癌患者未满足的支持需求

2018 年发表的一篇关于中国乳腺癌患者支持需求调查（$n=268$）显示，60.2% 的乳腺癌患者有中到高度支持需求，只有 13.3% 的患者表达没有支持需求。无论是城市患者还是农村患者，大部分未满足的需求集中在对医疗卫生系统的信息需求。城市患者比农村患者有更多心理支持的需求（表 11-1、表 11-2）。

表 11-1　中国农村乳腺癌患者位列前十位的未满足需求（*n*=121）

未满足的需求事项需求的内容	需求的种类	人数（百分比）
1. 有人告诉我做哪些事情可以促进康复	信息	81（66.9%）
2. 获得关于管理疾病和治疗不良反应的家庭护理方面的书面材料（文字、表格、图片）	信息	77（63.6%）
3. 害怕癌症扩散	心理	70（57.8%）
4. 当恶性肿瘤被控制或肿瘤缩小时能及时被告知病情缓解的消息	信息	69（57.0%）
5. 获得专业的咨询	信息	67（55.4%）
6. 就个人医疗内容的重要部分获得书面资料	信息	65（53.7%）
7. 医护人员能够理解并敏锐地感知我的感受和情绪方面的需求	信息	59（48.8%）
8. 在选择治疗前被充分告知治疗的获益和不良反应	信息	58（47.9%）
9. 医护工作人员能对我躯体照护的需求迅速做出反应	患者照护	54（44.66%）
10. 我可以和一位医护人员倾谈病情、治疗及复查事宜	信息	52（43.0%）

表 11-2　中国城市乳腺癌患者位列前十位的未满足需求（*n*=143）

需求的内容	需求的种类	人数（百分比）
1. 有人告诉我做哪些事情可以促进康复	信息	68（47.6%）
2. 对未来的不确定感	心理	66（46.2%）
3. 害怕癌症扩散	心理	66（46.2%）

续表

需求的内容	需求的种类	人数(百分比)
4.当恶性肿瘤被控制或肿瘤缩小时能及时被告知病情缓解的消息	信息	65(45.5%)
5.获得专业的咨询	信息	63(44.1%)
6.担心身边亲近的人为自己而忧虑	心理	62(43.4%)
7.对于要看哪些肿瘤专家有更多的选择	患者照护	59(41.3%)
8.在选择治疗前被充分告知治疗的获益和不良反应	信息	56(39.1%)
9.医护人员能够理解并敏锐地感知我的感受和情绪方面的需求	信息	52(36.4%)
10.无法去做那些过去习以为常的事情	身体方面	51(35.7%)

三、推荐意见

1.推荐对乳腺癌患者的心理痛苦(特别是焦虑、抑郁)进行早期筛查,特别是在刚诊断时、诊断后4个月、8个月,对筛查出的心理痛苦水平较高的患者给予干预或转诊至肿瘤心理科或精神科(强推荐,证据等级中等)。

2.对于有重度躯体症状或体能状况差(KPS评分<80分)的患者应注意评估其心理状态(强推荐,证据等级中等)。

3.在术前对手术类型决策困难的患者,应关注其术后情绪的变化,及时评估其心理状态(强推荐,证据等级中等)。

4. 对于乳房缺失的患者，特别是年轻仍然在工作的患者应给予体象方面的评估，推荐使用乳腺癌患者体象问卷中文版（BIBCQ-C），对于有体象障碍的患者应给予必要的信息支持（义乳、乳房重建）或转诊（肿瘤心理科、精神科、整形外科）（强推荐，证据等级低）。

5. 应当关注患者对乳腺癌复发的恐惧，并给予专业上的解释，如果患者恐惧程度强烈，并伴有焦虑，甚至有疑病倾向应转诊至肿瘤心理科或精神科（强推荐，证据等级高）。

6. 对于年轻乳腺癌患者，在开始治疗前应了解其是否有生育方面的需求或顾虑，并给予信息方面的支持和指导或转诊至专业的生育机构进行咨询（弱推荐，证据等级低）。

7. 重视患者特别是年轻患者对于信息的需求，在沟通时能够邀请患者提问。如果因为时间不够不能充分沟通时，也尽量通过书面材料、图片等满足患者对于诊断、检查、治疗、康复等方面的信息需求（强推荐，证据等级中等）。

8. 主动询问患者是否有心理支持方面的需求，并帮助有需求的患者获得专业的心理支持（强推荐，证据等级中等）。

第二节　胃肠道肿瘤

一、背景

本节所提到的胃肠道肿瘤包括食管癌、胃癌和结直肠癌。胃肠道肿瘤在我国的发病率很高。根据我国国家癌症中心发布的最新一期全国癌症统计数据显示，结直肠癌和胃癌发病率分别位居第二位和第三位，食管癌位列第六位。国内有研究报道，消化系统肿瘤患者普遍存在抑郁情绪，化疗前抑郁发生率为 33.0%，化疗后的抑郁发生率为 35.9%，化疗后患者抑郁发生率显著高于化疗前。另有研究报道，胃肠道恶性肿瘤在诊断初期呈中等程度的焦虑，大约 1/4 的患者有抑郁症状，焦虑与抑郁得分为中度相关，年轻患者的不良情绪表现更为明显，焦虑得分和生活质量大多数维度得分在半年中较稳定，但半年后患者的抑郁程度加重，生命质量中的婚姻关系维度、性关系维度得分下降。在职人员、自费、婚姻不和谐、家庭收入低、平素身体状况差、对疾病及手术有恐惧、担心给家庭增加负担、有严重并发症、疾病分期晚等因素是胃肠道恶性肿瘤患者更易产生焦虑、抑郁情绪的原因。国外研究显示，大约一半的胃肠道肿瘤患者对疾病进展有高度恐惧，而患者对疾病进展的恐惧程度与患者病情和治疗情况无关，但与恐惧程度低的患者相比有更强的心理痛苦，功能受损以及很难为自己的未来做计划。

得益于肿瘤筛查监测和治疗手段的进步，近 20 年来结肠癌和直肠癌的术后根治率分别从 42% 和 46% 提升至 73% 和 78%。尽管这部分患者的预后较好，但他们仍易遭受肿瘤及其相关治疗所带来的心理痛苦，进而导致生活质量下降。且已有研究表明，压力诱导的激素失调会削弱先天性 T 细胞的抗癌能力，导致癌细胞的发展和扩散加速。由于生存期不断延长，这部分患者的心理社会需求备受关注。目前，在心理社会肿瘤学研究中，关于结直肠癌患者的研究比较多。

二、证据

（一）食管癌

国内有研究报道，食管癌患者焦虑、抑郁的发生率为48.9%和46.7%，而体能差和疼痛是食管癌患者发生焦虑、抑郁的重要影响因素。高水平的心理痛苦（包括焦虑、抑郁）可能会增加癌症死亡风险，一项汇总了16个前瞻性队列研究的文献汇总分析结果提示，心理痛苦与多种癌症之间存在关联，其中与食管癌的关系较为密切（HR=2.59，95%CI：1.34～5.00），提示心理痛苦可作为食管癌预后的潜在预测因子。通过多中心、大样本的横断面研究发现，我国食管癌高发区焦虑和抑郁患病率分别为16.9%和25.7%，且焦虑、抑郁和食管癌病变之间存在正相关联，尤其是高级别上皮内瘤变和食管癌。同时发现，与对照组相比焦虑、抑郁组菌群模式发生变化。*Gemmiger*（吉米菌属）、*Ruminococcus*（瘤胃球菌属）和*Veillonella*（韦荣球菌属）可能为焦虑、抑郁特征性差异菌属。该研究结果提示，在后续构建高危人群预测模型时可考虑加入精神心理因素，针对此高危人群开展对应的有效心理干预可为食管癌综合防控提供潜在方向。KPS评分≤40分的患者焦虑、抑郁发生率比KPS评分>40分的患者高1倍；疼痛组焦虑、抑郁发生率显著高于无疼痛组（75.0% *vs.* 29.0%；57.1% *vs.* 33.9%）。恐惧疾病、治疗不良反应、家庭支持差、治疗效果不理想、死亡威胁、照护问题、治疗费用也是食管癌患者焦虑的影响因素。食管癌术后化疗的患者常常会受到脱发、胃口差、体重减轻、食管反流、疲劳、失眠、恶心等症状的困扰，且症状困扰与焦虑抑郁相互影响。国内有随机对照研究报告,心理教育干预(包括手术、放化疗及康复的相关知识和信息)能够改善患者疲劳、食欲和进食、失眠等症状,提高患者术后近期(3 个月内)的生活质量。放疗是食管癌非常重要的常规治疗方法,有研究报道,放疗前患者的焦虑抑郁水平显著高于正常,在放疗开始后 4 周左右显著下降,放疗前的教育干预有助于缓解患者的焦虑、抑郁。

(二)胃癌

早在 20 世纪 80 年代,张宗卫等就提出了"负性生活事件、抑郁情绪等心理社会因素是胃癌发病的病因之一"的观点。胃癌患者在不同治疗阶段均存在较高水平的心理痛苦。1995 年,徐振雷等对比了 30 名胃癌患者和 50 名健康者,发现与健康组相比,胃癌组患者倾向于抑郁和情绪内泄,不表达愤怒。另外,还发现 62% 的胃癌患者在确诊前 3 年遭遇负性生活事件。2001 年,王建等对比了晚期胃癌患者、胃癌长期幸存者以及健康人群(每组 30 人),发现与胃癌晚期患者相比,胃癌长期幸存者更为外向,负性情绪较少,更多采取成熟的应对方式,其 NK 细胞水平也较高。2008 年,汪晓炜等的研究(胃癌组与健康人群各 70 例)进一步验证了上述结论。很多研究提到胃癌患者高发抑郁情绪,且情绪问题会影响患者的康复。胃癌患者的心理痛苦受人口学特点、疾病因素及心理社会因素等影响。如患者的年龄、文化程度、经济状况、疾病严重性等均会影响患者的心理痛苦程度。

2017 年韩国的一篇研究(n=229)报道,胃癌患者心理痛苦的发生率为 33.6%,受教育水平低、肿瘤分期晚是高心理痛苦的预测因素。对于 Ⅰ ~ Ⅲ 期的胃癌患者来说,心理痛苦会影响患者的无病生存期(DFS),有临床心理痛苦的患者 5 年 DFS 率显著低于无临床心理痛苦的患者（60% *vs.* 76%，*P* = 0.49）。而对于Ⅳ期患者来说，心理痛苦会影响患者的中位总生存期（median overall survival），有临床心理痛苦的患者中位总生期存显著低于无临床心理痛苦的患者（12.2 个月 *vs.*13.8 个月，*P* = 0.019）。

2015 年我国安徽省的一项研究对 165 名新诊断的胃癌患者在手术前使用心理痛苦温度计进行了心理痛苦筛查，结果发现 76.97% 的胃癌患者在术前存在临床显著的心理痛苦，且心理痛苦得分与胃痛、饮食限制和术前焦虑显著相关。患者对疾病的应对方式也会影响心理痛苦，应对方式与心理痛苦呈负相关，而回避、屈服、幻想的应对方式与心理痛苦呈正相关。

以色列的一项针对胃癌术后患者的研究（*n*=123）发现，胃癌患者对疾病的认知与年龄相关。相对于其他年龄组，年轻老年组（60～69 岁）对疾病的接受程度较高，心理痛苦较低。高龄老年组（70 岁以上）体验到更高水平的无助和心理痛苦，对疾病的接纳水平更低。

2017 年，韩国的一项纳入 52 对胃癌患者和照护者的研究发现，患者的抑郁情绪与年龄呈正相关，焦虑情绪与收入呈负相关。收入和社会支持对于焦虑的影响有交互作用，社会支持的增加能够减轻由于低收入带给患者的焦虑。但由于该研究样本量较小，未来还需要大样本的研究去验证这一结论。

2018 年，韩国一项纳入 163 名接受胃癌治愈性切除手术的患者的研究发现，胃癌患者接受治愈性切除手术后谵妄的发生率为 0.6%，而亚谵妄综合征的发生率为 11.9%。年龄大于 70 岁，受教育程度低于 9 年是发生亚谵妄综合征的独立危险因素。除此之外，术前焦虑、抑郁、睡眠障碍、术中镇静时间均未发现与亚谵妄综合征发生相关。

研究显示，面对疾病的负性冲击，胃癌患者住院期间抑郁发生率为 45.90%，所占比例远高于其他慢性疾病和普通人群。2021 年，一项针对我国胃癌患者的治疗效果与患者住院期间抑郁水平之间关系（$n = 122$）的临床研究表明，胃癌患者抑郁的发生与疾病应对方式、希望水平、心理弹性、癌症复发恐惧等有关。

2022 年，国内一项研究探讨对于正在接受化疗的中老年胃癌患者（$n = 120$）心理痛苦的相关影响因素。通过回顾性分析收集患者的一般资料，如文化程度、胃癌分期、病理类型、进食能力和化疗间隔时间等，并采用心理痛苦筛查工具对其心理痛苦情况进行评估，结果发现家庭月收入少、自主进食能力受限、自费支付治疗费用、担忧、胃癌分期为 Ⅲ～Ⅳ 期及无法照顾孩子 / 老人均是中老年胃癌患者在化疗期间心理痛苦的影响因素。

2017 年一篇关于进展期胃癌患者的研究（$n=98$）发现，抑郁组患者的血清 IL-2、IFN-γ 和 IL-17 水平显著低于非抑郁组，而 IL-4、IL-10、TGF-β1、CEA、CA-199、CA724、TK-1 和 sLAG-3 水平显著高于非抑郁组；CyclinD1、CDK4 和 E2F 在肿瘤组织的蛋白表达抑郁组显著高于非抑郁组。该研究提示，抑郁会抑制进展期胃癌患者抗肿瘤免疫反应，促进肿瘤细胞的增殖，增加肿瘤负荷。2021 年，一项关于胃癌的研究结果显示（$n=51$），伴随抑郁的胃癌患者血浆中的儿茶酚胺水平较高（肾上腺素 $P = 0.018$；去甲肾上腺素 $P = 0.009$），并且通过儿茶酚胺 /β$_2$-AR/MACC1 轴诱导神经内分泌表型，从而加速胃癌的侵袭和转移。

2013 年，张泓等一项 Meta 分析研究心理干预对胃癌患者焦虑和抑郁的影响，共纳入了从 2007—2012 年12 项临床对照试验，1 028 例胃癌患者，结果显示干预组抑郁、焦虑评分显著低于对照组，心理干预能够有效改善胃癌患者的焦虑、抑郁症状。最新文献研究进展表明，认知行为治疗、支持性干预以及治疗性沟通是胃癌患者心理痛苦的主要干预措施。文献报道提示，认知干预能够改善胃癌患者的失眠和焦虑、抑郁情绪，团体心理干预能够改善胃癌患者的情绪和提高生活质量、促进康复。另外，康复期患者在护理人员的指导下在家中有规律地进行有氧运动也能够改善患者的情绪和提高生活质量。

（三）结直肠癌

国内一项调查（$n=64$）显示，结直肠癌患者抑郁和焦虑发生率分别为 42.2%、20.3%，其中造口患者焦虑抑郁发生率显著高于非造口患者，大部分焦虑、抑郁是因为胃肠功能紊乱和体象痛苦引起的。腹 - 会阴联合直肠癌根治术患者抑郁得分高于非造瘘根治术患者，姑息手术患者抑郁得分高于非造瘘根治术患者。患者术前的焦虑、抑郁水平高于术后。早中期结直肠癌患者的预后较好，但其焦虑和抑郁发病率分别为 20.9% 和 19.0%。在接受术后化疗的结直肠癌患者中，53% 的患者存在抑郁症状，57% 的患者存在焦虑症状，且焦虑抑郁共病存在约 41%，73% 的患者存在睡眠障碍，术后化疗的结直肠癌患者存在认知损害，且认知损害程度与焦虑、抑郁及睡眠障碍呈正相关。国外对诊断 12～36 个月的结直肠癌患者的大样本（$n=21\ 802$）调查显示，年轻（<55 岁）、失业、疾病复发或尚未治愈以及有造

口的患者更容易体验到社会痛苦（social distress）。此外，年轻、居住环境差、疾病分期晚、正在做放疗、有家属需要照顾也是社会痛苦的高危预测因素。2015年，荷兰阿姆斯特丹自由大学开展了对晚期结直肠癌患者进行心理痛苦筛查和分层干预的TES项目研究计划，这是一项多中心随机对照研究，目前该研究还在进行中，其目的是将心理社会筛查和干预常规化和标准化。国外研究还发现，有胃肠功能紊乱和体象障碍的结直肠癌患者更容易发生焦虑、抑郁，而体象障碍是胃肠功能紊乱和抑郁间的中介变量，也就是说胃肠功能紊乱是通过影响患者对体象认知而引发抑郁。

2018年发表的一篇对于结直肠癌患者性生活质量、体象痛苦的纵向研究（$n=141$），通过6个月的跟踪调查，发现性生活质量下降和体象痛苦在结直肠癌患者中很常见，女性直肠癌患者要比男性结肠癌患者体象痛苦更严重。直肠癌患者治疗对性功能的影响更为突出，随着病程延长，体象痛苦会趋于下降而性生活质量却不会提高。随着病程延长，体象痛苦和性生活质量下降都可能会导致更多的心理问题。

一项基于荷兰癌症登记处的前瞻性队列研究，针对Ⅰ～Ⅲ期结直肠癌患者（$n=1\,535$），通过规律随访（基线和随后的3个月、6个月、12个月、18个月和24个月）与健康相关的生活质量（HR-QoL）和焦虑、抑郁量表等心理痛苦数据，利用潜在类别增长和多项逻辑回归分析心理痛苦的症状变化轨迹，确定易感患者。研究结果表明，根据HR-QoL的轨迹分析将患者分为三类：高HR-QoL（62.7%）、中等HRQoL（29.0%）和低HR-QoL（8.3%）。并且分别对应低（64.0%）、中（26.9%）、高（9.1%）的心理痛苦。在整个随访过程中，总队列中约有 13% 的人存在持续的低 HR-QoL 或高心理痛苦。其中女性、年龄小、受教育程度较低、疾病处于Ⅱ～Ⅲ期或患有严重 LARS 的患者更易遭受到心理痛苦。

三、推荐意见

1. 建议对胃肠道肿瘤患者进行常规的心理痛苦筛查，特别是在刚诊断时、术前、放化疗过程中关于焦虑、抑郁的筛查（强推荐，证据等级中等）。

2. 对于在职人员、自费、婚姻不和谐、家庭收入低、平素身体状况差、对疾病及手术有恐惧、担心给家庭增加负担、有严重并发症、疾病分期晚的胃肠恶性肿瘤患者，更要关注其情绪变化，必要时转诊至肿瘤心理科或精神科接受专业的评估和干预（强推荐，证据等级低）。

3. 对于有胃肠功能紊乱的患者要注意评估是否存在体象障碍和抑郁情绪，如果存在体象障碍或抑郁，需要转诊至肿瘤心理科或精神科接受干预（强推荐，证据等级低）。

4. 对于食管癌患者，建议在治疗前进行结构性的教育干预，包括以下几个方面。

（1）术前教育：①向患者讲解肿瘤以及治疗康复等方面的相关知识和手术的必要性，术前准备、术中配合及注意事项，术后插管的重要性，禁食的目的，手术费用等。②让患者坚定治疗疾病的信心，鼓励患者讲出顾虑，进行心理疏导，纠正患者对疾病的态度从而改善其情绪，为术后康复创造条件。

（2）术后教育：①向患者讲解术后消化系统生理功能的变化，合理饮食对提高生活自理能力的重要性，鼓励患者多进食高蛋白、高维生素、易消化的软食或半流质食物；讲明半卧位的意义、食管癌常见并发症的预防及功能锻炼等。②宣讲术后放/化疗的过程以及可能出现的不良反应及处理方法，带领患者参观放疗机房及设备，并嘱咐患者合理用药，养成好的生活习惯，戒除不良嗜好。③出院时要交代按时复查、按时服药的作用以及怎样做好自我护理等（强推荐，证据等级中等）。

5. 对于胃癌患者要更加关注患者是否有抑郁情绪，特别是晚期胃癌患者。对于性格内向、不善表达的患者更要多与其沟通，必要时转诊至肿瘤心理或精神科接受专业的评估和干预（强推荐，证据等级中等）。

6. 对于结直肠癌患者，特别是有造口的患者、直肠癌患者、女性患者应该给予特别关注，评估其情绪、社会交往能力、体象障碍、性生活质量。对于有体象障碍的患者要注意评估其抑郁情绪（强推荐，证据等级中等）。

7. 对于结直肠癌患者，注意满足其信息方面的需求，最好有一名医护人员能与患者进行充分的沟通，邀请患者提问并倾谈其病情、治疗和康复的相关事宜（强推荐，证据等级低）。

8. 如果有条件可以对康复期的胃肠道肿瘤患者进行团体心理干预，在同一团体中的患者最好肿瘤诊断和分期类似，团体领导者中最好有了解疾病专业知识的胃肠道肿瘤专科医护人员，干预内容应包括结构性的教育，支持-表达和认知行为干预（强推荐，证据等级低）。

第三节　肺　癌

一、背景

肺癌是威胁全球人类生命健康的主要杀手之一。2023年发表在柳叶刀杂志上的最新2005—2020年我国肿瘤患者死亡和生存数据显示，肺癌是我国死亡人数最多的肿瘤类型，且比例在15年间持续扩大。国家癌症中心的最新数据显示，2016年全国癌症新发病例数约406.4万例，平均每10万人口中有186.46人新诊断为肿瘤，其中新发肺癌人数为82.8万人。肺癌新发癌症死亡病例数241.35万例，其中因肺癌死亡的人数为65.7万。总体上看，在肺癌发病人群中，城市人口高于农村人口，男性多于女性。近年来，我国肺癌患者的性别和城乡差异正逐渐缩小，其中女性和城镇居民人口正在逐年增加，且随着CT体检筛查的快速增加，靶向治疗、免疫治疗的发展，相应的心理社会问题也在持续变化。作为预后较差的肿瘤类型，肺癌患者与其他肿瘤患者有许多相似的症状和问题，如疲乏、疼痛、失眠、抑郁、心理痛苦、负罪感、病耻感、生活质量下降、需求得不到满足等，但肺癌引起的心理痛苦以及心理需求未满足的情况多于其他肿瘤。在治疗的不同阶段，肺癌患者的失眠、焦虑、抑郁、疲乏、生活质量都会出现不同的变化趋势，即使在抗肿瘤治疗结束后，有些症状并不会随之改善，甚至会加重，如抑郁等心理痛苦，这些痛苦可能影响患者的治疗决策，甚至缩短其生存期，一项前瞻性研究发现未缓解的抑郁症状与肺癌患者死亡率相关，而抑郁缓解后对死亡率的影响与无抑郁症状的人群相似。但肺癌因其患病部位及特点还伴有其特定的躯体症状和心理社会问题,如慢性咳嗽、呼吸困难、戒烟、重度抑郁发病率高等,并且躯体症状也会诱发或进一步加重心理症状,如呼吸困难引起焦虑、惊恐发作等,慢性咳嗽会引起睡眠障碍和耗竭感。肺癌靶向治疗和免疫治疗发展较为迅速,接受此类治疗的患者可能面临生存期延长的获益,同时也要面临长期服药的不良反应以及耐药的挑战,其心理痛苦的关注点较传统抗肿瘤治疗有所不同,如部分患者经历恐惧癌症复发的时间更长。2024 年,吴芳教授团队的研究结果表明,在接受一线免疫治疗的晚期非小细胞肺癌患者中,有情绪压力患者的中位无进展生存期更短、客观缓解率更低,疾病死亡风险更高,提示了情绪压力可能导致肺癌免疫治疗抵抗。近年来,人们对肺小结节的关注度逐渐增加,与之相关的心理痛苦也随之增加,发现肺小结节可能会增加焦虑抑郁等心理痛苦,Michael KG 等人的研究显示,近一半的受访者在确诊肺结节后的 6~8 周内都经历了较明显的情绪困扰,轻度、中度或重度痛苦的人分别占所有受访者的 32.2%、9.4% 和 7.2%,焦虑抑郁情绪可能会影响治疗决策的制订,例如焦虑程度高的人更有可能采取更激进的治疗方式,从而导致更高的良性疾病检出率或更高的前驱疾病切除率 / 活检率。尽管仍有许多难题需要攻克,但肺癌已不再是从前那个完全不可治愈的疾病,而且肺鳞癌发病率的下降也减少了吸烟相关的负罪感或病耻感;肺腺癌发病率的增加也让吸烟引起的负罪感和病耻感有所减轻。另外,信息、优质护理、社会支持,以及(门诊)缓和医疗转诊也比以前更易获得,使许多患者得到更好的照顾。

二、证据

1. 生活质量下降　除了躯体症状和心理痛苦，生活质量下降也是肺癌患者面临的一大问题。目前，肺癌患者的生活质量也大都采用 EORTC QLQ-C30 和 EORTC QLQ-LC-13 来评估。Ediebah DE 等对一项前瞻性、多中心、随机选择的Ⅲ期临床试验中的 391 名晚期非小细胞肺癌患者的生活质量进行了分析，发现生活质量的许多方面与肺癌患者的生存期有关：疼痛、吞咽困难分数增加与死亡风险增加相关，而躯体功能和社会功能分数增加与死亡风险下降相关，由于参加该研究的患者都是基线状态较好、症状较少的患者，因此结果可能出现偏倚。新诊断为肺癌的患者最常见的症状是疲乏、疼痛、失眠和抑郁，还可能会有呼吸困难和咳嗽，最严重的症状可能是心理痛苦，诊断时的情绪状态、吸烟情况、工作状态也都是生活质量的重要预测因素。Wang XS 等对Ⅱb～Ⅲ期的非小细胞肺癌患者进行的调查研究表明，63% 的患者在治疗期间存在两个及以上影响生活质量的中重度症状，疲乏是治疗期间最严重的症状。大量研究已经证实，对症状进行管理可以有效提高患者的生活质量，甚至可以延长生存期，包括症状管理、特殊护理模式、基于网络 /APP 的家庭护理可以减轻患者的症状负担，提高患者的生活质量。美国一项针对 151 名晚期非小细胞肺癌患者的随机对照试验发现，早期缓和医疗的介入可以显著改善患者的生活质量和情绪状态，并且早期缓和医疗组患者的中位生存时间较常规医疗组有显著增加（11.2 个月 *vs.* 8.9 个月，*P*=0.02）。除此之外，研究还发现早期缓和医疗可以降低终末期（生命最后 30 天）化疗率，和重症监护室入住率。早期缓和医疗的开展受到包括多个层面的影响，如缓和医疗人力资源短缺，患者对预后的认知存在偏差（47% 接受免疫治疗的转移性非小细胞肺癌患者认为自己可以被治愈，83% 的患者对缓和医疗不感兴趣，只有 18% 的人对缓和医疗有较为正确的理解）。另一方面，对症状进行筛查有助于提高早期缓和医疗转诊率。随着医疗技术的发展和医疗行为的改变，在门诊提供多学科照护，培养临床医生之间的信任关系，将有助于推动早期缓和医疗的开展。

2. 情感痛苦　Graves KD 等的一项研究调查了 333 名在门诊就诊的肺癌患者，结果发现，62% 存在显著的情感痛苦，情感痛苦的预测因素有年轻、疼痛、疲劳、焦虑和抑郁。情感上的痛苦在肺癌患者中普遍存在，肺癌患者中最常见的是抑郁情绪，国内外多项调查都报告了肺癌患者的抑郁症检出率是所有恶性肿瘤中最高的，包括重症抑郁的检出率，其他的情感痛苦还包括焦虑、恐惧等。中国台湾一项纳入 104 名肺癌患者的研究结果显示，最常见的精神疾病是抑郁症（25.0%），其次是适应障碍（17.3%）、酒精使用障碍（3.8%）和睡眠障碍（3.8%），这些精神疾病与疲乏严重程度、压力源严重程度和焦虑程度显著相关。常见的三种压力源是患者的健康问题、亲人或朋友的死亡、重大的经济危机。Uchitomi 等对 212 名非小细胞肺癌术后患者进行了为期一年的随访调查，结果显示术后抑郁的发生率为 5%～8%，并且 1 年中没有显著变化；术后 1 年心理状况与诊断时存在抑郁或术后 1 个月左右发生抑郁，以及与受教育水平低呈显著相关。既往有抑郁病史的人更易再次出现，且很难随病情好转和时间推进而得到自然缓解。抑郁很可能会影响患者的治疗决策，进一步可能对生存时间带来影响。同时，肺癌患者的自杀风险也高于其他肿瘤。Jane Walker 等在一项研究中对 142 名肺癌患者进行综合的抗抑郁治疗后发现，肺癌患者的抑郁情绪得到了很好的改善。国内也有研究发现，心理干预能够显著改善肺癌患者的抑郁情绪，心理治疗的类型包括认知行为治疗、正念、知识教育、基于积极心理学的干预，但部分研究的样本量偏小。来自中南大学的一项 Meta 分析指出，正念干预可以显著降低肺癌患者焦虑、抑郁和疲乏，并且指出坚持完成 45 分钟家庭作业（日常正念实践）的患者效果更好，但证据整体质量较低，需要设计更严谨的研究来验证有效性。除了常规抗抑郁治疗和心理干预外，新近的研究提示灵性健康可能是肺癌幸存者情感痛苦的保护因素，灵性健康水平较高的肺癌患者希望水平也较高。

3. 病耻感　肺癌患者比其他肿瘤患者更易产生疾病相关的病耻感，因为他们仿佛被贴上标签，认为是自己吸烟导致了肺癌，当患者听到治疗的负面评价或者受到歧视时，病耻感就可能出现或加重。病耻感会增加患者的压力，导致消极应对，以致产生负面的心理和生理状态，增加心理社会问题的发生率，病耻感会显著增加患者的焦虑、抑郁风险，导致社会孤立、孤独感增加，对疾病的接受程度降低、积极应对疾病的水平降低、营养不良风险增加等，并且病耻感引起的心理困扰可能会持续较长时间（超过 6 个月）。其中，在不同的病耻感（内化病耻感、披露受限和感知病耻感）中，认知行为训练可以帮助改善自责和病耻感引起的一些心理社会问题，提高患者生活质量。Stella Snyder 等人的研究发现，更高水平的正念可以保护女性肺癌患者免受心理痛苦,其作用原理可能是正念调节了病耻感与抑郁、压力等症状之间的关系。也有研究认为,正念可能会通过病耻感和社会支持的连锁中介作用间接影响肺癌患者的心理痛苦。

当然,戒烟应该是肺癌患者的一项重要课题,Walker MS 等对 154 名术前 3 个月内仍吸过烟的肺癌患者进行跟踪,发现部分患者在治疗期间仍然吸烟,近一半的非小细胞肺癌患者在手术后 1 年内复吸,其中 60% 以上的患者在术后 2 个月内再次开始吸烟。吸烟不仅增加了罹患肿瘤的风险,也会增加手术、化疗和放疗并发症的发生概率。有文献支持对患者和家属进行早期戒烟干预,并且进行持续的支持和干预可以降低复吸率,但目前医疗机构和医生护士关于戒烟干预支持较少。

4. 小细胞肺癌的特殊问题　与非小细胞肺癌相比,小细胞肺癌患者的躯体症状更加多,心理社会问题也更严重,常见的症状有疲乏、精力缺乏、呼吸困难、咳嗽、食欲丧失、睡眠障碍、焦虑、抑郁,以及化疗相关的脱发、厌食、恶心呕吐等。抑郁症状也会影响小细胞肺癌患者的预后。但爱尔兰的一项研究发现,在诊断小细胞肺癌后的 1 个月内引入缓和医疗并未明显改善患者的生存期,但这仍是提高患者生活质量的重要内容。接受放化疗的患者在生存时间延长的同时生活质量随之下降,承受了更多的痛苦。抑郁症状和无法集中注意力症状更为常见,一项对 987 名肺癌患者的研究发现,小细胞肺癌患者抑郁的发生率是非小细胞肺癌患者的 3 倍,分别为 25% 和 9%。Hurny C 等人的研究发现,在接受 6 个周期化疗的 127 名小细胞肺癌患者中,共有 43% 出现了中重度疲乏,其中前两个周期症状较轻,第 3~4 周期化疗时疲乏症状加重,在第 6 个周期前症状再次减轻,疲乏的主要原因是疾病和化疗毒性。Tang H 等人在对 100 名小细胞肺癌患者进行干预时发现,音乐治疗治疗组的患者在化疗后第 1 天和第 5 天状态评估为焦虑自评得分(SAS)和疼痛得分(VAS)均低于未接受音乐治疗的患者,睡眠质量(PSQI)得分也高于对照组。

总体而言,对小细胞肺癌患者的关注少于非小细胞肺癌患者,需要临床工作者和科研工作者加大关注力度。

三、推荐意见

1. 作为全球发病率最高且预后较差的恶性肿瘤,肺癌及其治疗带给患者许多躯体症状和心理痛苦,但肺癌患者人群的特定心理社会需求仍未得到很好的满足。推荐对肺癌患者进行及时、有效的心理干预,提高早期缓和医疗转诊率,以减轻其心理痛苦,提高其生活质量,进而对延长生存时间起到积极作用。不建议以接受靶向治疗和免疫治疗为由,延迟缓和医疗的介入或转诊(强推荐,证据等级中等)。

2. 在影响肺癌患者生活质量的因素中,疼痛和吞咽困难对生存有负面作用,而躯体功能和社会功能的改善可以降低死亡风险。推荐及时的症状管理、功能锻炼,以及提供心理社会干预(强推荐,证据等级中等)。

3. 在肺癌患者的情感痛苦中,最常见的是抑郁,抑郁可能会加重其他症状的严重程度,甚至可能会影响治疗决策和疾病结局。同时,抑郁比较难以随时间和抗肿瘤治疗自行好转,但在心理干预中的反应良好。强推荐密切关注肺癌患者的抑郁问题并及时处理(强推荐,证据等级高)。

4．肺小结节人群在逐年增加，诊断为肺小结节后，焦虑等情绪也会随之持续较长时间，而且焦虑情绪可能会增加良性病灶切除率／活检率，这一人群的心理痛苦应得到更多关注（强推荐，证据等级中）等。

5．肺癌患者的自责和病耻感的发生率高于其他肿瘤患者，且大多与吸烟相关，病耻感可能引起其他心理社会问题，推荐引入认知行为治疗、正念等方法给予干预（强推荐，证据等级高）。

6．吸烟是肺癌的发病因素之一，戒烟有利于患者接受治疗和康复，但术后复吸的概率很高，推荐对戒烟有困难的患者进行心理支持或干预。建议医疗工作者学习戒烟干预的相关知识，给有需要的患者提供相应支持。戒烟失败可能会引起焦虑、抑郁等情绪困扰，如果戒烟对于疾病和健康改善的意义不大，且可以作为减压或乐趣所在，不建议强行戒烟（强推荐，证据等级低）。

7．小细胞肺癌在肺癌中所占比例虽小，但其死亡率却高于非小细胞肺癌，同时小细胞肺癌患者的躯体和心理症状也更加突出。化疗是患者痛苦的主要因素之一，同步放化疗的患者承受的痛苦更多。推荐在治疗的同时注重控制小细胞肺癌患者的各种症状，包括躯体和心理症状（强推荐，证据等级中等）。

第四节　肝胆胰恶性肿瘤

一、背景

肝癌、胆囊癌和胰腺癌的恶性程度均较高，预后差，生存时间短。国家癌症中心最新统计数据显示,原发性肝细胞癌的发病率仅次于肺癌、结直肠癌、甲状腺癌,居第四位(36.77/10 万人),死亡率仅次于肺癌居第二位(31.65/10 万人);肝内胆管癌是原发性肝癌第二种常见类型,占肝脏恶性肿瘤的 20%,早期病程隐匿,70%~80% 的患者就诊时已出现远处转移或无法进行局部切除,生存期在 1 年以内。胰腺癌发病率虽排在第 10 位($11.87/10^5$),但死亡率却升至第六位(10.63/10 万人),且近年来我国男性胰腺癌死亡率呈现了上升的趋势。胆囊癌由于早期发现率低,仅有约 10% 的患者可以进行治疗性的手术切除,所以致死率仍高居不下。在这些肿瘤患者中,有许多特殊的或相对较重的躯体症状主要包括疼痛、食欲丧失、疲乏、黄疸、恶病质、腹腔积液、恶心、呕吐、腹泻等,胰腺癌患者可能继发糖尿病症状;心理社会方面的困扰主要有经济负担,抑郁,焦虑,失志(是指面临压力性事件或躯体疾病时出现的一组感觉,包括难以适应、无助、无意义、无能感、自我效能感低等,若持续超过 2 周可达到临床诊断标准),病耻感(包括恶性肿瘤、乙型肝炎和丙型肝炎)等。目前,国内的肝癌患者从地域上看以农村比例较大,治疗条件欠缺,经济压力大也是值得关注的一点。

二、证据

(一)躯体症状

1. 疼痛　肝癌的躯体症状中最常见也是对患者影响最大的是腹部疼痛,其疼痛发生率高,且持续加剧,疼痛还会加剧患者焦虑、抑郁和疲乏。胰腺癌患者的疼痛是腹腔肿瘤中发病率最高,且最严重的,也是胰腺癌不良预后的重要预测因素,疼痛可能是由于胰酶不足、梗阻和 / 或腹腔丛神经受压或受侵。研究者建议早期实行个体化的疼痛管理,包括使用阿片类药物、腹腔神经丛神经松解术、抗焦虑抑郁治疗等方法都可以联合应用,来获取最佳的照护。

2. 疲乏　瑞典的研究者发现,生活质量是预测肝癌预后的重要指标,且疲乏是其中重要因素,大部分患者的疲乏与恶性肿瘤本身、治疗方式、情绪状态(抑郁)等有关。Lai YH 等在一项前瞻性队列研究中发现,肝脏放疗也会增加患者的疲乏,但是放疗前存在疲乏的患者主要受抑郁情绪和症状影响,而放疗后出现的疲乏主要受睡眠障碍影响,但两者的疲乏均在放疗后第 6 周时达到顶峰。国内外的研究都发现,胰腺癌患者中疲乏的发生率高于其他腹腔恶性肿瘤。疲乏给患者造成多方面的痛苦,涉及生理、心理、精神以及社会等,其中情感疲乏尤为明显,其次是躯体疲乏、行为疲乏和认知疲乏。

3. 消化系统相关症状　肝胆胰部位的肿瘤大多会影响患者消化功能,食欲丧失、黄疸、恶病质、腹腔积液、恶心、呕吐、腹泻等是肝胆胰恶性肿瘤患者的常见症状。胰酶的使用可以帮助患者缓解一部分消化吸收障碍的症状,但需要医生给予明确的用药剂量和饮食建议,必要时可以求助营养科进行饮食调整。部分晚期患者因肿瘤侵犯或压迫十二指肠引起的症状,影响进食和吸收,可以借助支架来帮助患者提高生活质量。但医生在提供饮食建议时,需要注意患者的依从性。

(二)精神心理症状

1. 焦虑、抑郁　意大利一项研究发现,在拟进行手术治疗的胰腺癌患者中（$n=104$），39% 的患者存在临床显著的焦虑，14% 存在严重焦虑，其中影响最为密切的是对手术的担心、其次是对麻醉的担心和对信息的需求。研究提示了对于拟进行手术的胰腺癌患者进行焦虑筛查及干预以及良好医患沟通的重要性。韩国一项回顾性研究（$n=364$）显示，接受胰十二指肠切除术的肿瘤患者，在术前和术后均有超过 1/3 的患者存在心理症状，包括失眠、焦虑、抑郁。其中失眠和抑郁的发生率在术后显著高于术前（失眠：22.0% $vs.$32.6%，$P=0.001$；抑郁：18.4% $vs.$27.6%，$P=0.001$），焦虑发生率在术前和术后无显著差异（29.1% $vs.$ 33.6%，$P=0.256$）。存在心理症状的患者中只有不到 45%表达了需要心理干预或支持性干预。在术后有两个或更多心理症状的患者，其术后住院时间比术后有一个或没有心理症状的患者显著延长（中位住院时间：20.5 天 $vs.$18.0 天，$P=0.006$）。

国内一项研究显示，肝癌患者心理痛苦的发生率为50%，正念治疗除了直接影响患者的心理痛苦外，还通过情绪调节方式间接影响心理痛苦，提示在设计针对该人群的新干预时可考虑加入正念治疗和情绪调节的方法。2023年国内发表的一篇针对胰腺癌患者的横断面研究（$n=425$）结果发现，该人群焦虑的检出率为 22.2%，抑郁的检出率为 20.2%。链式中介效应分析发现，线上社会支持和心理弹性在社交媒体的应用和精神健康（焦虑、抑郁）之间起到链式中介作用。根据美国 SEER 数据库的分析，65 岁以上胰腺癌患者精神障碍发生率为 23%，肝胆恶性肿瘤精神障碍发生率为 20%，这里的精神障碍包括焦虑、抑郁、精神病性障碍和双相情感障碍，精神障碍筛查应当纳入到常规的筛查中。胰腺癌患者伴有抑郁时体内的炎症因子（主要是白介素 -6）水平会升高，并且与抑郁的严重程度呈正相关。尽管大量研究已经显示胰腺癌患者发生抑郁的风险非常高，但是具体生理机制仍在探索之中，抑郁与胰腺癌疼痛的关系也还不确定，但早期干预抑郁症状对于提高胰腺癌患者生活质量具有重要作用。

2. 恐惧疾病复发 / 进展　Petzel MQ 等的研究（$n=240$）发现，即使在行切除术后的胰腺癌患者中，也有近 1/3 的患者存在严重的复发恐惧，尽管这些患者的中位生存期达到 48 个月。他们还发现复发恐惧最重要的相关因素是焦虑等情绪功能受损和生活质量下降，而与病理诊断和临床指标无明显相关，但这项研究未能纳入一些症状多且重的患者，以及未能考虑婚姻、宗教和时间等因素，结果需要更多研究来支持。一项临床研究（$n=315$）发现，与接受手术切除的患者相比，诊断后接受缓和医疗或支持治疗的胰腺癌患者对复发 / 进展的恐惧高，而复发 / 进展恐惧得分较低与较高生活质量和较长的中位总生存期（OS）显著相关。

（三）对肝脏介入治疗和肝移植患者的症状管理

肝动脉化疗栓塞（TACE）是肝脏介入治疗中最常用的方法，患者经过 TACE 后常会出现疼痛、疲乏、发热、腹胀等症状，医生在治疗之前应给予足够的沟通解释，也可以考虑应用预防性镇痛来管理接受 TACE 患者的疼痛。Wang Q 等发现，心理社会干预可辅助药物治疗来减缓栓塞后的疼痛，效果好于单纯药物治疗。国内有研究支持音乐治疗对改善 TACE 后的疼痛、焦虑和恶心呕吐有较好的效果，但需要更多的证据支持。肝脏移植是终末期肝病的重要治疗手段,同时也会带给患者和家属巨大的心理痛苦。Malik P 等人发现,肝移植患者和家属最常见的问题是焦虑,其次是抑郁,并且家属的焦虑和抑郁通常从得知需要手术开始,随着等待时间延长而加重,而患者的焦虑和抑郁程度趋于稳定,可能与患者并未"敞开心扉"有关。国内一项研究($n=1\ 207$)对 TACE 后患者的症状进行了网络分析,心理痛苦是肝癌患者 TACE 治疗后的核心症状,恶心是桥梁症状,针对桥梁症状的干预措施应根据治疗次数量身定制,提高症状管理质量。

(四)缓和医疗和整合医疗干预

2022 年美国的一项研究,对一项大样本随机对照研究中胰腺癌($n=42$)患者的数据进行了二次分析,结果发现对于正在参与Ⅰ期临床试验的胰腺癌患者,由高级实践护士引导的缓和医疗能够显著提高患者的生活质量和心理痛苦。高级实践护士会在基线干预后根据患者的情况制订缓和治疗方案,并将方案提交主管医生,必要时会组织多学科讨论会或直接给患者提供症状管理、提高生活质量的教育课程。2023 年发表的一篇综述显示,替代医疗或整合医疗方法包括间断禁食、针灸、按摩、对营养不良的管理、消化酶治疗、益生菌补充、身心治疗、生活方式干预等方法能够缓解胰腺癌及其治疗带来的症状,减轻治疗的不良反应。

三、推荐意见

1. 肝胆胰恶性肿瘤患者的疼痛发生率高,且病因复杂,需要多学科管理(强推荐,证据等级高)。

2. 肝脏和胰腺恶性肿瘤患者的疲乏发病率和严重程度高,受治疗方式、情绪状态和睡眠障碍影响,而且情感疲乏是非常重要的一方面,临床医生应该在治疗前进行良好的沟通和充分的社会支持以及症状管理,帮助患者处理患者疲乏等症状(强推荐,证据等级中等)。

3．肝胆胰恶性肿瘤患者大部分会出现消化道症状,临床医生应该提供必要的药物和饮食建议,而且建议应尽量明确,确保患者能正确理解(强推荐,证据等级低)。

4．推荐对于围手术期的胰腺癌患者进行充分的术前沟通,在术前、术后进行焦虑、抑郁、失眠的筛查并给予及时干预(强推荐,证据等级中等)。

5．肝胆胰癌患者焦虑、抑郁高发,常规筛查和及时的抗焦虑、抗抑郁治疗对于减轻患者心理痛苦,提高生活质量具有重要意义,特别是 65 岁以上的老年患者(强推荐,证据等级高)。

6．在胰腺癌患者中,复发恐惧并未与临床指标和病理诊断呈明确相关,而与情绪功能损伤和低生活质量相关,焦虑是其中重要因素,医护人员应注意识别复发恐惧背后的原因(强推荐,证据等级中等)。

7．对于诊断时无法接受手术切除的胰腺癌患者,要注意评估和干预其对疾病进展／复发的恐惧,以便提高生活质量甚至延长总生存期(强推荐,证据等级中等)。

8．肝癌患者可能需要接受肝动脉栓塞治疗或肝移植,临床医生应该在治疗前充分说明治疗后可能出现的并发症及应对措施(包括预防性镇痛治疗),心理痛苦作为患者术后的核心症状应当给予及时处理,并关注家属的焦虑和抑郁情绪,给予心理和信息支持(强推荐,证据等级中等)。

9．对于肝胆胰恶性肿瘤患者给予缓和医疗／整合医疗(包括间断禁食、针灸、按摩、对营养不良的管理、消化酶治疗、益生菌补充、身心治疗、生活方式干预、正念疗法、支持性、教育性心理干预等方法)有助于减轻治疗不良反应,提高生活质量(强推荐,证据等级中等)。

第五节　淋 巴 瘤

一、背景

淋巴瘤又称"恶性淋巴瘤",是一组起源于淋巴造血系统的恶性肿瘤。2022年我国淋巴瘤发病率在所有肿瘤中排名第13位,在男性肿瘤中排名第10位,女性肿瘤中排名第13位;死亡率排名第12位,男性患者死亡率排名第12位,女性排名第12位。尽管淋巴瘤在诊断和治疗方面有了很多的研究成果,患者生存也得到了改善,但淋巴瘤及其治疗仍给患者带来很多痛苦,严重影响其生活质量。由于这些患者存在诸多痛苦和困扰,在完成治疗后仍会有许多心理社会照护需求,如心理需求和担心复发,绝大部分患者的需求并未得到满足,需求得不到表达或满足的因素主要是负面情绪以及经历不良生活事件等,其中男性患者表达心理痛苦的比例低于女性患者。由于淋巴瘤在年轻肿瘤患者中所占比例逐年升高,他们承担着多重角色和社会关系,疾病导致其社会功能、角色功能、人际交往等方面受到极大的影响,心理负担和经济负担更重。

二、证据

(一)心理痛苦

淋巴瘤从症状到诊断、治疗和治疗后的经历会给大多数患者带来心理痛苦。有研究发现，白血病或淋巴瘤患者的中重度心理痛苦发病率（>65%）不低于其他常见的实体肿瘤患者。国内研究发现，60%的淋巴瘤患者会出现焦虑或抑郁情绪。近年来多项研究表明，淋巴瘤患者/幸存者存在明显的心理痛苦，并且会影响健康相关的生活质量。淋巴瘤的常见症状包括不明原因的发热，体重减轻，盗汗，颈部、腋下或腹股沟淋巴结肿大、持续疲劳、发冷、呼吸急促和/或皮肤发痒。研究证实，这些症状是引起淋巴瘤患者心理痛苦的重要因素，及时有效地处理这些症状可以减轻心理痛苦，提高生活质量。

一项Meta分析表明，淋巴瘤患者心理痛苦的风险因素包括年龄较小、疾病复发、合并症和症状负担较重。充分的社会支持、对肿瘤的适应性调整、医护人员的支持可以帮助患者减轻心理痛苦。还有一些证据表明，年龄较大患者的心理痛苦可能与严重抑郁有关，生活的变化可能会影响个人应对淋巴瘤的方式。性别和婚姻状况并不是引起心理痛苦的有力预测因素，其他临床、心理和社会经济因素的研究证据不足。

（二）对复发的恐惧

对肿瘤复发的恐惧（FCR）是肿瘤幸存者的常见心理问题，且在癌症治疗结束后也会持续存在。淋巴瘤患者的整体生存率较高，更容易经历FCR。一项淋巴瘤幸存者对肿瘤复发恐惧的描述性研究结果显示，大多数（88%）参与者报告经历了FCR，主要原因是需要不断预约就诊，及对潜在复发和继发性癌症的担忧，参与者认为自给自足（self-sufficient）的应对机制（包括以问题为中心的应对策略，如积极应对、制订计划、控制式应对、正向诠释、接纳以及宗教和灵性的应对）可以降低 FCR。此外，参与者报告，肿瘤科医生最常用告知患者淋巴瘤的高治愈率来降低患者的 FCR。有研究显示，FCR 对患者有积极和消极的作用，消极作用包括生活质量降低、医疗服务增多（如因过度寻求医疗服务而就诊导致的医护人员工作增多，患者要求进行不必要的检查，更多地使用止痛药/催眠药和抗抑郁药），更多的负性情绪和心理困扰，并增加医疗成本。积极作用表现为积极的行为的增加，例如，警惕性增高，指患者有意识地努力寻找复发的症状，更多地利用预防医疗保健服务（如戒烟、遵守复查建议和寻求心理社会服务）；进行正念练习增加，如身体扫描等。

（三）生活质量下降

Thompson 等研究证实，淋巴瘤诊断时的生活质量水平是患者预后的独立预测因素。Oerlemans 等研究发现淋巴瘤患者的生活质量下降有一定规律：霍奇金淋巴瘤（HL）患者的问题主要集中在躯体功能、社会功能和认知功能、整体健康、疲乏、经济负担，且 HL 的治疗方案采用多种药物联合使用，由于联合治疗的药物毒性，对心血管系统、消化系统、神经系统等功能的损害，使年长患者和女性患者的生活质量进一步降低。而非霍奇金淋巴瘤（NHL）患者的问题主要是躯体功能、食欲丧失、经济负担和缺乏活力。许多研究都证实生活质量下降与化疗有关，但不同化疗方案之间没有发现该方面存在差异。中枢神经系统淋巴瘤患者认知功能下降，可能与联合化疗、全脑放疗等因素相关。除此之外，男性、受教育程度高（大学以上）、在职、癌龄长都是高生活质量的独立因素。而收入低、严重并发症、正在接受治疗、接受干细胞移植或生物治疗等都是低生活质量的相关因素。总体来说，淋巴瘤患者的疾病负担主要以躯体症状和情绪问题为主，与肿瘤本身的相关性较弱。

Ellis 等进行的一项关于 NHL 患者的生活质量与恐惧肿瘤复发（FCR）的相关性研究结果表明，抑郁、经历 FCR、疾病负担重（合并症多）或个人资源少（失业）的 NHL 患者的生活质量可能较差。

（四）慢性疲乏

HL 患者的慢性疲乏（chronic fatigue symptoms）发生率为 11%～76%，使用的量表有欧洲癌症研究治疗组织生活质量评定量表（EORTC QLQ-C30）、生活质量测定量表简表（SF-36）。研究发现，HL 患者的疲乏程度可能会高于 NHL 患者。而且，疲乏程度会随着治疗和时间推移出现变化，Ganz PA 等发现早期 HL 患者的慢性疲乏的程度从诊断后的 6 个月开始下降，约在诊断后 2 年时基本恢复到诊断之初的疲乏水平。持续疲乏可以加重精神症状，并且增加身体的敏感性，甚至将压力内化成一种身体感觉。Menshadin 等在研究中指出，医生或护士向 NHL 患者进行疾病和疲乏的宣教可以减轻疲乏程度。

一项关于惰性非霍奇金淋巴瘤（iNHL）幸存者（$n=669$）疲乏、神经病变、角色功能损害的纵向研究，调查了其长期健康相关生活质量和症状的持续性，并确定了相关的临床、心理和社会因素。结果发现，iNHL 患者在诊断后 10 年的健康相关生活质量显著下降，其中有 1/4～1/3 的患者报告了持续的疲乏、神经病变和角色功能损害等重要临床症状，比标准人群（非肿瘤患者）高出 2～3 倍。合并症多、心理痛苦显著、诊断后时间较短、系统治疗效果差、年龄较小、教育水平低和没有伴侣与持续的疲乏、神经病变及功能损害相关（均 $P<0.05$）。因此，提倡早期识别疲乏、神经病变及功能损害等症状，有助于为患者提供相应的支持性照护。

（五）情绪反应

淋巴瘤患者的焦虑和抑郁情绪发生率较高，约有 60% 的患者遭受不同程度情绪问题的困扰，其中焦虑最常见，其次为焦虑抑郁共病，而单纯的抑郁较少。有研究表明，HL 患者（$n=945$）在诊断后使用精神药物的处方率（抗焦虑药、抗抑郁药、抗精神病药）增加，使用率为 22.8%，HL 患者的年龄越高，精神药物处方使用率越高。有必要在 HL 诊断后及生存的第一年，对抑郁和焦虑症状进行筛查。另一项关于非霍奇金 B 细胞淋巴瘤（B-NHL）患者（$n=745$）精神药物使用情况的调查显示，31.5% 的患者在诊断后使用了精神药物，年龄较小与精神药物的使用率较高有关。两项研究关于年龄的结果相反，这种差异可能是由 B-NHL 和 HL 患者预后的显著差异引起的。与所有年龄段的 HL 相比，B-NHL 的预期 5 年生存率较低，复发风险较高。因此，年龄较大的 B-NHL 患者更有可能在获得精神药物处方前死亡。此外，与 HL 患者相比，年轻的 B-NHL 患者的治愈率较低，复发风险较高，因此 B-NHL 患者出现情绪问题的风险可能更高。也有研究显示，采取回避的方式来应对疾病的患者人群表现出焦虑更高和生活质量下降。除焦虑、抑郁外，患者还有许多担忧，如担心复发、对定期复查存在预期性焦虑、担心影响生育以及对未来缺少信心等。

（六）造血干细胞移植患者面临的心理社会问题

造血干细胞移植（HCT）已经成为治疗难治性淋巴瘤的一种重要方式，但是仍然存在许多难题亟待解决，其中在心理社会方面也有许多问题值得探讨。移植前存在抑郁的患者接受异基因造血干细胞移植后的总生存期（OS）有可能低于无抑郁的患者，出现慢性移植物抗宿主病的风险更高，并且出院后 100 天内存活率也较低。研究证实，移植后的患者会出现明显的情绪痛苦，其中最常出现的情绪反应是抑郁且主要集中在治疗后 1 年内，可随躯体症状好转而出现缓解。HCT 住院期间生活质量下降和出现抑郁症状都可能提示患者出院后 6 个月内生活质量较差和增加创伤后应激障碍的风险。有研究发现，在长期生存（移植后时间平均 7 年）的移植患者中，仍然有许多问题困扰着患者，约有 43% 的患者在移植 1 年以后仍存在许多心理社会痛苦，包括躯体功能、心理社会适应、抑郁、疲乏、认知功能障碍、孤独感、记忆力下降等。Syrjala KL 等试图找出抑郁等情绪困扰与生活质量下降之间的联系，他们在一项前瞻性队列研究中发现，抑郁可能影响移植后的康复和预后，而增加自我效能感、增加社会支持和改善抑郁可加快患者的康复。Stephens 等在一项质性研究中发现，患者本人移植后的痛苦，最多来自医疗费用、身体和心理的适应问题和孤独感等，患者会感到移植前后"不是同一个人了"，医护人员应该了解这些"亲身体会"，以便提供相关的健康教育和治疗相关信息，让患者理解治疗过程，及治疗中、治疗后可能出现的反应或并发症，并告知应对措施（住院期间可以尝试音乐治疗，居家期间可以尝试一些个体康复锻炼），缓解患者及家属的焦虑和担忧。

（七）青少年及年轻成年人面临的特殊问题

HL 是青少年及年轻成年人（AYA）（15～39 岁）常见的恶性肿瘤之一。AYA 患者总生存率高，具有特殊的心理社会问题。加拿大一项关于 AYA 和成年肿瘤患者在诊断后 6 个月心理社会需求和痛苦的调查研究结果显示，AYA 心理社会痛苦排名前五的是恐惧 / 担忧、对疾病的理解、睡眠障碍、悲伤和财务问题。AYA 在基线时报告的焦虑症状更高（包括中度和重度）。AYA 的心理社会需求在多个领域存在显著差异，如更高水平的情绪需求，对信息的需求（包括对疾病的理解、对治疗做出决策、有用的知识 / 资源等），身体状况（包括记忆力、睡眠、体重等）和经济困境。有研究显示，淋巴瘤患儿在完全缓解早期（1 年内），生存质量在角色技能、社会技能等方面都显著低于一般患儿，可随康复时间延长得到改善，良好的社会支持可以帮助其度过这一困难时期。约有 76% 的患病儿童对行为方面（日常生活中的执行功能等）的担心更多，而对认知和情感方面的担心较少。淋巴瘤的功能损伤并不仅限于幼小的儿童，对青少年以及年轻成年人的影响同样明显，尤其是在神经认知、情绪功能及就业方面。调查显示，约有 1/3 的年轻白血病或恶性淋巴瘤患者达到了焦虑、抑郁或者创伤后应激障碍的诊断标准，但是这些问题很可能被忽视。年轻成年患者在健康意识、对恶性肿瘤意义的认识、自我评价方面的结果显示了积极的影响，这些方面要好于年长患者。但在其他方面（如对自我形象的担忧），两组人群未发现明显差别。就业（重返工作或就业歧视）和经济收入（医疗费用）也是部分年轻患者的困扰所在，经济负担很可能会影响其生活质量和心理状态。除此之外，儿童 NHL 的成年幸存者神经认知功能受损,与社会成就感低和生活质量差相关,建议早期发现和实施干预策略。

三、推荐意见

1. 淋巴瘤患者中重度心理痛苦的发生率不低于其他常见实体肿瘤,风险因素包括年龄较小、疾病复发、合并症和症状负担较重。充分的社会支持、对肿瘤的适应性调整、医护人员的支持可以帮助患者减轻心理痛苦(强推荐,中等质量证据)。

2. 淋巴瘤患者的整体生存率较高,更容易出现对复发的恐惧,对复发的恐惧会带来积极和消极的结果,临床医护人员应关注患者对复发的恐惧,减少消极结果带来的影响(强推荐,中等质量证据)。

3. 淋巴瘤诊断时的生活质量水平是预后的独立预测因素。霍奇金淋巴瘤患者的生活质量下降与躯体功能、社会功能和认知功能、整体健康、疲乏、经济负担相关,非霍奇金淋巴瘤患者的生活质量下降与躯体功能、食欲丧失、经济负担和缺乏活力相关(强推荐,中等质量证据)。

4. 疲乏在淋巴瘤患者中同样高发,其随时间和治疗能否缓解与疾病分型等因素相关,早期识别症状有助于提供相应的支持性照护,临床医生应提供必要的知识教育和信息,帮助患者更好地应对这一困扰(强推荐,中等质量证据)。

5. 淋巴瘤患者的情绪问题以焦虑为主,诊断后使用精神药物的处方率(抗焦虑药、抗抑郁药、抗精神病药)增加,应积极关注淋巴瘤患者的情绪问题并给予相应处理(强推荐,中等质量证据)。

6. 干细胞移植作为淋巴瘤治疗的重要手段,其伴随的心理社会痛苦也需要给予更多关注和支持,临床医护人员应给予充分的支持和信息提供,以便患者能更好地处理因此带来的心理社会痛苦(强推荐,中等质量证据)。

7. 淋巴瘤患者中年轻人较多,该年龄段人群总生存率高,具有特殊的心理社会问题,如就业、婚姻、生育、经济收入等问题。医护人员应提供必要的心理教育和信息,减轻患者的心理痛苦和不良情绪(强推荐,中等质量证据)。

第六节　妇科恶性肿瘤

一、背景

妇科恶性肿瘤包括卵巢癌、子宫内膜癌、宫颈癌、阴道癌、外阴癌以及其他女性生殖系统发生的恶性肿瘤。妇科恶性肿瘤是我国女性常见的恶性肿瘤之一。2020 年的全球统计数据显示,在我国女性发病率排前 10 位的恶性肿瘤中,宫颈癌位居第 6,子宫内膜癌位居第 9,卵巢癌位居第 10。既往研究表明,妇科恶性肿瘤患者平均心理痛苦发生率约为 29.6%。除了情绪问题,妇科恶性肿瘤患者还存在特有的心理问题,包括亲密关系与性健康、生育问题、女性身份认同感缺失等,这些问题都严重影响患者的生活质量。其中宫颈癌患者是所有妇科肿瘤长期幸存者中报告生活质量和性功能状况最差的,因为宫颈癌患者往往更为年轻,且积极治疗(放疗、化疗、手术治疗或以上治疗的联合)

带来的长期不良反应更重。

二、证据

（一）亲密关系与性生活

性健康是生活质量总体评估的一个基本参数，也与亲密关系的维持密切相关。

妇科恶性肿瘤的治疗所带来的副作用通常会导致性功能障碍，如激素水平下降引起的早绝经、性欲减退、性唤起和性高潮缺乏；手术治疗或放疗引起的骶神经受损导致的阴道润滑变差和性器官精细感觉的变差；根治性子宫切除导致的显著阴道缩短；放疗导致的阴道弹性降低、阴道萎缩和狭窄以及膀胱炎等。2023 年发表的一篇纳入了 16 项研究的 Meta 分析（$n=2\ 009$）结果显示，在宫颈癌患者中，性功能障碍发生率为 80%，这提示有必要定期评估这些女性的性功能，以提高对性功能障碍的早期认识，从而改善受影响患者的性生活。2023 年发表的一项横断面病例对照研究（$n=29$）结果显示，在妇科恶性肿瘤幸存者中，最常见的性功能障碍是性交痛（96.55%），性唤起障碍（86.21%），阴道润滑困难（72.41%），性生活满意度下降（65.52%）和性欲减退（55.17%）。以上性功能障碍严重影响了患者与配偶正常的性生活，因此建议在妇科恶性肿瘤患者的抗癌治疗过程中主动询问患者性健康方面的问题，并及时转诊给肿瘤心理专家或性心理专家给予支持和帮助。2020 年发表的一篇横断面研究纳入了 113 名宫颈癌患者，研究发现阴道 / 性功能、依恋类型、婚姻顺应性和体象是性满意度的重要预测因子，提示在对该人群实施提高性满意度的心理教育计划时需要帮助患者处理性 / 阴道功能障碍,并为夫妻提供情感支持,促进亲密关系和改善患者体象障碍。

(二)生育问题

15%~20%的妇科恶性肿瘤患者处于育龄期。目前,大多数妇科恶性肿瘤的治疗方针倾向于生殖器官切除和淋巴结清扫,这将导致生育能力丧失。此外,放疗和化疗也会严重损害生育能力。生育能力下降或丧失会严重影响肿瘤幸存者的生活质量。保留生育能力手术已在早期妇科恶性肿瘤中得到应用,根据更具体的临床肿瘤分期,并结合遗传信息,使外科手术更精确,避免不必要的过度治疗。

(三)体象问题和女性身份认同感受损

生殖器官的受损或丧失及治疗引起的绝经会导致很多患者出现体象问题,包括感觉自己的外表发生了变化,提前衰老,吸引力下降,感觉自己的身体不完整,不那么女性化以及在性方面缺乏自信,进而会带来女性身份认同感的受损,有被"阉割"的感觉。体象痛苦与患者的性功能显著相关,提示我们性功能的受损不仅是生理功能受影响还有心理痛苦的发生,尽管以往研究对妇科恶性肿瘤患者性功能关注较多,但对于体象、身份认同感如何影响性功能却研究较少,缺乏相应的理论模型指导后续干预的设计。

(四)针对妇科恶性肿瘤患者的心理干预

一项随机对照研究($n=120$)结果显示,为期4周的基于正念的短程心理干预能够帮助术后的宫颈癌患者增加积极情绪,减少消极情绪。国内一项随机对照研究($n=109$)结果显示,与常规护理项目比较,常规护理加综合心理干预（包括认知行为、情感表达、社会支持干预）能显著改善围手术期患者的情绪，提高希望水平、睡眠质量和免疫功能。一项三臂随机对照研究对比了应对和沟通强化干预（CCI）与支持性咨询（supportive counseling，SC）对新诊断的妇科恶性肿瘤患者的疗效。CCI 是一种认知行为干预，结果显示每周 1 次，共 8 次的 CCI 能显著改善新诊断的妇科恶性肿瘤患者的情绪和提高其生活质量，而 SC 与常规照护无显著差异。2020 年发表的一篇综述探索了在线心理干预对妇科肿瘤患者生活质量、症状痛苦、社会支持、心理痛苦、性幸福感和体象的影响，最终纳入了 10 篇定量、6 篇定性和 2 篇混合方法学研究。结果显示，对于在线干预的效果尚无一致性结论，未来还需要更严格设计的临床研究来提供更高质量的循证医学证据。

三、推荐意见

1. 建议医护人员在妇科恶性肿瘤患者的抗肿瘤治疗过程中主动询问患者性健康方面的问题，或对性功能障碍进行常规筛查并及时转诊给肿瘤心理或性心理专业人员（强推荐，高质量证据）。

2. 推荐心理干预以帮助妇科恶性肿瘤患者提高性生活满意度，包含阴道功能障碍的应对、体象问题应对、情感支持和促进亲密关系等内容（强推荐，中等质量证据）。

3. 建议对于育龄期的妇科恶性肿瘤患者根据患者具体情况实施治疗方案，避免过度治疗，尽可能保留患者生育能力，以避免由于生育能力丧失带来心理痛苦（强推荐，中等质量证据）。

4. 建议关注妇科恶性肿瘤患者的体象问题和身份认

同感的问题,并转诊至肿瘤心理专业人员(强推荐,低质量证据)。

5. 推荐正念心理干预、认知行为治疗、促进情感表达和改善社会支持的治疗用于妇科恶性肿瘤患者(弱推荐,中等质量证据)。

第七节　恶性黑色素瘤

一、背景

恶性黑色素瘤是一种恶性程度极高的肿瘤,我国每年新发病例达 2 万余例。当恶性黑色素瘤有区域性或远处转移时,5 年生存率分别为 62% 和 15%。我国恶性黑色素瘤与欧美白种人在发病机制、生物学行为、组织学形态、治疗方法以及预后等多方面差异较大,发病与基因突变关系更加密切。

恶性黑色素瘤的特点是恶性程度高,化疗效果不佳,转移非常迅速,病情进展也非常快,但目前借助新型疗法,特别是免疫疗法和靶向治疗,恶性黑色素瘤也有了长期的幸存者。

恶性黑色素瘤患者需要面临多元且复杂的心理社会问题,主要挑战包括存在恐惧、疼痛和与治疗相关的不适,以及与手术相关的体象改变。患者的心理社会需求经常未被发现和未得到满足,最常见的需求是有关医疗相关信息和心理问题等。在治疗中应定期监测患者的需求,以便确定有特殊需求的患者群体并给予相应帮助。

二、证据

（一）心理痛苦

一项关于恶性黑色素瘤患者的心理和行为症状的系统回顾和 Meta 分析纳入了 66 项研究（12 400 名患者），在不同分型诊断和不同时间点，患者抑郁的患病率为 6%～16%，焦虑的患病率为 7%～30%。超过 1/3 的患者（35%）报告有临床意义的疲乏，20%～44% 的患者存在认知问题。

一项研究发现恐惧肿瘤进展在低风险恶性黑色素瘤患者中相当普遍，并与生活质量降低、女性相关。强调对恶性黑色素瘤患者进行心理社会支持和心理治疗干预的需要。

一项关于恶性黑色素瘤幸存者的队列研究描述了患者对于焦虑、抑郁和对癌症复发恐惧的轨迹。发现只有一部分幸存者存在持续的焦虑（17.5%）、抑郁（10.9%）和恐惧癌症复发（19.4%），对症状的担心可以预测更高的焦虑和抑郁轨迹，而对功能相关问题的担心则可预测更高的恐惧癌症复发。

一项对 708 名幸存者进行的 5 年随访研究发现，与其他组相比，预后不良的幸存者在最初显示出焦虑和抑郁增加，且在 5 年内对局部或远处复发的担忧持续加重。

（二）体象痛苦

有深度凹陷瘢痕的患者，例如皮下和深筋膜切除后进行植皮手术的患者，以及瘢痕长度比预期长的患者，可能会感到更加痛苦。一项肢端恶性黑色素瘤患者术后心理状态、生活质量及其影响因素的研究显示，患者术后生活质量明显偏低,术后 1 个月时生活质量最差,在 6 个月后患者生活质量改善,焦虑、抑郁情绪仍持续存在。

(三) 心理社会干预

恶性黑色素瘤诊断后的心理干预主要是认知行为干预,包括健康教育、压力管理、疾病相关问题解决技能和心理支持。治疗的目标都是为增加对疾病的了解,改善行为,解决情绪痛苦。一项恶性黑色素瘤幸存者心理教育干预的系统综述,共纳入 16 项不同的干预方案,聚焦于恶性黑色素瘤的疾病知识、皮肤自我检查、心理干预的生存获益、应对焦虑抑郁等,总体而言,患者对教育心理干预的满意度较高,但干预方案未能提供足够的信息,限制了对干预的"有效成分"的识别。

一项随机对照研究比较了两组患者:一组是进行每月全身皮肤自检的恶性黑色素瘤幸存者,另一组是接受常规治疗的患者。主要的研究结果包括对恶性黑色素瘤复发的担忧程度、焦虑和抑郁水平以及生活质量。研究结果表明,在恶性黑色素瘤复发的担忧方面,这两组没有显著差异。干预组在 12 个月时焦虑、抑郁得分较低,在 12 个月时的生活质量得分显著较高。干预组报告的全身皮肤自检更多(>5 次),且自我效能感得分显著较高。

一项关于晚期恶性黑色素瘤姑息治疗模式研究分析了 655 名晚期恶性黑色素瘤患者选择姑息治疗的情况,结果发现 23.5% 的恶性黑色素瘤患者接受了某种形式的姑息治疗(包括姑息性手术、放疗和 / 或全身治疗,以及姑息性治疗咨询)。4 期患者相对于 3 期患者姑息性治疗的接受率更高。

一项恶性黑色素瘤患者报告结局测量(PROMs)和患

者报告体验测量（PREMs）的系统性回顾研究发现，在恶性黑色素瘤患者照护中使用 PROMs/PREMs 是可行的，并提高了照护的可操作性。

一项研究发现，进行细胞遗传学测试（CGT）来预测发生远处转移风险，对许多恶性黑色素瘤患者来说是一种负担，43% 的患者没有兴趣，28.1% 犹豫不决，仅 28.9% 感兴趣。当患者担心"知道结果会对他们的生活产生不良影响"时，更有可能拒绝进行 CGT。决策对患者心理的影响是独特的，要考虑患者因此产生的恐惧和期望，需要肿瘤心理学家的支持。

三、推荐意见

1．推荐对恶性黑色素瘤患者的心理痛苦进行筛查，特别是生活质量差、预后不佳的患者（强推荐，证据等级中等）。

2．需要识别并管理恶性黑色素瘤幸存者中存在持续焦虑、抑郁和恐惧癌症复发的这一人群（弱推荐，证据等级中等）。

3．推荐恶性黑色素瘤患者使用患者报告结局（PROMs）和患者报告体验（PREMs）系统（强推荐，证据等级中等）。

4．对于手术瘢痕患者，特别是皮肤、皮下和深筋膜切除后进行植皮手术的患者，及瘢痕比他们预期延长的患者，推荐进行体象障碍评估，给予相关信息支持（强推荐，证据等级低）。

5．推荐恶性黑色素瘤幸存者每月进行全身皮肤自检（强推荐，证据等级高）。

6. 推荐对进行细胞遗传学测试（CGT）预测远处转移风险的患者进行心理支持，改善患者的恐惧（弱推荐，证据等级低）。

参考文献

[1] BINGFENG H, RONGSHOU Z, HONGMEI Z, et al. Cancer incidence and mortality in China, 2022, Journal of the National Cancer Center, 2024, 74（3）: 229-263.

[2] BRAY F, LAVERSANNE M, SUNG H, et al. Global cancer statistics 2022: GLOBOCAN estimates of incidence and mortality worldwide for 36 cancers in 185 countries[J]. CA Cancer J Clin, 2024, 74（3）: 229-263.

[3] YANG Y, SUN H, LUO X, et al. Network connectivity between fear of cancer recurrence, anxiety, and depression in breast cancer patients[J]. J Affect Disord. 2022, 15, 309: 358-367.

[4] ROSENBERG S M, DOMINCI L S, GELBER S, et al. Association of breast cancer surgery with quality of life and psychosocial well-being in young breast cancer survivors [J]. JAMA Surg, 2020, 155: 1035-1042.

[5] MORALES S L, LUQUE R V, GIL O P, et al. Enhancing self-esteem and body image of breast cancer women through interventions: A systematic review[J]. Int J Environ Res Public Health, 2021, 18（4）, 1640.

[6] PARK S, SATO Y, TAKITAa Y, et al. Mindfulness-based cognitive therapy for psychological distress, fear of cancer recurrence, fatigue, spiritual well-being, and quality of life in patients with breast cancer-a randomized controlled trial[J]. J Pain Symptom

Manage，2020，60：381-389.

[7] AKECHI T，YAMAGUCJI T，UCHIDA M，et al. Smartphone psychotherapy reduces fear of cancer recurrence among breast cancer survivors：A fully decentralized randomized controlled clinical trial（J-SUPPORT 1703 study）[J]. J Clin Oncol，2023，41：1069-1078.

[8] MORAGON S，DI L R，BERMEJO B，et al. Fertility and breast cancer：A literature review of counseling，preservation options and outcomes[J]. Crit Rev Oncol Hematol，2021，166：103461.

[9] ZHENG R，ZHANG S，ZENG H，et al. Cancer incidence and mortality in China，2016[J]. Journal of the National Cancer Center，2022，2（1）：1-9.

[10] QADERI S M，DICKMAN P W，DE W J，et al. Conditional Survival and Cure of Patients With Colon or Rectal Cancer：A Population-Based Study[J]. J Natl Compr Canc Netw，2020，18（9）：1230-1237.

[11] O'GORMAN C，STACJ J，O'CEILLEACHAIR A，et al. Colorectal cancer survivors：an investigation of symptom burden and influencing factors[J]. BMC Cancer，2018，18（1）：1022.

[12] BATTY GD，RUSS TC，STAMATAKIS E，et al. Psychological distress in relation to site specific cancer mortality：pooling of unpublished data from 16 prospective cohort studies[J]. BMJ，2017，356：108.

[13] 石伟玲，李东艳，郑梅. 胃癌患者的疾病应对方式、希望水平、心理弹性、癌症复发恐惧与抑郁水平的关系[J]. 国际精神病学杂志. 2021，48（2）：301-305.

[14] PAN C，WU J，ZHENG S，et al. Depression accelerates gastric

cancer invasion and metastasis by inducing a neuroendocrine phenotype via the catecholamine/β_2-AR/MACC1 axis[J]. Cancer Commun(Lond), 2021, 41(10): 1049-1070.

[15] 朱娟. 我国食管癌筛查对受筛者焦虑、抑郁影响的探索性研究[D]. 北京协和医学院, 2023.

[16] MOLS F, SCHOORMANS D, DE H I, et al. Symptoms of anxiety and depression among colorectal cancer survivors from the population-based, longitudinal PROFILES Registry: Prevalence, predictors, and impact on quality of life[J]. Cancer, 2018, 124(12): 2621-2628.

[17] QADERI SM, VAN DHJAG, VVERHOEVEN RHA, et al. Trajectories of health-related quality of life and psychological distress in patients with colorectal cancer: A population-based study[J]. Eur J Cancer, 2021, 158: 144-155.

[18] 渠文敏, 张楠. 中老年胃癌患者接受化学治疗期间心理痛苦的相关影响因素分析[J]. 中西医结合护理（中英文）, 2022, 8(9): 134-136.

[19] QI J, LI M, WANG L, et al. National and subnational trends in cancer burden in China, 2005-2020: An analysis of national mortality surveillance data[J]. Lancet Public Health, 2023, 8(12): e943-e955.

[20] XIAO R, HUANG Y, MENG S, et al. A cross-sectional study of psychological burden in Chinese patients with pulmonary nodules: Prevalence and impact on the management of nodules[J]. Thorac Cancer, 2021, 12(23): 3150-3156.

[21] GOULD M K, CREEKMUR B, QI L, et al. Emotional distress, anxiety, and general health status in patients with newly identified

small pulmonary nodules: results from the watch the spot trial[J].
Chest, 2023, 164(6): 1560-1571.

[22] LAI-KWON J, HEYNEMANN S, FLORE J, et al. Living with and beyond metastatic non-small cell lung cancer: the survivorship experience for people treated with immunotherapy or targeted therapy[J]. J Cancer Surviv, 2021, 15(3): 392-397.

[23] TEMEL J S, PETRILLO L A, GREER J A. Patient-centered palliative care for patients with advanced lung cancer[J]. J Clin Oncol, 2022, 40(6): 626-634.

[24] AUCLAIR J, SANCHEZ S, CHRUSCIEL J, et al. Duration of palliative care involvement and immunotherapy treatment near the end of life among patients with cancer who died in-hospital[J]. Support Care Cancer, 2022, 30(6): 4997-5006.

[25] SATO T, FUJISAWA D, ARAI D, et al. Trends of concerns from diagnosis in patients with advanced lung cancer and their family caregivers: A 2-year longitudinal study[J]. Palliat Med, 2021, 35(5): 943-951.

[26] LEI F, LEE E, SHIN J, et al. Non-pharmacological interventions on anxiety and depression in lung cancer patients' informal caregivers: A systematic review and meta-analysis[J]. PLoS One, 2023, 18(3): e0282887.

[27] LI J, LI C, PUTS M, et al. Effectiveness of mindfulness-based interventions on anxiety, depression, and fatigue in people with lung cancer: A systematic review and meta-analysis[J]. Int J Nurs Stud, 2023, 140: 104447.

[28] AUBIN M, VÉZINA L, VERREAULT R, et al. Distress experienced by lung cancer patients and their family caregivers in the first

year of their cancer journey[J]. Palliat Support Care, 2022, 20(1): 15-21.

[29] MAJOR B, O'BRIEN L T. The social psychology of stigma[J]. Annu Rev Psychol, 2005, 56: 393-421.

[30] ROSE S, BOYES A, KELLY B, et al. Lung cancer stigma is a predictor for psychological distress: A longitudinal study. Lung cancer stigma is a predictor for psychological distress[J]. Psycho-oncology, 2021, 30(7): 1137-1144.

[31] SNYDER S, KROLL J L, CHEN A B, et al. Moderators of the association between stigma and psychological and cancer-related symptoms in women with non-small cell lung cancer[J]. Psycho-oncology, 2022, 31(9): 1581-1588.

[32] LEI H, TIAN X, JIN Y F, et al. The chain mediating role of social support and stigma in the relationship between mindfulness and psychological distress among Chinese lung cancer patients[J]. Support Care Cancer, 2021, 29(11): 6761-6770.

[33] TANG H, CHEN L, WANG Y, et al. The efficacy of music therapy to relieve pain, anxiety, and promote sleep quality, in patients with small cell lung cancer receiving platinum-based chemotherapy[J]. Support Care Cancer, 2021, 29(12): 7299-7306.

[34] ZENG Y, HU C H, LI Y Z, et al. Association between pretreatment emotional distress and immune checkpoint inhibitor response in non-small-cell lung cancer[J]. Nat Med, 2024. DOI: 10.1038/s41591-024-02929-4.

[35] 郑荣寿, 陈茹, 韩冰峰, 等. 2022 年中国恶性肿瘤流行情况分析[J]. 中华肿瘤杂志, 2024, 46(03): 221-231.

[36] COVERLER A L, MIZRAHI J, EASTMAN B, et al. Pancreas

cancer-associated pain management[J]. Oncologist, 2021, 26 (6): e971-e982.

[37] WANG Y, BAO S, CHEN Y. How does social media use influence the mental health of pancreatic cancer patients: a chain mediating effect of online social support and psychological resilience[J]. Front Public Health, 2023, 11: 1166776.

[38] KANG MJ, YU ES, Kang YH, et al. Prevalence of psychological symptoms in patients undergoing pancreatoduodenectomy and results of a distress management system: a clinic-based study[J]. Cancer Res Treat. 2022, 54 (4): 1138-1147.

[39] HARRS J P, KASHYAP M, HUMPHREYS J N, et al. Longitudinal analysis of mental disorder burden among elderly patients with gastrointestinal malignancies[J]. J Natl Compr Canc Netw, 2021, 19 (2): 163-171.

[40] LI J, LIU L, CHEN M, et al. Effect of intimacy and dyadic coping on psychological distress in pancreatic cancer patients and spousal caregivers[J]. Front Psychol, 2023, 14: 1040460.

[41] MARINELLI V, MAZZI M A, RIMONDINI M, et al. Preoperative anxiety in patients with pancreatic cancer: What contributes to anxiety levels in patients waiting for surgical intervention[J]. Healthcare (Basel), 2023, 11 (14): 2039.

[42] XU W, ZHU Z, YU J, et al. Symptoms experienced after transcatheter arterial chemoembolization in patients with primary liver cancer: a network analysis[J]. Asia Pac J Oncol Nurs, 2023, 11 (3): 100361.

[43] MOSHER CE, SECINTI E, WU W, et al. Acceptance and commitment therapy for patient fatigue interference and caregiver burden

in advanced gastrointestinal cancer: results of a pilot randomized trial [J]. Palliat Med, 2022, 36 (7): 1104-1117.

[44] 潘立茹, 张雯雯, 胡丙洋, 等. 肝癌晚期患者转化治疗前后心理痛苦及生活质量的调查 [J]. 南方医科大学学报, 2022, 42 (10): 1539-1544.

[45] PIJNAPPEL E N, DIJKSTERHUIS W P M, SPRANGERS M A G, et al. The fear of cancer recurrence and progression in patients with pancreatic cancer [J]. Support Care Cancer, 2022, 30 (6): 4879-4887.

[46] FRENKEL M, DAVID A, SAPIRE K, et al. Complementary and integrative medicine in pancreatic cancer [J]. Curr Oncol Rep, 2023, 25 (3): 231-242.

[47] YANAI Y, MAKIHARA R A, MATSUNAGA N, et al. A feasibility study of a peer discussion group intervention for patients with pancreatobiliary cancer and their caregivers [J]. Palliat Support Care, 2022, 20 (4): 527-534.

[48] 郑荣寿, 陈茹, 韩冰峰, 等. 2022 年中国恶性肿瘤流行情况分析 [J]. 中华肿瘤杂志, 2024, 46 (3): 221-231.

[49] ØVLISEN A K, JAKOBSEN L H, KRAGHOLM K H, et al. Depression and anxiety in Hodgkin lymphoma patients: A Danish nationwide cohort study of 945 patients [J]. Cancer med, 2020, 9: 4395-4404.

[50] ELLIS S, BROWN R F, THORSTEINSSON E B, et al. Quality of life and fear of cancer recurrence in patients and survivors of non-Hodgkin lymphoma [J]. Psychol Health Med, 2022, 27 (8): 1649-1660.

[51] TAN K P, TALAULIKAR D, SCHOLZ B. Factors of emotional

distress in lymphoma: A systematic review[J]. Cancer med, 2023, 12: 14646-14662.

[52] LATELLA L E, ROGERS M, LEVENTHAL H, et al. Fear of cancer recurrence in lymphoma survivors: A descriptive study[J]. J Psychosoc Oncol, 2020, 38: 251-271.

[53] EKELS A, VAN DE POLL-FRANSE L V, POSTHUMA E F M, et al. Persistent symptoms of fatigue, neuropathy and role-functioning impairment among indolent non-Hodgkin lymphoma survivors: A longitudinal PROFILES registry study[J]. Br J Haematol, 2022, 197: 590-601.

[54] CONTE C, RUETER M, LAURENT G, et al. Psychotropic drug initiation during the first diagnosis and the active treatment phase of B cell non-Hodgkin's lymphoma: a cohort study of the French national health insurance database[J]. Support Care Cancer, 2016, 24: 4791-4799.

[55] SMRKE A, LEUNG B, SRIKANTHAN A, et al. Distinct features of psychosocial distress of adolescents and young adults with cancer compared to adults at diagnosis: patient-reported domains of concern[J]. J Adolesc Young Adult oncol, 2020, 9: 540-545.

[56] CAO W, CHEN H D, YU Y W, et al. Changing profiles of cancer burden worldwide and in China: A secondary analysis of the global cancer statistics 2020[J]. Chin Med J (Engl), 2021, 134 (7): 783-791.

[57] WANG H Z, HE R J, ZHUANG X R, et al. Assessment of long-term sexual function of cervical cancer survivors after treatment: a cross-sectional study[J]. J Obstet Gynaecol Res, 2022, 48 (11):

2888-2895.

[58] DO ROSARIO RAMOS NUNES BACALHAU M, PEDRAS S, DA GRACA PEREIRA ALVES M. Attachment style and body image as mediators between marital adjustment and sexual satisfaction in women with cervical cancer[J]. Support Care Cancer, 2020, 28(12): 5813-5819.

[59] ZHANG P, YU Y. Precise personalized medicine in gynecology cancer and infertility[J]. Front Cell Dev Biol, 2020, 7: 382.

[60] WILSON C M, MCGUIRE D B, RODGERS B L, et al. Body image, sexuality, and sexual functioning in women with gynecologic cancer: An integrative review of the literature and implications for research[J]. Cancer Nurs, 2021, 44(5): E252-E286.

[61] SHAO D, GAO W, CAO F L. Brief psychological intervention in patients with cervical cancer: A randomized controlled trial[J]. Health Psychol, 2016, 35(12): 1383-1391.

[62] SHI X, MA L, HAO J, et al. Regulatory effects of comprehensive psychological intervention on adverse emotions and immune status of cervical cancer patients during the perioperative period[J]. Am J Transl Res, 2021, 13(6): 6362-6371.

[63] MANNE S L, VIRTUE SM, OZGA M, et al. A comparison of two psychological interventions for newly-diagnosed gynecological cancer patients[J]. Gynecol Oncol, 2017, 144(2): 354-362.

[64] LIN H, YE M, CHAN S W, et al. The effectiveness of online interventions for patients with gynecological cancer: An integrative review[J]. Gynecol Oncol, 2020, 158(1): 143-152.

[65] QIAN M, WANG L, XING J, et al. Prevalence of sexual dysfunction in women with cervical cancer: A systematic review and

meta-analysis [J]. Psychol Health Med, 2023, 28 (2): 494-508.

[66] DANIELSEN J T, STROM L, KNUTZEN S M, et al. Psychological and behavioral symptoms in patients with melanoma: A systematic review and meta-analysis [J]. Psycho-oncology, 2023, 32 (8): 1208-1222.

[67] BROWN S L, HOPE-STONE L, CHERRY M G. Seven-year distress trajectories in uveal melanoma survivors [J]. Health Psychol, 2023, 42 (4): 247-256.

[68] VENGER O, ZHULKEVYCH I, MYSULA Y. Psychological and psychopathological features of patients with skin cancer [J]. Georgian Med News, 2021, 315: 29-33.

[69] WAGNER T, AUGUSTIN M, BLOME C, et al. Fear of cancer progression in patients with stage IA malignant melanoma [J]. Eur J Cancer Care (Engl), 2018, 27 (5): e12901.

[70] BLOOD Z, TRAN A, CALEO L, et al. Implementation of patient-reported outcome measures and patient-reported experience measures in melanoma clinical quality registries: a systematic review [J]. BMJ Open, 2021, 11 (2): e040751.

[71] BROWN S L, FISHER P, HOPE-STONE L, et al. Is accurate routine cancer prognostication psychologically harmful? 5-year outcomes of life expectancy prognostication in uveal melanoma survivors [J]. J Cancer Surviv, 2022, 16 (2): 408-420.

[72] MURCHIE P, CONSTABLE L, HALL S, et al. The achieving self-directed integrated cancer aftercare intervention for detection of recurrent and second primary melanoma in survivors of melanoma: pilot randomized controlled trial [J]. JMIR Cancer, 2022, 8 (3): e37539.

[73] MOLLICA M A，GALLICCHIO L，STEVENS J L，et al. Palliative intent treatment and palliative care delivery for individuals with advanced nonsmall cell lung cancer and melanoma：A patterns of care study［J］. J Palliat Med，2024，27（3）：316-323.

第十二章

<<<<<<

家庭照护者的心理社会
需求及干预

一、背景

随着肿瘤患者生存期的延长，照护过程逐渐从住院模式向门诊模式转变，家庭对肿瘤患者的照护变得越来越重要，通常由配偶承担主要照护任务。在我国，除配偶外，老年患者的子女也是主要的家庭照护者。

相较于医护人员，家庭照护者被称为"非正式照护者"，他们大多没有接受过相关医疗照护的培训。许多时候，他们不得不独自面对复杂和分散的医疗信息和医疗过程，几乎没有心理准备来应对癌症所带来的挑战。由于照护患者的繁重任务，他们常常身心俱疲，约有一半的照护者报告存在睡眠问题，焦虑和抑郁的发生率也显著高于一般人群。

照护者的生活质量和心理健康对肿瘤患者的生活质量具有预测作用。因此，应该对照护者的照护技能、心理和生理方面提供支持。只有关注并解决照护者的心理社会需求，才能保障他们的身心健康，使他们能够为患者提供最佳的照护服务。

二、证据

（一）家庭照护者的照护负担及影响

照护者在照护患者的过程中承受着来自身体和心理各

方面的压力,同时还需要承担家庭和社会的责任,由此产生的不适感或消极的感受被称为"照护负荷"。引起照护负荷增加的危险因素包括照护者为女性、受教育程度较低、与患者同住、照护时间长、存在抑郁、有社会孤立感、存在经济压力、在照护任务中缺乏选择性等。

一篇综述阐述了照护压力对肿瘤照护者生活质量多方面影响的研究。对 5 项 Meta 分析研究发现,照护的压力可能导致心理和睡眠障碍,以及对照护者的身体健康、免疫功能和经济状况产生负面的影响。针对肿瘤患者照护者的干预可以减轻许多负面影响,提高照护者的应对能力、知识水平和生活质量,但在实践中很少得到实施。

一项关于夫妻中一方被诊断为结直肠癌后心理调适情况的系统综述发现,共有 9 项研究符合标准,结果显示:①关系因素(如支持、沟通和关系满意度)影响应对癌症的心理调适。②癌症相关的痛苦对心理调适 / 夫妻关系有影响。③性别、角色(患者 / 照顾者)和临床特征(治疗 / 分期)是对癌症心理调适的中介因素。

一项文献系统综述关注依恋关系在肿瘤患者和照护者的心理调适中的作用,从 15 项定量研究中提取数据,结果发现患者依恋关系越不安全,则心理调试和感知、获取社会支持的能力越差。安全的依恋关系与积极成长和更好的幸福感相关。照护者更不安全的依恋关系与抑郁、更高的照护压力、对照护的自主动机较少以及照护困难相关。

家庭照护者的存在痛苦包括绝望、失志、死亡恐惧和丧亲前悲伤。一项系统综述与 Meta 分析探讨了晚期恶性肿瘤患者的家庭照护者存在痛苦的流行情况,以及其与精神障碍、社会人口统计学、疾病和治疗相关因素的关联。这项分析包括 20 项研究,结果显示存在痛苦的总体患病率为 30.6%。对于存在痛苦的子概念,患病率分别为 57.0%(死亡焦虑)、13.9%(失志)、24.0%(丧亲前悲伤)、18.4%(绝望)、35.2%(孤独)以及 35.6%(情感上的不适应)。

另一项系统综述旨在确定肿瘤患者及其家庭照护者认为临床医生的哪些沟通行为可能造成伤害,即对患者或家庭照护者产生负面情绪和后果。该综述包含了 47 项研究,确定了四个主要的有害沟通行为主题:①缺乏个性化信息(如提供过少或过多 / 具体信息)。②缺乏个性化决策(不听患者意见 / 完全让患者自己决策)。③缺乏被看到和被听到的感觉(被视为疾病而不是人;未能被倾听和关注情绪)。④缺乏被关心和被记住的感觉(遗忘约定;医疗连续性不足)。

还有一项关于照护者负担对照护者丧偶后心理健康影响的系统综述纳入了 20 项研究,结果显示照护者负担(尤其是情感方面)对丧偶后照护者的心理健康产生不利影响。

(二)家庭照护者需求评估

一项综述评估了肿瘤幸存者的非正式照护者自我报告需求量表,并确定这些工具的科学可靠性和临床实用性。共有 7 种肿瘤幸存者的照护者需求评估工具。工具的开发数据报告良好,但在结构和内容方面存在差异。大部分工具都表现出一定程度的信度和效度。

癌症幸存者配偶未满足需求量表(CaSPUN)共涉及家庭关系、信息、夫妻问题、综合护理和情感支持需求 5 个维度、42 个条目,其中 35 个条目测量需求、6 个条目测量积极改变和 1 个开放性条目。该量表进行了重测信度评估。

癌症患者支持者未满足需求调查表（SPUNS）共有 78 个条目，该量表对照顾者的定义较为宽泛，既可以是家庭照护者，也可以是非家庭照护者，涉及信息和关系、情感、个人、工作和经济、对未来的担忧、与患者之间的关系等六个维度。此量表具有可接受的重测信度，显示出随时间稳定的高度信度。该量表从心理测量学角度来看是最合适的，但其长度是限制其应用的主要因素。

较短的癌症患者照顾者支持性照护需求量表（SCNS-P&C）在临床上可能更适用。包括照护需求、心理及情绪需求、工作及社会需求、信息需求及其他需求（经济、保险及日常照顾）4 个维度、45 个条目。

癌症患者家庭照护者需求量表（NAFC-C）包括心理社会、医疗、经济、日常活动等 4 个维度。用于评估照护者需求，NAFC-C 在研究和临床中显示出巨大潜力。然而，在完全推荐之前，还需要进行进一步的心理测量学测试。

健康护理需求调查（HCNS）、癌症照护任务后果和需求问卷（CaTCoN）已在癌症疾病过程的各个阶段进行了验证，但仍需要进行进一步心理测量学测试。

NCI 社区肿瘤学研究项目（NCORP）推荐的临床实践中最常用的照护者痛苦筛查工具是一个单一条目的痛苦评定量表，范围从 0～10。类似于肿瘤患者版的痛苦温度计。

（三）家庭照护者的心理社会支持

对肿瘤患者照护者的心理社会支持仍然处于研究不足的阶段。目前，干预的方法多是聚焦于照护者影响较大的维度。在处理疾病相关问题时，干预措施通常包括减轻照护负担、提供信息等；而应对技能训练和自我效能提升则针对照护者的应对方式；针对提高生活质量的干预措施则涉及减轻焦虑、抑郁,改善亲密关系以及增加身体功能锻炼。

一项基于夫妻心理社会干预应对肿瘤的随机对照研究进行的系统综述和 Meta 分析,共纳入 23 篇文章进行系统综述和 20 篇文章进行 Meta 分析。结果显示,基于配偶的心理社会干预措施在改善患者和伴侣的生活质量等多个方面产生了小但有益的效果。

另一项夫妻应对癌症的干预研究的系统综述,聚焦于干预类型、内容、方法和结局评估,共纳入了 17 项研究。这些干预措施通常为期 6 周,是面对面小组干预模式,结果显示了积极的效果,包括改善沟通、夫妻应对、患者及其伴侣的生活质量、心理社会困扰、性功能和婚姻满意度。

一项 Meta 分析考察了为晚期肿瘤患者的家庭照护者提供支持性干预,以改善生活质量和心理健康的效果,共有 49 项试验。结果显示,在 1~3 个月的随访期间,与标准照护相比,干预措施对总体生活质量、心理健康、焦虑和抑郁均具有统计学上显著的影响。叙述性结论表明,干预措施改善了照护者的自我效能和悲伤情绪。

另一项有关缓和医疗家庭照护者的综述阐述了晚期肿瘤患者家庭照护者相关的风险因素并评估相关干预措施的疗效证据。在纳入分析的 16 项随机对照试验中,结局指标包括负担、评价和能力等,结果是混杂的。只有三项试验测量了丧亲哀伤的结局,大部分研究未发现显著结果。

一项对肿瘤患者照护者心理社会干预提高生活质量的系统评价,纳入标准为随机对照研究,至少有一个主动的心理社会干预,评估指标包括照护者的生活质量,最终纳入6项随机对照试验。结果表明,这些干预措施具有较小的干预效应值。具有较大效应值的研究主要针对照护者的问题解决和沟通技巧。

一项针对肿瘤患者及幸存者的非正式照护者的认知行为治疗系统综述与Meta分析发现,认知行为治疗效果存在显著的统计学意义。然而,当仅评价随机对照试验时,该效应消失。此外,对多个调节变量进行检验后发现,只有女性参与者的比例与效应大小呈正相关。

三、推荐意见

1. 推荐关注家庭照护者的生活质量、心理调适、存在痛苦、依恋关系和丧亲痛苦(强推荐,高质量证据)。

2. 推荐注意与家庭照护者沟通中可能的伤害(强推荐,中等质量证据)。

3. 推荐癌症患者支持者未满足需求调查表(SPUNS)用于研究和临床(强推荐,中等质量证据)。

4. 推荐癌症患者照顾者支持性照护需求量表(SCNS-P&C)用于临床使用(强推荐,中等质量证据)。

5. 推荐使用单条目照护者痛苦评定量表用于筛查(强推荐,中等质量证据)。

6. 推荐基于夫妻应对肿瘤的心理社会干预(强推荐,中等质量证据)。

7. 推荐为晚期肿瘤患者的家庭照护者提供支持干预,改善其生活质量和心理健康(强推荐,中等质量证据)。

8. 推荐为缓和医疗家庭照护者提供干预(弱推荐,低质量证据)。

9. 推荐使用针对照护者问题解决和沟通技巧的干预（弱推荐，低质量证据）。

10. 推荐认知行为治疗用于肿瘤患者非正式照护者，尤其适用于女性（弱推荐，中等质量证据）。

参考文献

[1] NORTHOUSE L, WILLIAMS A L, GIVEN B, et al. Psychosocial care for family caregivers of patients with cancer[J]. J Clin Oncol, 2012, 30(11): 1227-1234.

[2] ALAM S, HANNON B, ZIMMERMANN C. Palliative Care for Family Caregivers[J]. J Clin Oncol, 2020, 38(9): 926-936.

[3] UGALDE A, GASKIN C J, RANKIN N M, et al. A systematic review of cancer caregiver interventions: Appraising the potential for implementation of evidence into practice[J]. Psycho-oncology, 2019, 28(4): 687-701.

[4] BADR H, KREBS P. A systematic review and meta-analysis of psychosocial interventions for couples coping with cancer[J]. Psycho-oncology, 2013, 22(8): 1688-1704.

[5] KAYSER K, ACQUATI C, REESE J B, et al. A systematic review of dyadic studies examining relationship quality in couples facing colorectal cancer together[J]. Psycho-oncology, 2018, 27(1): 13-21.

[6] WALDRON E A, JANKE E A, BECHTEL C F, et al. A systematic review of psychosocial interventions to improve cancer caregiver quality of life[J]. Psycho-oncology, 2013, 22(6): 1200-1207.

[7] LI Q, LOKE A Y. A systematic review of spousal couple-based

intervention studies for couples coping with cancer: direction for the development of interventions[J]. Psycho-oncology, 2014, 23 (7): 731-739.

[8] PRUE G, SANTIN O, PORTER S. Assessing the needs of informal caregivers to cancer survivors: a review of the instruments[J]. Psycho-oncology, 2015, 24(2): 121-129.

[9] O'TOOLE M S, ZACHARIAE R, RENNA M E, et al. Cognitive behavioral therapies for informal caregivers of patients with cancer and cancer survivors: a systematic review and meta-analysis[J]. Psycho-oncology, 2017, 26(4): 428-437.

[10] NICHOLLS W, HULBERT-WILLIAMS N, BRAMWELL R. The role of relationship attachment in psychological adjustment to cancer in patients and caregivers: a systematic review of the literature[J]. Psycho-oncology, 2014, 23(10): 1083-1095.

[11] WALBAUM C, PHILIPP R, OECHSLE K, et al. Existential distress among family caregivers of patients with advanced cancer: A systematic review and meta-analysis[J]. Psycho-oncology, 2024, 33(1): e6239.

[12] WESTENDORP J, GEERSE O P, VAN DER LEE M L, et al. Harmful communication behaviors in cancer care: A systematic review of patients and family caregivers perspectives[J]. Psycho-oncology, 2023, 32(12): 1827-1838.

[13] CHOW R, MATHEWS J J, CHENG E Y, et al. Interventions to improve outcomes for caregivers of patients with advanced cancer: a meta-analysis[J]. J Natl Cancer Inst, 2023, 115(8): 896-908.

[14] FILLON M. More care needed for cancer caregivers[J]. CA Cancer J Clin, 2024, 74(1): 3-5.

[15] GROSSE J, TREML J, KERSTING A. Impact of caregiver burden on mental health in bereaved caregivers of cancer patients: A systematic review[J]. Psycho-oncology, 2018, 27 (3): 757-767.

第十三章

<<<<<<

职业倦怠

一、背景

职业倦怠是一种与工作压力相关的心理症状，主要包括三个维度：情感耗竭、去人格化和低个人成就感，但尚未被纳入正式疾病诊断。职业倦怠是一个复杂而隐蔽的过程，会逐渐在长时间内进展。从最初的工作压力，到逐渐发展出多种行为和情绪变化，最终导致倦怠综合征的出现。

长期未经治疗和解决的职业倦怠可能会导致不良后果，如慢性健康问题（如心脏病、脑卒中或肥胖），或心理健康问题（如抑郁、焦虑、药物滥用和自杀）。在工作方面，长期的职业倦怠可能导致医疗质量下降，职业满意度和成就感下降。在社会层面，也会影响个人的婚姻、家庭和社会关系等方面。

肿瘤科医护人员是心理社会肿瘤学团队中不可或缺的一部分，在恶性肿瘤患者的诊断和治疗中扮演着非常重要的角色。同时，他们也承担着很多压力和痛苦，职业倦怠的发生率较高。

二、证据

（一）肿瘤科医护人员职业倦怠发生情况

一项大样本调查研究（$n=1\,700$）显示，近 62% 的肿瘤科医护人员报告有职业倦怠症状，如沮丧、情绪疲惫和缺乏工作满意度。

美国临床肿瘤学会（ASCO）对其成员进行的调查发现，超过 45% 的肿瘤科医生报告他们经历了与职业倦怠相关的情绪疲惫和 / 或人格解体症状。

其他一些研究发现的职业倦怠率差异从 30% 到 80% 不等，取决于专业、实践、医疗保健系统和使用的筛查工具。

一项针对 340 名放疗科医护人员使用 Maslach 职业倦怠量表（Maslach burnout inventory，MBI）的调查显示，44% 的人认为职业倦怠普遍存在。

另一项针对妇科肿瘤医护人员的调查发现，36% 的受访者表示情绪高度疲惫，43% 的人表示希望离开目前的职位，29% 的人考虑退休，57% 的人希望减少工作时间。

我国一项关于肿瘤临床低年资医护人员职业倦怠的研究发现，40% 的人报告存在 MBI 量表至少一个维度的倦怠情况。

我国一项针对肿瘤专科医院的调查发现，在护士中，低个人成就感的高危比例高于医生（39.3% *vs.* 29.8%，$P=0.007$）。大多数临床医护人员（医生：72.2%，护士：82.4%）愿意参与预防职业倦怠的干预，但只有少数人（医生：5.7%，护士：4.1%）有机会参与。

（二）与肿瘤科医护人员职业倦怠相关的风险因素

1. 个人风险因素　多项研究揭示了与职业倦怠相关的特定个人风险因素，包括女性、年龄较小（≤55 岁）、低年资医生（住院医师或培训≤5 年的医生）、执业年限短以及单身、未婚 / 无伴侣的医生。

被确定为职业倦怠独立风险因素的人格特征包括强迫性、神经质、尽责性、述情障碍、心理坚韧性等。

关于神经生物学特征的实证研究，包括遗传因素或生物标志物（如儿茶酚胺）作为倦怠的潜在风险因素，尚未得到支持。

我国一项关于肿瘤科临床工作人员的研究发现与职业倦怠相关人格因素为宜人性维度低、神经质维度高，以及感受到付出与回报不平衡。

2. 外部环境的因素　国外研究确定多个导致职业倦怠的肿瘤科特有的组织风险因素，包括照护患者时间增加、职业需求高、使用电子病历系统、决策有限、工作期望不明确、缺乏社会支持及医疗保健系统不断变化的形势。

此外，肿瘤临床治疗的快速发展，患有慢性疾病的老年肿瘤患者和长期幸存者不断增加，成为独特的倦怠来源。

一项研究发现患者与医护人员对于临终治疗价值观的差异和道德挑战是职业倦怠的来源之一。

我国一项在北京地区肿瘤专科医院开展的研究发现，是否有北京户籍、加班是情感耗竭的预测因素；户籍、不良的同事关系是去人格化的预测因素；低人际关系质量是个人成就感低的预测因素。

（三）肿瘤科医护人员职业倦怠的评估

目前，还没有专门设计用于识别肿瘤科医护人员职业倦怠的正式临床诊断评估工具。最常用的评估工具之一是Maslach 职业倦怠量表。这是一种自我报告的筛查工具，广泛用于研究、职业和临床环境。然而，其条目较多，因此无法提供实时的职业倦怠状况反馈。

另一个工具是梅奥诊所医生健康指数（Mayo clinic physician well-being index），该指数包含9个问题，涵盖6个健康维度。它通过在线测试系统进行匿名测量，并向机构提供去标识化的汇总数据，以缓解医护人员对真实情况报告的担忧。然而，该工具目前在肿瘤科医护人员中的数据尚不足。

还有一个评估工具是哥本哈根职业倦怠量表（CBI），共包含19个条目，涵盖3个维度：个人倦怠、工作倦怠和与患者相关的倦怠。这个工具可以评估与患者相关的身心疲劳和职业倦怠。

（四）肿瘤科医护人员职业倦怠的管理

1. 个体层面管理

（1）识别症状：Maslach等研究识别职业倦怠症状的关键在于跟踪它们的发生频率。当这些症状的出现频率增加时，需要引起关注。Hlubocky等研究发现，医生对自己的压力状况的自我报告准确性低于他人（值得信赖的观察者或朋友）的观察，因此，建议医生向周围值得信赖的人询问对自己的压力状况的观察，以获取更客观的反馈。另一项针对外科医生自杀意念的研究发现，自我评估严重的职业倦怠往往伴随着更严重的抑郁症。因此，不建议自行诊断和治疗，而是建议寻求专业医生进行评估，并制订相应的行动计划。Malins等研究提出了提高医生自我觉察的模式，包括在工作中识别自己的情绪及是否在情绪的影响下工作，从而早期发现职业倦怠的相关线索。

（2）个体管理：一项Cochrane系统综述得出结论，认知行为干预和放松干预有益，尽管它们并未全部在肿瘤临床工作人员中进行正式测试。有两项研究表明，正念对临床医生的职业倦怠、同理心和幸福感产生影响。两个项目分别命名为"医者的艺术"和"更新"，侧重于反思性实践，让临床医生留出时间回忆和品味有意义的经历，并从中汲取对未来的指导。通过重塑医生的意义和目的来改善医生的职业倦怠。

一项使用刻意练习原则进行为期两天的心理支持技能培训表明，这项心理支持技能有助于提升肿瘤临床工作人员的技能、心理健康、职业倦怠和工作投入。

我国的一项研究发现，相比于未接受过肿瘤心理学培训的肿瘤科医护人员，接受过肿瘤心理学培训的肿瘤科医护人员职业倦怠严重程度更轻，特别是在 MBI 的去人格化维度上。

多项研究表明，沟通技能培训，尤其是针对肿瘤临床告知坏消息的培训，可以有效改善医护人员的职业倦怠。其中，英国的一项针对肿瘤专科医护人员的随机研究显示，参加培训的医护人员在沟通技能方面取得了显著的提高。我国的研究也发现参与肿瘤临床"告知坏消息"（SHARE 模型和 SPIKES 模型）培训的肿瘤科医护人员均感到主观能力有所提升。

2. 机构层面管理　机构干预措施包括修改机构文化和政策；提供资源以减轻行政负担；改善基础设施；以及解决请求心理健康援助时可能出现的病耻感问题。研究证据一致表明，这些基于证据的个人和组织干预措施相结合，可显著减少职业倦怠，而机构层面的干预措施可能更为有效。

一项研究旨在提高临床医生在个人层面与其他临床医生建立联系的能力（与家人、朋友的关系有所不同），表明医护人员间的非工作关系的建立可有效缓解工作中的孤立感。两项随机试验评估了机构为医护人员提供专门用餐时间，使医生能够以结构化的方式与同事见面。这两项研究都发现，这种做法可以减少倦怠，提高医生对工作意义的感知。

一项关于癌症中心内科住院医师体验的研究发现，在完成为期1个月的轮换时，住院医师的同理心减少，工作倦怠加剧，对肿瘤学的兴趣降低，倡导重建科室文化。Shanafelt等研究强调机构需要组织负责制定实际的工作量/生产力预期，提供高效的执业环境，并为肿瘤科医生提供影响其执业的决策的建议；通过匿名评估确定临床医生最关注的机构因素（质量或管理改进）并进行机构变革，结果表明对医生的健康有一定的效益。Balch等研究发现，为经历严重职业倦怠和/或痛苦的医生提供个人资源，弱化医生是超人的象征，可以支持医生寻求帮助。

三、推荐意见

1. 推荐 Maslach 职业倦怠量表用于肿瘤临床评估（强推荐，高质量证据）。

2. 推荐梅奥诊所医生健康指数用于肿瘤临床筛查（弱推荐，低质量证据）。

3. 推荐哥本哈根职业倦怠量表用于评估与患者相关的职业倦怠（弱推荐，低质量证据）。

4. 推荐肿瘤科医护人员注意职业倦怠症状发生的频率与变化（弱推荐，低质量证据）。

5. 推荐肿瘤科医护人员向熟悉的人询问对自己压力状况的观察（弱推荐，低质量证据）。

6．推荐自我评估严重职业倦怠的肿瘤医护人员寻求专科医生的评估（强推荐，中等质量证据）。

7．推荐肿瘤科医护人员提高觉察自我情绪的能力（弱推荐，低质量证据）。

8．推荐认知行为干预和放松干预改善职业倦怠（强推荐，中等质量证据）。

9．推荐正念治疗改善职业倦怠（强推荐，中等质量证据）。

10．推荐重塑医者意义和目的改善职业倦怠（弱推荐，低质量证据）。

11．推荐肿瘤科医护人员参与肿瘤心理学培训（强推荐，中等质量证据）。

12．推荐肿瘤科医护人员参与告知坏消息培训（强推荐，中等质量证据）。

13．推荐机构推进医护人员间的非工作关系的建立（弱推荐，低质量证据）。

14．推荐机构建设科室文化及开展基于医护人员关注的机构质量或管理改进调查的改革（弱推荐，低质量证据）。

参考文献

[1] HAGANI N, YAGIL D, COHEN M. Burnout among oncologists and oncology nurses: a systematic review and meta-analysis[J]. Health Psychol, 2022, 41(1): 53-64.

[2] MARTINEZ-CALDERON J, INFANTE-CANO M, CASU-SO-HOLGADO M J, et al. The prevalence of burnout in oncology professionals: an overview of systematic reviews with meta-analyses including more than 90 distinct studies[J]. Support Care

Cancer, 2024, 32(3): 196.

[3] CHEN Z, LENG J, PANG Y, et al. Demographic, occupational, and societal features associated with burnout among medical oncology staff members: Cross-sectional results of a Cancer Center in Beijing, China[J]. Psycho-oncology, 2019, 28(12): 2365-2373.

[4] TANG L, PANG Y, He Y, et al. Burnout among early-career oncology professionals and the risk factors[J]. Psycho-oncology, 2018, 27(10): 2436-2441.

[5] PANG Y, HE Y, CHEN Z, et al. The perceptions of burnout and related influencing factors in Chinese physicians and nurses working in a cancer hospital[J]. Psycho-oncology, 2021, 30(9): 1525-1534.

[6] TANG L, ZHANG F, YIN R, et al. Effect of interventions on learning burnout: a systematic review and meta-analysis[J]. Front Psychol, 2021, 12: 645662.

[7] MALINS S, BOUTRY C, MOGHADDAM N, et al. Outcomes of psychological support skills training for cancer care staff: skill acquisition, work engagement, mental well-being and burnout[J]. Psycho-oncology, 2023, 32(10): 1539-1547.

[8] WEST C P, DYRBYE L N, SATELE D, et al. A randomized controlled trial evaluating the effect of COMPASS(Colleagues Meeting to Promote and Sustain Satisfaction)small group sessions on physician well-being, meaning, and job satisfaction[J]. J Gen Intern Med, 2015, 30: S89.

[9] HE Y, PANG Y, ZHANG Y, et al. Dual role as a protective factor for burnout-related depersonalization in oncologists[J]. Psycho-oncology, 2017, 26(8): 1080-1086.

[10] SHANAFELT T D. Enhancing meaning in work: a prescription for preventing physician burnout and promoting patient-centered care [J]. JAMA, 2009, 302 (12): 1338-1340.

[11] WUENSCH A, TANG L, GOELZ T, et al. Breaking bad news in China—the dilemma of patients' autonomy and traditional norms. A first communication skills training for Chinese oncologists and caretakers [J]. Psycho-oncology, 2013, 22 (5): 1192-1195.

[12] PANG Y, TANG L, ZHANG Y, et al. Breaking bad news in China: implementation and comparison of two communication skills training courses in oncology [J]. Psycho-oncology, 2015, 24 (5): 608-611.